U0396590

JAPAN FOUNDATION
国际交流基金

The Origin of Chinese Medicine

中国医学的起源

知史丛书

[日] 山田庆儿 著
韩健平 周敏 译

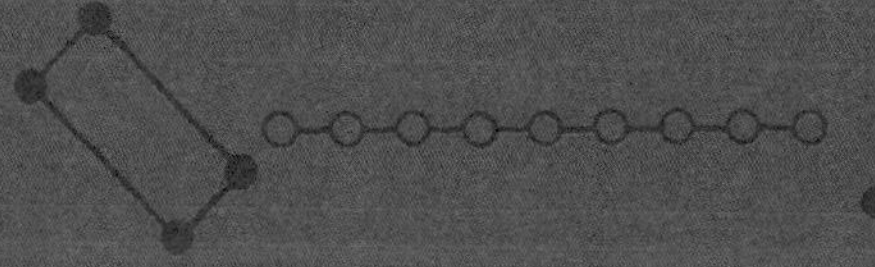

广西科学技术出版社

著作权合同登记号 桂图登字：20-2019-102 号
CHUGOKU IGAKU NO KIGEN
by Keiji Yamada

Originally published in 1999 by Iwanami Shoten, Publishers, Tokyo.
This simplified Chinese edition published 2024
by Guangxi Science & Technology Publishing House Co., Ltd., Nanning
by arrangement with Iwanami Shoten, Publishers, Tokyo

图书在版编目（CIP）数据

中国医学的起源 /（日）山田庆儿著；韩健平，周敏译 . —南宁：广西科学技术出版社，2024.7
ISBN 978-7-5551-1890-9

Ⅰ. ①中… Ⅱ. ①山… ②韩… ③周… Ⅲ. ①中国医药学—医学史 Ⅳ. ①R-092

中国国家版本馆CIP数据核字（2023）第029326号

中国医学的起源

ZHONGGUO YIXUE DE QIYUAN

［日］山田庆儿 著

韩健平 周 敏 译

策　　划：黄敏娴　　责任编辑：阎世景
版权编辑：朱杰墨子　　责任校对：冯　靖　吴书丽
责任印制：韦文印　　封面设计：陈　凌
版式设计：韦娇林　　营销编辑：刘珈沂

出 版 人：岑　刚　　出版发行：广西科学技术出版社
社　　址：广西南宁市东葛路 66 号　　邮政编码：530023
网　　址：http://www.gxkjs.com　　电　　话：0771-5827326

印　　刷：广西昭泰子隆彩印有限责任公司
开　　本：889mm × 1240mm　1/32
字　　数：368 千字　　印　　张：18
版　　次：2024 年 7 月第 1 版　　印　　次：2024 年 7 月第 1 次印刷
书　　号：ISBN 978-7-5551-1890-9
定　　价：198.00 元

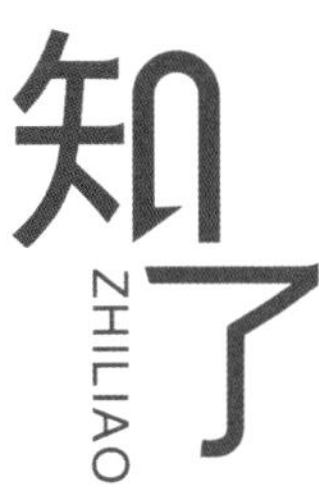

格物以为学，伦类通达谓之真知

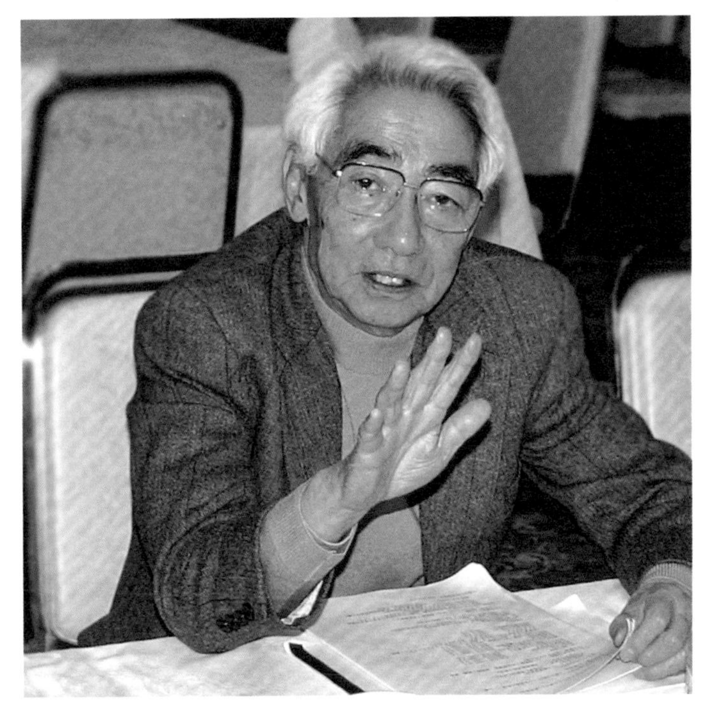

2006年12月27日，東方学会座谈会上的山田庆儿教授。

——武田時昌摄于京都大学会馆

作者简介

山田庆儿

京都大学名誉教授，国际日本文化研究中心名誉教授，日本著名科学史家，主要研究方向为东亚科学技术史。在中国传统科学技术史、科学思想史、社会史研究等方面成就斐然，其学术成就为我们从不同方面重新思考中国传统科技的发展提供了诸多可资借鉴的方法和视角。主要著作有《混沌之海：中国式思维的构造》《朱子的自然哲学》《授时历之道：中国中世的科学与国家》《夜鸣之鸟：医学、咒术与传说》《中国医学的思想风土》《中国医学的起源》等。以《黑色言语的空间》荣获第 15 届大佛次郎奖。

译者简介

韩健平

中国社会科学院研究生院历史学博士，中国科学院大学人文学院教授。专业领域为中国古代医学史与先秦思想史。主要著作有《马王堆古脉书研究》《洗冤集录》等，译著有《精神病学史》等。

周敏

中国科学院大学博士，上海中医药大学科技人文研究院副研究员，硕士研究生导师。主要从事中日医学交流史、中医学术史研究。

自　序

我真正开始研究中国医学的形成问题，是在20世纪70年代后期。我主持的京都大学人文科学研究所科学史研究会，从1976年秋开始启动了武威医简的会读。自1977年4月起，我们又组织了为期四年的“新发现中国科学史资料研究”班，致力于马王堆出土的医药书、养生书、天文书的译注工作。在1982年4月起的五年时间里，该班更名为“中国古代的科学研究”班，尝试解读《黄帝内经·太素》仁和寺本。在这些研究活动中，我撰写了若干篇论文。退休后，我又吸收了新的研究信息，进行了大幅改稿，汇编形成了本书。

进入21世纪，围绕中国医学源流和《黄帝内经》成书过程的研究著作大量问世。此外，2012年7月至2013年8月，在四川省成都市老官山汉墓发掘中，出土了大量医简和一尊漆人（木制经络人偶）。这批资料填补了从马王堆、张家山医书到《黄帝内经》、武威医简之间的空白，其释文和图版也于2023年春天公布。因此，包括我的论述在内的迄今为止的研究，都注定落入要被修正和改写的命运。如果我还在工作，我会再次成立共同研究会，挑战本书的修订工作。很遗憾，我已是年过九十的高龄之身，无法实现这个愿望了。以日文初版的面貌发行中文版，敬请读者见谅。

（武田时昌笔录）

山田慶兒

2023年10月6日

前 言

1

如果将利用近代科学方法的医学称为近代医学，它之外的医学称为传统医学，那么，直到 19 世纪初叶，都可以说是传统医学的时代。那时世界各地的医疗活动，全是由传统医学承担。随后，实现了惊人发展的近代医学，在西欧取得胜利，并与欧洲的世界扩张一道，在全球范围内确立了主导权。但在不同地域上，近代医学并没有完全取代传统医学。不仅如此，随着近代医学在很多领域取得非凡成就，其局限与缺陷也日益明显。而传统医学则受到再评价，出现了世界性的复兴运动[①]。

在现代社会中，传统医学的这种存在方式，与其他传统科学完全不同。无论是传统科学的哪个分野，今天都已经没有独立的活动空间。医学之外的传统科学，总是或被近代科学超越，或被吸收其中。不用说，传统科学是现代科学技术文明的源头，而且，也是究明现代文明位置与形态的极其重要的研究对象。但是，这

① 关于传统医学的相关信息，参阅世界卫生组织编『世界伝統医学大全』（津谷喜一郎訳，平凡社，1995 年）。

并不意味着传统科学的方法与理论至今仍然有效。即使在传统科学中存在值得学习的智慧，那也仅限于智慧。

在传统科学中,为什么唯有医学例外,至今仍然在发挥作用?这是因为，医学是一门以人为对象的学问，而且，一直将治疗人的疾病作为其终极目的。人，不只是被高度组织化的，拥有极其复杂结构与功能的生物体。成为医学对象的人，不是抽象的人，而是一个个不论在身体的性质上，还是在性格、心性、生活经历、生活环境上，全都不同的具体的人。概而言之，成为医学对象的人是有个性的人。而且，该个人在某个时代的某个社会里，背负着某种文化传统而生存。每个个体的疾病表现是个性化的，同时，还常常是时代性的、社会性的和文化性的。不仅如此，从事诊疗的医师也同样是具体的个人，是具有个性的人。说到底，只有在某种社会制度和文化传统下，通过两个具有完全不同个性的人缔结的医师－患者关系，医疗行为才能成立。在有医疗行为才能有医学的地方，医学特质逐渐产生出来。

换个角度来说，医学是由人类生物学证实了的认识人的疾病的科学。同时，医学也是与方法的进步一道，被经验积累所丰富的治疗人的疾病的技术，并且是伴随着超越了所谓科学和技术的人类行为。如果认为，近代医学夸耀科学与技术手段的进步，一直忽视使疾病和医疗行为成立的其他种种要素，且其值得夸耀的技术手段的进步反而产生了很多弊病，那么，历经漫长历史而深深扎根在各个社会制度与文化传统中，并一直服务于人们的疾病治疗与预防、健康的维持与增进的传统医学，被投以再评价的目光，就可以说是理所当然的。

2

即便是在世界传统医学中，中国医学在从业人员的数量、扎根地域的广度和受众的多少方面都非常突出。而且从医学角度来看，中国医学拥有针灸这种独一无二的疗法。这是其从一开始就具备的特性。不，准确地说，正是因为获得了这种特性，中国医学才成为今天我们所知道的“中国医学”。赋予中国医学形成过程特征的，第一，是针灸这种特异治疗法的发达；第二，是通过与这种针灸疗法结合，形成了医学理论；第三，是与针灸医学一同产生的理论，向以药物疗法为中心的医学全体系基础理论的发展。我们也可以将它看成是中国医学历史发展的三个阶段。从这里马上就能看出，创造出中国医学基本概念和思考框架的是针灸医学。这种特异疗法的发明，是中国医学形成的原动力。一言以蔽之，中国医学与众不同的特性，首先来自针灸医学[①]。

以针灸为推动力的中国医学的形成过程，从战国（公元前475—公元前221年）持续到东汉（25—220年）。主导这一过程的医师们的著作，有三部流传到了后世，即中国医学的三大古典，《黄帝内经》（《素问》+《灵枢》，或《太素》）、《黄帝八十一难经》（简称《难经》），以及《伤寒杂病论》（《伤寒论》+《金匮要略》）。到东汉末年，由这三部古典著作所形塑的中国医学体系的范式

①关于以下论述的详细内容，请参阅山田慶兒『中国医学はいかにつくられたか』（岩波新書，1999年）。

出现了。

在《汉书·艺文志》中能看到其名称的《黄帝内经》，属于针灸医学和医学理论（诊断法、解剖学、生理学、病理学）书籍。除了各领域的专论外，它还收录有评论、解说、讲义文本、注释等各种文章。虽然其中几乎没有关于药物疗法的记述（这一点暂且不谈），但是，可以说中国医学理论的纲领在这里已经定型了。这是因为，基于气理论的基本思想、诊断与治疗原则等的大方向已经出现，或者说至少已经开始显现。虽说如此，但是在细节上，则或进行说明、或进行祖述、或进行修订、或进行否定的各种主张与解释，以及或独立、或并行、或矛盾、或对立的诸多理论与技术，都被视为具有完全同等的价值，且并列地被抛出。这种充满朝气的混沌样相，正是《黄帝内经》作为中国医学形成期轨迹的可靠证据。

第二部古典《难经》被认为是秦越人，即传说中的名医扁鹊的著作。不用说，这是假托。从内容的整合性来看，与汇集许多无名作者文章的《黄帝内经》不同，它可能是一个人的作品。其意图在于，以《黄帝内经》为基础，通过或弥补其缺陷，或从自己的立场出发对各种各样的理论与技术进行解释与统合，来体系化针灸医学与医学理论。这种大胆且野心勃勃的尝试，尤其在理论和临床上，确立了作为中国医学核心的脉理论与脉诊方法，成为后世经久不衰的范式。如果从作品来看，那么赋予《黄帝内经》生机的那种“创造性混沌”，从《难经》中消失了。但是，这应该说是体系性著作的宿命。

在针灸医学展开令人瞩目的理论活动期间，药物疗法仍然停留在经验性对症治疗方法的积累上。从事药物疗法的医师们，也采用了伴随针灸疗法产生的脉诊，但那只是作为确定病因与病名的手段，而药物的投予则一直是对症性的[①]。虽说如此，可能正是这样的经验积累，引导了脉与药相结合的方向。东汉张仲景依据《黄帝内经》与《难经》，将脉的理论适用于药物疗法，同时尝试了它的体系化。这就是第三部古典《伤寒杂病论》的诞生经过。第一个拥有真实个人姓名的这本医书，记载了迄今被作为标准的，体现汉方特征的很多汤药（煎药）处方。同时，它形成了日后被称为六经辨证的诊断治疗法。将诊察的脉的状态与症状，依据基础理论辨别病征并决定治疗法的这种现代中医学的辨证论治方法，就是从《伤寒论》中的六经辨证发展而来的。

附带说一下，中国医学在宋、金、元，特别是在明朝，取得了很大的发展。但那也是以创造了中国医学范式的这三部古典的研究为基础而产生的。再补充一点，称为本草的药物学的诞生，也是与医学范式形成并行发生的事件。其最初的著作《神农本草经》，可算作第四部古典。

3

中国医学的起源历来是一个谜。其解答取决于传说和想象力。伴随着一种诱惑，历史学家总是试图将起源尽可能上溯到远古。

所谓中国医学的起源，首先意味着针灸的起源。这一点不用

①《史记·仓公传》有其实例的记载。

再予以指出。如果从历史的角度来看，那么，《黄帝内经》可以说是针灸医学形成期的证言集。但是，它收录的文章的成书年代不明，且已相当成熟，没有保留下原初的形态。当然，它的前史一定存在。但是，现在已经无法从传世文献来重构它。

在针灸疗法形成之前，医学就已经存在了。咒术疗法、药物疗法，还有简单的外科手术，是从殷代甲骨文和周代文献中可以看到的医学。总的来说，它们不过是在任何地方都能遇见的治疗法，在中国也得到了实施。而作为传统医学，它们并没有特别值得一提的特色。在战国时期的文献中零星能看到的对灸疗法的言及，以及再往前追溯，在春秋时期的史书里能看到的“气”的病理学萌芽，都只是暗示历史上有什么发生过。

打破这种状况的，是1973年末湖南长沙马王堆西汉墓出土的一批医书。1983—1984年，在湖北省江陵县（今荆州市江陵县）张家山西汉墓中再次发现医书。它补充了马王堆汉墓出土医书中的一些文字缺失。

在成书年代被认为属于战国时代后期的这些医书里，包含了覆盖当时医学全领域的书。但令人惊讶的是，里面记载了灸疗法与砭石疗法（泄血与简单的外科手术），却没有任何言及针疗法的内容。不过，在这一点上，它倒是与先秦文献的记载一致，显示了针疗法的出现较晚。具有太阳、阳明、少阳、太阴、少阴、厥阴名称的手足十一条脉及其所属疾病与脉诊法的记述，都表明脉与脉诊是由创建了灸疗法的医师们发明的。另外，道家关于气的理论似乎通过养生法被导入医学中，也在这批医书里得到了暗示[①]。

但是，这还不是全部。以十一脉的记述为代表的若干篇文章，显然是收录进《黄帝内经》中的若干文章的祖型。这为历史性分析《黄帝内经》提供了第一个可靠的线索。因为，即使各文章成立的绝对年代不清楚，但如果其相对的前后关系明确的话，那么就能在《黄帝内经》中发现历史，并重构某阶段之后的古代医学的形成过程。而且，出土医书可以构成其前史。

这批医书是进行新研究的出发点。本书记录了我关于中国医学起源与古代医学形成的全部探索的轨迹。第一部分的主题是针灸、汤液以及本草这三种形塑中国医学特质的要素的起源。第二部分是对《黄帝内经》进行历史性分析与重建，同时，提炼出古代医学形成的范型。在古代得到确立的中国医学范型是什么，以及中国医学绵延至今的连续性，是经由怎样的历史过程达成的，是我必须不断去追问的主题。

对中国古代医学史不太熟悉的读者，请先阅读一下第二部分第五章的《〈黄帝内经〉的形成》。因为，那是我关于中国医学起源所撰写的首篇论文，它简明记录了当时古代医学史研究的状况，以及构成本书中所展开研究出发点的假说群。虽说后来对其论旨和假说、解释等进行了各种各样的修正，但仍然具有作为全书示意图的价值。

① 参照山田慶兒編『新発現中国科学史資料の研究　訳注篇』（京都大学人文科学研究所，1985 年）。

另外，引文有时和读，有时做现代语译①。当需要理解引文整体意思时，要么进行现代语译，要么在和读后加上详细的说明。但是，很多时候不需要了解引文整体讲了什么，仅知道其中一部分在讲什么——比如砭石、汤液一类的词在什么意义上被使用——就够了。在这种情况下，引文就只是不加说明的和读文。希望读者掌握全书论旨，注意力不要被吸引到不必要的细节里。

① 译者注：和读（読み下），指按照日文结构，直译性地阅读汉文。现代语译指译成现代日文。本次翻译时，一律将书中的和读和现代语译复原回汉文史料原文。

目录

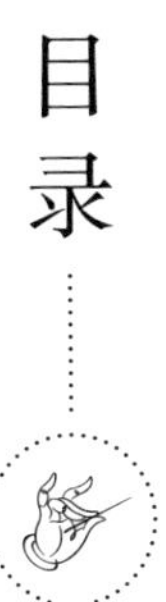

起源

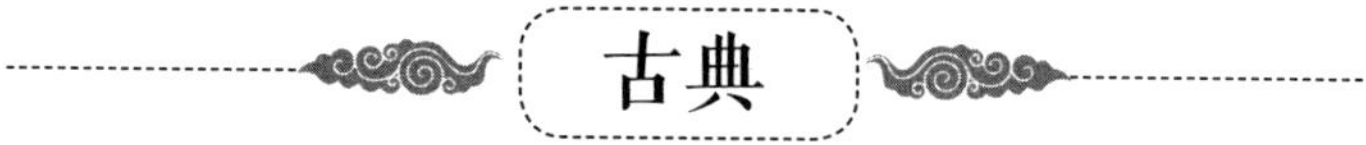
古典

起源

第一章
针灸的起源

一、古典中的记载与出土医书

针灸疗法的起源仍包裹在谜团中[①]。目前为止，人们给出了若干个答案。例如，关于从什么地方起源，针灸古典《黄帝内经》本身，就做出了说明。它就是《太素》卷十九中岐伯派[②]的论文《知方地》篇（《素问·异法方宜论》)。这篇论文从地势的不同上来探求各种治疗法的起源。据说由于地理、风土的条件不

① 关于针灸的历史，请参阅宋大仁《针灸的发展和在世界各国研究的现状》（《中华医史杂志》1954 年 1 月），李元吉《中国针灸学源流纪略》（《中华医史杂志》1955 年 4 月），上海中医学院针灸学教研究组编著《针灸学讲义》第二章《针灸发展概况》（上海科学技术出版社，1960 年），王雪苔《中国针灸源流考》（《中医杂志》1979 年 8 月），傅维康《针灸发展史》（《中国科技史料》1981 年 3 月）以及 Lu Gwei-Djen、Joseph Needham：*Celestial Lancets*，*A Hishtory and Rationale of Acupuncture and Moxa*，(3)Historical growth of the system(Cambridge University Press，1980 年）等。其中，既有像 Lu 和 Needham 那样，从被认为是最早言及针疗法的《春秋左氏传》(简称《左传》)开始讨论的学者；也有像李元吉那样，将其起源追溯到远古时代的学者，认为“针灸疗法在中国的起源，据文献记载和多数学者的意见，恐怕是在新石器时代（公元前 3000 年）”。温少峰、袁庭栋在《殷墟卜辞研究——科学技术篇》（四川省社会科学院出版社，1983 年，第 331-336 页）中，主张甲骨文中有针灸疗法的记载。

② 在《黄帝内经》收录的问答形式论文中，问者－答者的组合有五种：雷公－黄帝、黄帝－少师、黄帝－伯高、黄帝－少俞、黄帝－岐伯。我认为，它们分别表示将答者景仰为开山鼻祖的五个集团，并称之为黄帝派、少师派、伯高派、少俞派、岐伯派。参阅本书第五章。

同，人们的生活方式与摄取食物等也不同，这导致了体质与所发生疾病的不同。与此相对应，不同的疗法就被发明了出来。该观点认为“砭石”起源于东方，“毒药”起源于西方，“灸焫”起源于北方，“九针”起源于南方，“导引（医疗体操）、按蹻（按摩）”起源于中央。但是，这种异地起源说，只是依照五行说对主要疗法在空间上进行了分类与配置，不能被认为有值得一提的意义。在撰写该文章的时代，就这些领域中的至少一两个治疗法来说，大概仍然保留着其起源的传说或记忆。但是，它们是否被纳入这种分类之中呢？假使认为有若干内容被纳入其中，证实这一点的资料也不存在。毋宁说，这种观点表达的是有关将道家与神仙家等重视的导引与按蹻置于中央的价值观。正如后面论述的那样，尽管黄帝学派可以说是针疗法（以下称“针法”）派，但是，该篇作者给予了导引与按蹻最高的价值。既然在《黄帝内经》编辑的时候，这篇文章被采纳了，那么，它就不能单纯地归于著者个人的偏好。这种观点清楚地显示了道家养生思想对黄帝学派的深刻影响。

总之，《黄帝内经》所说的是空间上的、地理上的起源，而不是时间上的、历史上的起源。据西晋皇甫谧（215—282 年）《帝王世纪》记述，制作八卦，教人民渔猎（《易・系辞传下》）的伏羲，曾“尝百草而制九针”。此外，该书还记述说，黄帝“命雷公、岐伯”“制九针，著《内外术经》十八卷”。这些传说，明显是在九针（九种金属针）出现后产生的。

换句话说，是在针法确立后，尤其是在《黄帝内经》成书后，这些传说才被制造出来。在讲述事物起源的比《帝王世纪》更早的传说中，针灸疗法创始者的名字没有留传下来。另一方面，不论《周礼》记载的周代制度在多大程度上是事实的回响，在《周礼·天官·冢宰第一》中能看到的食医、疾医、疡医、兽医和统领他们的医师的这五种职掌中，也没有针灸疗法的记载。那么，考古遗物是怎样的呢？即便不能期待艾的出土[①]，但针还是有可能在考古遗存中发现的。事实上，被认为是针的出土遗物还不少。不过，在它们当中，几乎不存在能明确认定是医疗用针的证据。如果不是与已被断定为医疗用具的，或被允许以高的概率进行如此推论的别的遗物一起组合着出土的话，那么，医疗用针就不能与其他用途的针区别开来。如果不是这种情况，那么就算推论其有被用在医疗上的可能性，为了进行这样的推论，也必须预先得到针法存在的证明。这种证明目前只能从文献记载中去寻找。

迄今一直被认为的关于针灸的最古记载，就灸疗法（以下称“灸法”）来说，是《庄子·盗跖》中的故事与《孟子·离娄上》中的说法；就针法来说，则是《左传》（《春秋左氏传》）成公十年的记事。据《庄子》记载，孔子去面会大强盗跖，打算说之以道，却被训斥为“巧诈虚伪”。他茫然自失，唉声叹气地回到鲁国，这样说道：

丘（孔子）所谓无病而自灸也。

---

① 译者注：疑山田庆儿先生考虑到艾作为植物不易保存，故认为考古发现艾的可能性很小。如今，植物考古学已有很大发展，在遗存中发现艾的可能性还是存在的。

这里使用“所谓”这种表达方式，表明“无病而自灸”是一种俚语，暗示灸法已如此地普及进人们的生活中。虽然不是灸，但若说“艾”这个字，在《孟子》中就能看到。

今之欲王者，犹七年之病求三年之艾也。

意思是说，犹如治疗长达七年的痼疾，却使用采摘后只存放了三年的艾。据赵岐注：“以艾灸病，干之愈久愈善。故以之为喻。”李时珍在《本草纲目》卷十五《艾·修治》中云：“凡用艾叶，须用陈久者，冶令细软，谓之熟艾。若以生艾灸火，则伤人肌脉。故孟子云：七年之病求三年之艾。”艾作为药物有各种各样的用法，但其被认为年头越久越好的，只是在灸法用艾的场合。因此，孟轲（公元前372—公元前289年）的说法，可以看成是灸法存在的确凿证据。

另一方面，在《左传·成公十年》里，记载有著名的病入膏肓的故事。被征招到晋公病床前的秦国医缓，这样诊断到：

疾不可为也。在肓之上，膏之下，攻之不可，达之不及，药不至焉，不可为也。

成为问题的一句话，是“达之不及”。根据西晋杜预（222—285年）的注，“达”意味着针。这曾是当时一般的理解。这一点从东汉末荀悦（148—209年）《申鉴·杂言上》的下述说法中，也能看出。即“夫膏肓近心而处阸。针之不远（“远”当作“达”），药之不中，攻之不可。”“达”指针刺，这种解释至今为人们所接受，被认为是证明针法起源的古老资料。

在文献资料中，另一个不应漏掉的大概就是《史记·扁鹊传》[①]。总的说来，扁鹊是带有很多传说因素的人物。据司马迁记载的逸闻，扁鹊既被当作春秋时期的人，又被当作战国时期的人，变成了一位在数百年间活跃的名医。司马迁认为，这个扁鹊利用针灸实施过治疗。我一直认为，扁鹊这个人的故事很可能是从数位名医的传闻中形成的。如果认为数个人中有一位从事过针灸是事实，那么，至迟在战国（公元前475—公元前221年）这个相当早的时期里，该技术就已经存在了。实际上，《扁鹊传》一直是被这样解释的。

据迄今为止的一般看法，上述文献已经证明，针灸疗法的技术至迟在战国时期已经确立，其产生恐怕要上溯到春秋时期[②]。从别的方面加强了这种看法的，是《黄帝内经》的成书年代。在传统看法中，问题很多的《灵枢》暂且不管，认为《素问》为战国时期的著作是定论。据北宋程伊川的说法，"《素问》之书必出于战国之末。观其气象知之。"（《河南程氏遗书》卷十五）[③] 近代学术研究出

① 关于扁鹊的研究，参阅薮内清：『中国文明の形成』，岩波書店，1974年，第78-80頁；『科学史からみた中国文明』，NHKブックス，1982年，第41-46頁。

② 参阅上海中医学院针灸学研究教研组编著《针灸学讲义》第17页；Lu Gwei-Djen、Joseph Needham: ***Celestial Lancets*, *A Hishtory and Rationale of Acupuncture and Moxa***，（3）Historical growth of the system，Cambridge University Press，1980，pp.79-80，等。

③ 详细情况，请参阅刘长林《内经的哲学和中医学的方法》第一章"《内经》形成的年代"（科学出版社，1982年）。

现后，成书于战国到西汉说[①]，西汉说[②]，晚至东汉说[③]，《素问》西汉、《灵枢》东汉说[④]等，各种见解被提了出来。但是，仍然是成书于战国的观点最有影响力[⑤]。《黄帝内经》如果是战国时期的著作，那么就可以推导出这样的结论：不仅是针灸技术，连其理论也在这一时期基本形成了。不过，就算《黄帝内经》是汉代的著作，假定在体系化的理论形成之前，存在漫长的技术实践时期，成说经验知识积累时期，也不与刚才文献中能看到的证言相抵触。

1973年，从马王堆三号墓出土的十五种医书，要求我们从根本上对迄今为止的这些见解重新进行检讨。这是因为，第一，在这些医书里虽然存在灸法的记载，但是完全看不到针法的内容。第二，医书中的四篇，应该看成是现存《黄帝内经》收录的

---

① 例如，陈邦贤《中国医学史》（第三版，商务印书馆，1957年）认为，“《内经》产生于战国，完成于西汉”（第59页）。薮内清『中国文明の形成』（岩波書店，1974年）和『科学史からみた中国文明』（NHKブックス，1982年），以及贾得道《中国医学史略》（山西人民出版社，1979年），也大体持同样的见解。

②Lu Gwei-Djen、Joseph Needham指出，“关于年代，学者的大多数意见是《素问》属于公元前2世纪，《灵枢》为公元前1世纪”，并举出刘伯坚、何爱华的名字。

③ 严一萍：《中国医学之起源考略》，载于郭正昭等编《中国科技文明论集》，牧童出版社，1978年，第455-456页。

④Lu Gwei-Djen、Joseph Needham认为，对于《素问》和《灵枢》是被接续写成这种意见，只有少数学者反对。他们采纳“《灵枢》属于东汉（1世纪或2世纪）的观点”，并举出李涛和范行准的名字。

⑤ 例如，北京中医学院主编《中国医史讲义》（上海科学技术出版社，1964年），任应秋《〈黄帝内经〉研究十讲》（收入任应秋、刘长林编《内经研究论丛》，湖北人民出版社，1982年），杜石然等编著《中国科学技术史稿》（上册，科学出版社，1982年。川原秀樹等译『中国科学技術史（上）』，東京大学出版社，1997年）。但是，当这里提到《黄帝内经》的时候，不包括明确系后代著作的《素问》卷十九至卷二十二的七篇文章。它们就是所谓的运气七篇，即《天元纪大论》《五运行大论》《六微旨大论》《气交变大论》《五常政大论》《六元正纪大论》《至真要大论》。

数篇论文或其中一部分的祖型[1]。不用说，对这些事实的可能解释不止一种。关于第一个事实，既可以解释为碰巧只出土了灸法书，也可以考虑为当时针法尚不存在。关于第二个事实，根据如何看待其关系，《黄帝内经》成书过程的全貌也会不同。但是，不论怎样，作为一种强有力的假说，有两个命题浮现出来。第一，在马王堆出土医书被撰写的时代，针法仍不存在。第二，现存《黄帝内经》中的论文，其撰写年代要晚于这些医书。而且对这两个命题可以做如下的推论：针法出现的时间充其量是在战国末期或秦朝（公元前221—公元前206年），而其技术急速发展，在理论上得到体系化，则是贯穿了整个汉代。根据担任其整理工作的中国研究小组的研究，马王堆出土医书的抄写年代大致是在秦汉交替之际。如果认为抄写本的制作年代是这样的话，那么可以考虑它的成书年代能够上溯到战国末。我暂且将公元前3世纪中叶假定为其成书年代。如果是这样的话，那么针法出现的年代则在它之后。

的确，我们也可以考虑为只是从马王堆汉墓中没有出土针法书。但是，在这种情况下我们不应无视出土医书所覆盖当时医学领域的广度。《汉书·艺文志》记载："方技者，皆生生之具。"用今天的话来说，它相当于医学。在其《方技略》中，收录有医经、经方、房中、神仙四家。医经属于医学基础理论与针灸疗法的领域，经方属于以药物疗法为主的临床医学领域，房中与神仙

① 参阅本书第五章"二、作为祖型的马王堆汉墓出土医书"。

属于追求健康与长寿的养生领域。如果按照西汉末年的这种分类，马王堆医书中的《足臂十一脉灸经》《阴阳十一脉灸经》《阴阳脉死候》《脉法》属于医经，《五十二病方》《胎产书》属于经方，《十问》《合阴阳》《天下至道谈》《养生方》《杂疗方》属于房中与神仙，《却谷食气》《导引图》属于神仙。另外，在 1983—1984 年发掘的张家山汉墓出土的医书中有《引书》与《脉书》。后者除包含《阴阳十一脉灸经》《阴阳脉死候》和《脉法》外，还包含经方的《病候》与《六痛》。不管怎样，出土医书有着覆盖医学全领域的广度。尽管如此，它里面却没有言及针法。这种情况已经不能用偶然来解释了。认为针法实际上仍不存在，大概是最妥当的。

从这种立场出发，我们再来回头看一下《庄子》《孟子》《左传》《史记》中的记述。一般认为《庄子·盗跖》是战国末期的作品[①]。如果接受这种观点，那么，故事讲述的情况，就的确表明在这个时期灸法已经相当普及和司空见惯。《孟子》的记载则证明，可以将灸法至迟上溯到战国中期。《左传》中的成公十年，是公元前 581 年。但就内容来说，最可靠的时间指标大概是《左传》的成书年代。根据杨伯峻的研究，《左传》撰写于公元前 403 年以后，公元前 386 年以前[②]。如果接受这种观点并赞成杜预的解释，那么，势必认为至迟在公元前 4 世纪初针法就已经确立了。但是，“达”未必是与“针”搭配的词。《艺文类聚》卷八十二《草部下·艾》引孔璠之的《艾赋》云：“良药弗达，妙

① 罗根泽：《诸子考索》，人民出版社，1958，第 309 页。

② 杨伯峻：《春秋左传注（第一册）》，中华书局，1981，第 43 页。

针莫宣。"《左传》记事中所说的"攻"也好,"达"也罢,都解读为药,也一点没有问题。在杜预生活的时代里,灸法、针法、药物疗法等古代医学已经体系化且大体完成了。如果用那个时代的眼光来看古代文献,杜预的注也许是非常自然的。但是,归根结底,它无非是时代造就的解释。最后,对于崔适所云不过是寓言[①]的《史记·扁鹊传》,我一直认为,其医学知识实际上应该是著者司马迁时代的。关于这一点,后面再详细讨论。

一旦从针灸疗法的起源非常古老这种固有观念中解放出来,再去阅读曾被认为是显示其古老证据的文献,就只能认为它们毫无疑问地说明,灸法在战国中期已经存在,大概还能追溯到战国初期;针法则在战国时期仍未出现。正如后面论述的那样,至少到《韩非子》的时代,针法仍不存在。言及针法的内容,在西汉的文献中才开始出现。这种情况与马王堆汉墓医书所暗示的事实完全一致。

我想重新探讨针灸疗法的起源与发展这个问题。给定的资料虽然绝不算多,但是,我将通过把新发现的资料结合进旧资料中的方式进行分析,尽可能清晰地描绘出现在所能描绘的图像,并究明今后应该去探究的问题到底在哪里。

二、作为手术用具的砭石

自古以来,人们一直认为针起源于砭石。比如,对于在《后

① 崔适:《史记探源》卷八。

汉书》卷八十下《赵壹传》中出现的“针石”，唐李贤等注云：“古者以砭石为针。”《南史》卷五十九《王僧孺传》中的观点，大概是李贤注的先驱。立志注释《素问》的梁侍郎全元起，曾向王僧孺请教砭石。王僧孺回答说，古人一定是以石为针，必不用铁。他论述说，《说文解字》载有这个“砭”字，许慎解释说是“以石刺病也”。《东山经》里载有“高氏之山……多箴石”，郭璞注云“可以为砭针”。《春秋》载有“美疢不如恶石”，服子慎注云“石，砭石也”。后世不再有佳石，于是以铁代之。以上就是王僧孺解答的内容。此后的观点始终都没有超越王僧孺的看法。

我并不是也要否定砭石技术（以下称砭法）是针法的源头。我认为，砭石只不过是针法源头之一，而且远不是将砭石换成金属针，针法就能产生这般简单。因此，我们要先究明在涉及砭石的古代文献中，所谓砭石被理解成了什么。首先，来看王僧孺提到的文献。东汉许慎《说文解字》云：

砭，以石刺病也。从石乏声。

所谓砭，是用石头“刺病”的意思。在很可惜著作年代不详的《山海经·东山经》中记载有：

高氏之山，其上多玉，其下多箴石。

东晋郭璞注云：

可以为砥针，治痈肿者。

清郝懿行疏云：“‘砥’当为‘砭’字伪。《南史·王僧孺传》引此注，作可以为砭是也。”但是，把“砭石”当作“砥石”的例子，在后面引用的《韩非子》中也能看到。大概“砭石”又被称为“砥石”的事也存在。不管怎样，砭就是用来刺痈肿的，而且是指称有这种用途的石制器具的词。

单纯被叫做“石”的器具，也一直被解释为砭石。《左传》襄公二十三年（公元前 550 年）臧孙云：

季孙之爱我，疾疢也。孟孙之恶我，药石也。美疢不如恶石。夫石犹生我，疢之美，其毒滋多。

疢，是甘美的食物，食用过量而罹患的疾病是疾疢。东汉末服虔的《解谊》云：

恶石，砭石也。

另外，关于“药石”指什么，有两种观点。杨伯峻的注将它们都吸收了，现引用如下：

药，谓草木可治病者。石，谓如钟乳、矾、磁石之类可用以治病者。或谓古针砭用石，谓之砭石。

不用说，他也在“石”的解释上，因循了服虔的观点。顺便说一下，《列子·周穆王》中有“非药石所攻”的说法。东晋张湛注为“投药石以攻其所苦”，将药石理解为草药与石药的意思。

如果除去《黄帝内经》，那么言及砭石的古代文献极少。《战国策·秦策》中记载的扁鹊逸闻，是其中之一。

医扁鹊见秦武王，武王示之病。扁鹊请除。左右曰：“君之病，在耳之前，目之下，除之未必已也。将使耳不聪，目不明。”君以告扁鹊。扁鹊怒而投其石曰……

东汉高诱注云：

投，弃也。石，砭，所以砭弹人臃（痈）肿也。

高诱注的妥当性，在《战国策·韩策》的这句话中得到了证明："或谓韩相国曰：人之所以善扁鹊者，为有臃肿也。使善扁鹊而无臃肿也，则人莫之为之也。"《淮南子·说山训》云：

病者寝席，医之用针石，巫之用糈藉，所救钧也。

高诱作注云：

石针所抵，殚人雍痤，出其恶血。

抵压在恶性化脓性疾病的患部，以排出脓和恶血的手术用具就是砭石。

高诱的注与《韩非子·外储说右上》的一节有关。

夫痤疽之痛也，非刺骨髓，则烦心不可支也。非如是，不能使人以半寸砥石弹之。

如果不是痛得坐立不安，那么人们无论如何都不会请求做切开手术。这里要注意的是，“砭石”被写成了“砥石”，其大小（大概是器身的宽度）是半寸，非常小；砥石是进行“弹”（割）的东西（让人想起高诱注中的“砭弹”这种表达）；将砥石深入体内的过程用“刺”来表达。《说文解字》中也有“刺病”这样的说法。说到刺，总让人想起后世的针法技术。但事实并非如此。这从下面《韩非子·安危》中的记述可知。

闻古扁鹊之治其（据王先慎云，“其”为“甚”的残字）病也，以刀刺骨。圣人之救危国也，以忠拂耳。刺骨，故小痛在体，而长利在身。拂耳，故小逆在心，而久福在国。故甚病之人，利在忍痛。猛毅之君，以福拂耳。忍痛，故扁鹊尽巧。拂耳，则子胥不失。寿安之术也。病而不忍痛，则失扁鹊之巧。危而不拂耳，则失圣人之意。如此，长利不远垂，功名不久立。

虽然在这里所用之物是刀而非砥石，但是，从整个文脉来看，“刺骨”与前面的“刺骨髓”，无疑都是治疗化脓性疾病的手术。扁鹊被誉为针法高手。但是，如果相信《韩非子》所言，那么，扁鹊当时是以实施达至骨部这样的深部化脓性疾病手术而闻名。通过手术用具来刺化脓部位这一事实，不知在什么时候，被偷换成了利用针来刺经穴。东汉魏伯阳《周易参同契》卷中云，“扁鹊操针”。正因为在被称为九针的早期针具，即在有九种不同形状与用法的针中，存在直接继承了作为手术用具的砭石的形状与用途的针，所以这种偷换才几乎没有心理上的抵抗。针法的出现，实际上是医疗技术的大革新。正如后面将要论述的那样，革新者一直对此有所自觉。尽管如此，针法的起源却被忘却了。原因之一，正如扁鹊传说的变质所象征的那样，从砭石到针的转化在意识层面上平滑地完成了。

所谓“砭石”，究竟是什么意思？“砭”，古时又被写成“砚”。

根据《说文解字》，𢎘即马。“马，嘾也。草木之华，未发函然。”据《说文通训定声》：“象茎端蓓蕾之形。”如果是这样，砭应是像树枝顶端结有花蕾这种形状的石制器具。“砥”字能旁证这一点。“氐”，为“氏”下附加一点的字。根据郭沫若的研究，“氏”大概是“匙”的初文。而且他引《说文解字》段玉裁注“古匕，其首锐而薄”，并评论这种观点与实物完全一致（参照图1-1）。如果是这样，那么，氐就是立于地上的匕，从上面看像它的形状的石制器具就是砥。也就是说，“砭”与“砥”无非是模仿了相同形状的字。一个模仿的是枝头的花蕾，另一个模仿的是匙。另一个旁证，是砭石的一个别名：镵石。“毚”通“𢎘”。不仅如此，据《广韵》载，吴人称“犁铁”，即锄齿为镵。如果看一下汉代画像砖就会发现，犁也有着与枝头的花蕾和匙同样的形状（参照图1-2）。故砭、砥、镵，都指示同一形状。

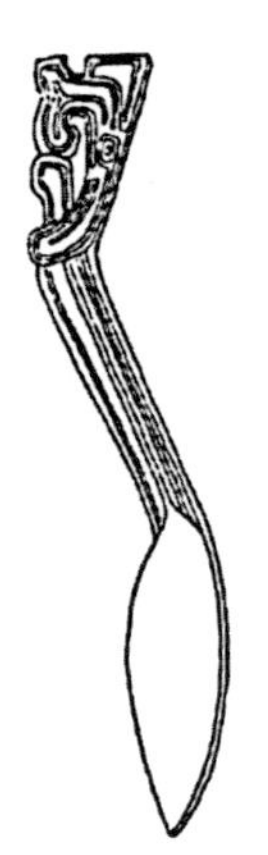

图 1-1　古铜匕[①]

① 引自郭沫若《金文余释之余》，东京文求堂1932年版，第35页。

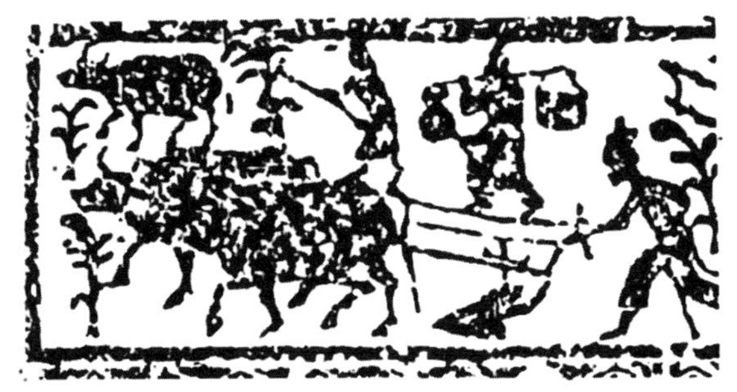

图 1-2 犁[①]

砭石有时也被表达为箴石、针石。林亿在《素问》卷八《宝命全形论》的新校正中，引用了全元起的注：

砭石者，是古外治之法。有三名：一针石，二砭石，三镵石，其实一也。古来未能铸铁，故用石为针，故名之针石。

针石，一般解释为石针。在这种场合，大概会被想象成细长的、顶端尖的棒。的确，根据化脓部位的深浅与大小，大概也存在有必要使用这种形状用具的场合，所以，它也许在实际中被制造出来了。但是，如果像全元起所说的那样，针与砭、镵是完全相同的东西，那么将它理解成缝衣针那样的形象，大概就是不适当的。倒不如将它看成是从深刺这种用途产生的名称。

在金属制九针被发明的时候，它里面至少有两个是砭石的直系后裔。一个是镵针。《太素》卷二十一《九针所象》(《灵枢》卷一《九针十二原》) 记载它“头大末兑，主泻阳气”。用法虽然与镵石有异，但形状应是相同的。另一个是铍 (鈹) 针。在同篇中记载

① 引自江苏省文物管理委员会《乙种第十号——江苏徐州汉画像石》，科学出版社 1959 年版，图版陆叁。

它“末如剑锋，以取大脓”。关于锋，《释名·释兵·剑》云，“其末曰锋”。铍针继承了砭石的用途，其形状又如何呢？武器铍成为推定其形状的线索。《方言》第九云：“锬谓之铍。”郭璞注云：“今江东呼大矛为铍。”另外，关于《史记·秦始皇本纪》中出现的“锬”字，《集解》云，“如淳曰：长刃矛也”。除大矛（即具有长刃的矛）外，剑中也有被称为“铍”的。《说文解字》在给出了“大针也”这种解释后，又云“一曰剑而刀装者”。段玉裁注曰：“剑两刃，刀一刃，而装不同。实剑而用刀削裹之是曰铍。”另外，在《文选》卷五《吴都赋》的李善注中，概念虽然有些许混乱，但是有“铍，两刃小刀也”的说法。林巳奈夫在“身薄而长”这一点上，寻找铍与剑、矛的共同特征，并作为实例举出了图 1–3 中的铍[①]。总之，所谓铍针，大概可以考虑为前端渐渐变细，器身薄而长的小剑。镵针继承了砭石的形状，而铍针继承了砭石的用途。顺便说一下，在《太素》卷二十二《五节刺》（《灵枢》卷十一《刺节真邪》）中出现“鈹石”（铍石）这个词，说是用于治疗小便不利。正如杨上善指出的那样，鈹石即鈹针，而其用途则可以知道被拓展到了治疗化脓性疾病之外。另外，铍石的这种说法，也许是石制的铍曾经存在过的痕迹。

图 1–3 铍[②]

① 林巳奈夫：『中国殷周時代の武器』，京都大学人文科学院研究所，1972，第 127–129 頁。

② 引自 Orvar Karlbeck, “Selected Objects from Ancient Shouchou”, *The Museum of Far Eastern Antiquities*, *Bulletin*, No. 27, Stockholm, 1955, Pl.1, 3a。

在九针中，还有一种泻血专用的锋针。据《九针所象》记载，其形状“必筒其身而锋其末”，用于“泻热出血”“刃三隅”。它就是所谓的三棱针，西汉金制的实物已经出土。其用途的确与砭石相通。但是，用石头制作三棱的、有尖锐顶端的器具，大概很困难。我想考虑成，它是在金属针被制作的时候才发明出来的东西。

九针的复原图也有一些，这里举出（a）元代、（b）明代和（c）现代的图（图 1-4）。就镵针来说，明显（b）（c）为好，而铍针无论如何较接近（b）。

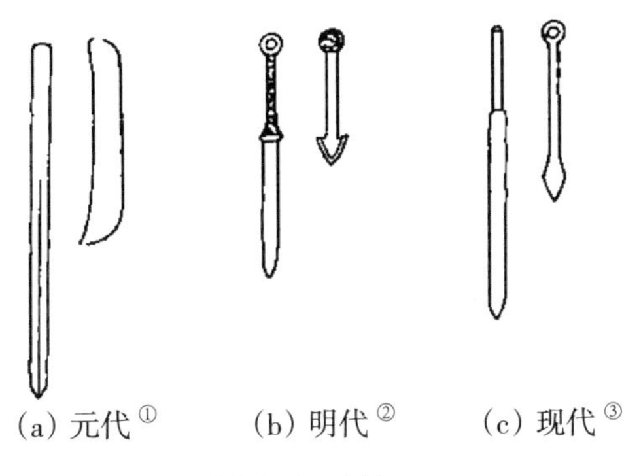

（a）元代[①]　（b）明代[②]　（c）现代[③]

图 1-4　九针

如果认为镵针和铍针等继承了砭石，那么，就暗示砭石不是一刃的刀，而是属于两刃的剑的系统。在治疗化脓性疾病的手术中，正如《韩非子》所说的那样，针石与刀这两方都得使用。在《韩非子·喻老》中，还是作为扁鹊的言论，里面出现有“针石”这个词。

① 引自佚名撰《针经摘英集》。

② 引自杨继洲撰《针灸大成》。

③ 引自上海中医学院针灸学教研组编著《针灸学讲义》，上海科学技术出版社，1960 年版，图 2 九针图。

扁鹊曰：疾在腠理，汤熨之所及也。在肌肤，针石之所及也。在肠胃，火齐之所及也。在骨髓，司命之所属，无奈何也。

正如后面马上要论述的那样，这篇文章在改变了若干表达后，原封不动地被利用在《史记·扁鹊传》中。请注意针石所及被限定在治疗肌肤疾病上。在这里，当时的针石用途，得到了恰当的表述。

在认为扁鹊是使用砭石和刀进行手术的高手的韩非时代，即战国末期，其技术无疑早就已经确立了。虽然其成书年代尚未确定，但是《周礼·天官》的记述值得注意。根据该书记载，医学有食医、疾医、疡医、兽医四科。而疡医即外科医生的职掌是：

掌肿疡、溃疡、金疡、折疡之祝药劀杀之齐。

据东汉郑玄注，“劀，刮去脓血”“杀，谓以药食其恶肉”。这里所说的“劀，刮去”，是否意味着使用手术器具还不清楚。该文记述的重点，明显是在药物疗法上。但是，其很可能通过外科医学的专门化、手术方法和砭石技术等迅速实现了多样性发展。虽然砭法的起源，在时代上能追溯到哪里尚不清楚，但是不难想象，手术方法在战国时期取得了引人瞩目的进展。其代表就是扁鹊。

魏晋以后，砭法的知识迅速失传。例如，在东晋葛洪《抱朴子》中，“箴砭”与“针石”等一类词，只是作为比喻性的说法出现。在被认为是北齐（550—577年）刘昼所作的，撰人不详的《新论》卷九《利害》中讲道：

夫内热者之饮毒药，非不害也。疽痤用砭石，非不痛也。然而为之者，以小痛来而大痛灭，则细害至而巨害除也。

在同篇中还记载有“瘕疾填胸而不敢铍”。砭石与铍针等用法的正确记述，可能暗示着著者生活的时代。梁全元起在注释《素问》时，已经不得不向“多识古事”的王僧孺请教它们了。《汉书·艺文志》对医经作了如下说明：

医经者，原人血脉、经络、骨髓、阴阳、表里，以起百病之本，死生之分，而用度箴石汤火所施，调百药剂和之所宜。

唐初颜师古（581—645 年）对此注云：

针，所以刺病也。石谓砭石，即石针也。古者，攻病则有砭。今其术绝矣。

从砭石作为手术器具发挥作用的战国末期开始，到其技术失传的魏晋南北朝时期为止，在这段时期里（即秦汉时期），医疗技术发生了很大的变化。

汉昭帝始元六年（公元前 81 年），朝廷围绕专卖制度召开会议。政府代表与民间代表之间，就此展开了广泛的争论。在传达会议内容的桓宽《盐铁论·轻重》中，作为民间知识阶层代表的一位文学之士这样说道：

扁鹊抚息脉而知疾所由生。阳气盛，则损之而调阴。寒气盛，则损阴而调阳。是以气脉调和，而邪气无所留矣。夫拙医不知脉理之腠，血气之分，妄刺而无益于疾，伤肌肤而已矣。今欲损有余，补不足。富者愈富，贫者愈贫矣。严法任刑，欲以禁暴止奸，而奸犹不止。意者非扁鹊之用针石，故众人未得其职也。

这里所说的针石，早已不是对化脓部位进行手术的器具，而是补泻气血、调和阴阳的器具，是刺经穴的针。在回答质询的政府代表御史的言论中，也可以看到“用针石，调均有无，补不足”这样的说法。在当时的针里面，不用说，也有像铍针这样的用于化脓的器具。在《盐铁论·大论》中，御史大夫说：“有似穷医欲以短针而攻疽，孔子以礼说跖也。”但是，针法的重点明显已经转移了。文学之士回答说：“扁鹊攻于腠理，绝邪气，故痈疽不得成形。”

《盐铁论》中的材料象征性地证明了，决定性的变革在西汉中期以前就发生了，到后期，甚至一般的读书人也对针法的基本观念耳熟能详。那么在医学书《黄帝内经》中，是怎样反映这种变革的呢？

■ 三、《黄帝内经》中的砭、针、石

在汉代书籍中，最多言及砭石与针灸的，当然是《黄帝内经》。《黄帝内经》向来被看成是中国医学的基础理论书，事实也的确如此。但是，如果站在医疗技术的观点上来看，它则是一本彻头彻尾的针法书。在基础理论形成于针法领域这一点上，我们能看出中国医学引人瞩目的特色。黄帝学派自觉自己是针法派，并试图完成针法技术与理论的发明。《太素》卷二十一《九

针要道》(《灵枢》卷一《九针十二原》)一开始就说:

> 黄帝问于岐伯曰:余子万民,养百姓而收其租税。余哀其不给,而属有疾病。余欲勿使被毒药,无用砭石。欲以微针通其经脉,调其血气,营其逆顺出入之会,令可传于后世。

他们想研发不用烈性药,不用手术刀,只用小小的针来治病的技术,使其足以传承后世。另外,《太素》卷二十三《疽痈逆顺刺》(《灵枢》卷九《玉版》)云:

> 夫治民者,亦惟针焉。

在这里,我看到带着新医疗技术登场的革新者的真实面目。我的看法是,所谓黄帝学派正是这些革新者创立的学派。它不是在经验技术的单纯延长线上开出的花朵。的确,成为其前提的技术与理论的积累,无疑在过去就已经存在。人们很容易设想,砭法与灸法大概就是在那样的前提下产生的。但是,针法的重点完全是在新技术上。

那么,提出针法的黄帝学派,是如何评价、继承和定位砭法与灸法的呢?如果认为我的假设是合理的,且认为他们有强调针法正当性与优越性的必要,那么关于这一点在《黄帝内经》中留下了某些线索性言论,也就毫不奇怪了。

上文引用的《太素·九针要道》将毒药与砭石对置,是基于内治与外治这种观点。同样,《太素》卷十九《知祝由》(《素问》卷四《移精变气论》)云:“毒药治其内,砭石治其外。”《太素》卷十九《知古今》(《素问》卷四《汤液醪醴论》)云:“必齐(恐为‘火齐’之误)[①]、毒药攻其中，镵石、针艾治其外。”这些都是被置于下述文脉中的言辞。即对比古今，上古用简单的方法就能治好病，而当今尽管使用了各式技术却为什么仍无法治愈。被对置的内治－外治技术，即毒药－砭石、火齐・毒药－砭石・针艾，在《太素》卷十五《色脉》(《素问》卷四《移精变气论》)的相同文脉中，变成了汤液－微针：“欲以微针治其外，汤液治其内”。这些从内治、外治观点将医疗技术进行分类的，全是我认为在黄帝学派中构成后期主流的岐伯派[②]的文章，那时针法已经进入了确立期。

根据黄帝学派的观点，相对于代表内治的药物疗法(火齐、毒药、汤液)，砭法、针法、灸法是外治技术。而且在称呼砭石、微针、灸焫的同时，也总括针法和灸法，称为镵石・针艾。在整部《黄帝内经》中，最多的是后一系列的称呼方法，即刺灸・砭石(《素问》卷二十三《疏五过论》和《示从容论》、《太素》卷十六《脉论》)、灸刺・针石(《太素》卷十九《知形志所宜》、《素问》卷七《血气形志》、《灵枢》卷十二《九针论》)、镵石・灸刺(《太素》卷三十《重身病》、《素问》卷十三《奇病论》)，还有石・针灸(《太素》卷十九《知针石》、《素问》卷十三《病能论》)。请注意，在这当中，称呼刺灸・砭石的《素问》卷二十三的两篇，是黄帝学派最初期的论文。顺便说一下，在《淮南子・精神训》中也出现了该词，“吾安知夫欲刺灸生者

① 参阅本书第二章“五、《黄帝内经》中的汤液与醪醴”。

② 笔者认为，黄帝学派的五个集团分为初期两派（黄帝派、少师派）和后期三派（伯高派、少俞派、岐伯派），初期两派活跃于西汉，后期三派活跃于新朝以后。详细情况，请参阅本书第五章与第六章。

之非不惑也”。刺灸或灸刺，是针灸疗法最古老的称呼。

称呼，同时也是分类。在以上诸篇中，与从砭法中寻找针法起源的人们的预想相反，砭法与针灸疗法被区别开来，且被对置起来。相较于砭法，针法被把握为，是与灸法具有亲缘性的东西。在面对砭法时，它是和灸法属于同一类的东西。当然，不用说，区别针法与灸法的记述也有很多。由西汉医师做出的这种分类，值得注意。因为被归入同类的东西，常常在某种意义上具有本质上的共同性。如果是这样的话，这大概就暗示了针法的另一个源头，即与砭法相比较，具有更本质性联系的、更重要的源头，存在于灸法中。

那么，在以针法为主体的《黄帝内经》中，针法与灸法是如何被赋予意义、被定位的呢?“砭石”“镵石”“针石”这类词，被用于三种意义上。一种代表高度发展的医疗技术，一种作为针的古名，还有一种指称本来的手术用具。首先我们来看第一种例子。《素问》卷二十三《征四失论》论述了在治疗上应避免四种过失的原则。一是不知理论根据进行诊察，二是未接受正规训练而“妄用砭石”，三是对基于环境、体质、气质等不同的患者类型的忽视，四是不问诊患者的烦恼、日常生活、饮食、病史等而立即切脉下诊断，“此治之四失也”。《太素》卷十四《人迎脉口诊》(《素问》卷三《五脏别论》) 在对比鬼神与镵石后云：“拘于鬼神者不可与言至治，恶于镵石者不可与言至巧。”前者属于初期黄帝派的论文，后者属于后期岐伯派的论文。

第二种例子，均见于后期论文中。《太素》卷十九《知针石》

(《素问》卷八《宝命全形论》)认为，针法能宣布于天下的原则有五个。第三个是“知毒药为真”，第四个则是“制砭石大小”。《太素》杨上善注，将其注解为“用破痈也”的手术器具。但是，《素问》王冰注认为，“古者以砭石为针，故不举九针，但言砭石尔”。这里因为是在列举针法的优点，并论述作为技术问题而制作各种“砭石”，所以必须考虑为它仍然指九针。在能够区别药物与针各自适用的病症，以及能够制作适应不同症状的大小针上，他们看到了针法的优势。《素问·奇病论》(《太素》卷三《重身病》)对于“刺法曰：无损不足，益有余，以成其疹”，解释说，“所谓无损不足者，身羸瘦，无用镵石也”。在《黄帝内经》中，屡屡不用“针”而使用“刺”。刺法与针法同义。此外，《太素》卷三《阴阳杂说》(《素问》卷一《金匮真言论》)云，冬病在阴，夏病在阳，春病在阴，秋病在阳，“皆视其所在，为施针石”。《灵枢》卷八《论痛》云，筋骨、肌肉、皮肤、腠理分别存在个体差异，“其于针石、火焫之痛何如”。在这些场合下，“针石”都指称针。

但是，砭石这个词最多被使用的，仍然是第三种的手术器具的意义。根据《太素》卷十九《知形志所宜》(《素问》卷七《血气形志》、《灵枢》卷十二《九针论》)，生于脉的病用灸刺，生于筋的病用熨引，生于肉的病用针石，生于咽喉的病用药，生于不仁的病用按摩醪药。在这种场合，所谓生于肉的病，大概是指痈疽。《太素·知方地》(《素问》卷四《异法方宜论》)云，治疗痈疡，宜用砭石。《太素》卷三十《顺时》(《素问》卷八《通评虚实论》)在论述因为冬天血脉闭塞，所以治病时要多用药而少用针石之后，又补充道，“所谓少用针石者，非痈疽之谓也。痈疽不得顷时回”。杨上善解释，这里所说的针石为“针与砭石”。但是，从文脉上看可知，谈及针石的话，一般指手术器具。关于痈疽手术，稍稍进行具体描写了的，是《太素》卷二十六《痈疽》(《灵枢》卷十二《痈疽》)。

发于掖(腋)下赤坚者，名曰米疽。治之以砭石，欲细而长。疏砭之，涂以豕膏。六日已，勿裹之。

所谓“欲细而长”，据杨上善注，是因为“伤形深也”。不用说，砭石也有必要是细长形的。

金属针常常被称作“微针”或“小针”。这当中包含着黄帝学派医师的自豪。当他们说“小”或“微”的时候，与之对应浮现在头脑中的形象，大概是砭石。虽说如此，正如已经论述过的那样，针里面也存在继承砭石用途的针。《太素》卷二十三《疽痈逆顺刺》(《灵枢》卷九《玉版》)云：

以小治小者其功小，以大治大者多害。故其已成脓血者，其唯砭石排锋之所取也。

排锋，即铍锋，指铍针与锋针。锋针是泻血用的针。杨上善忽略锋针，说痈以小针难治，以大针则创伤大。他认为，能用于已经化脓的伤的，只有砭石、铍针。在这里他有意识地将砭石与铍针看作一个系列的东西。顺便说一下，九针之一的长针，也被形容成大针(《太素》卷二十一《九针所象》)。

仅在叫做“石”的场合，后世关于其如何使用的解释才出现了分歧。《太素》卷十九《知针石》(《素问》卷十三《病能论》) 的下面一节即是。

黄帝问岐伯曰：有病颈痈者，或石治之，或以针灸治之，而皆已，其真安在？岐伯曰：此同名异等者也。夫痈气之息者，宜以针开除去之。夫气盛血聚者，宜石而泻之。此所谓同病异治也。

根据杨上善的解释，所谓“异等”，是疗法不同的意思；所谓“息”，是消息的“息”，是增大的意思。而根据王冰的解释，所谓“异等”，是同称颈痈而皮下状态却不同的意思；所谓“息”，是“瘜”，即死肉的意思。王冰云：“石，砭石也，可以破大痈出脓，今以鲱(铍)针代之。”虽然这不如说是对砭石的解说，构不成对本文的说明，但是其至少对砭石的用法施加上了明确的限定。相反，杨上善首先就针的情况注解云：

痈气长息，宜以针刺开其穴，泻去其气。

其次，就石的情况注解云：

气盛血聚，未为脓者，可以石熨，泻其盛气也。气盛脓血聚者，可以砭石之针破去也。

杨上善将痈的症状分为初期、中期和末期，并将其解释为在痈刚长出的初期适用针，在尚未达到化脓的中期适用石，在已经化脓的末期适用砭石之针。在王冰看作砭石的“石”中，杨上善区分出了“砭石”与“石”。据杨上善的注解，这两种名称不同的物体，是具有两种不同用途的器具。与“破去”的“砭石”不同，“石”是进行“熨”的器物，是罨法器具。

杨上善在《太素》卷二十六《痈疽》（《灵枢》卷十二《痈疽》）的注中，也论述了“石”被用于罨法的这种见解。关于“发于膝，名曰疵疽。其状大痈，色不变，寒热而坚。勿石，石之死。须其柔乃石之者生”，杨上善注云，“勿石之者”，若按常例皆作“砭之”，但是唯此处言“石之”“或以冷石熨之”。“所以坚而不石，以其寒聚结。听柔乃石之”。接着，针对“发于踝，名曰走缓，其状色不变，数石其输而止其寒热，不死”，他这样注解：“石其输者，以冷石熨其所由之输也”。该篇接近末尾的一段话（《素问》卷十一《腹中论》）云：

黄帝问于岐伯曰：有病痈肿，……治之奈何？（岐伯）曰：灸之则瘖，石之则狂，须其气并，乃可治也。（黄帝）曰：何以然？（岐伯）曰：阳气重上，有余于上，灸之则阳气入阴，入则瘖；石之则阳气虚，虚则狂。须其气并而治之，可使全。

杨上善注云：

灸之瘖者，阳气上实，阴气下虚，灸之火壮，阳盛溢入阴，故瘖。以冷石熨之，则阴气独盛，阳气独虚，以阳气独虚，发于狂。可任自和，然后疗之，使之全也。

瘖即喑。王冰对这一段的解释，不同于杨上善认为使用“石”进行冷罨法的观点。王冰认为“石，谓以石针开破之”。他认为“石”是手术器具，而杨上善认为“石”指称手术器具和罨法器具两者。唐代的这两种解释虽然是对立的，但是，实际上还留有另一种解释的余地。如果像我推定的那样，认为砭石呈细长形，那么，将其用作罨法器具理应不会有效果。只要砭石是细长形的，罨法用的石就具有与砭石不同的形状。形状和用途都不同的两类医疗器具，果真被用同一个名称来称呼吗？所谓“石”，实际上不是砭石，大概是指称罨法专用石制器具的词语。因为在《黄帝内经》中没有发现“石”清楚指称砭石的用例，所以这里的第三种解释也有充分成立的余地。但是，判断哪一种观点合理，只能通过其他资料进行验证。后面我会尝试给予论述。

另一份必须提出来讨论的资料，是《太素》卷十六《脉论》（《素问》卷七十六《示从容论》）中的下面一段文章：

雷公曰：于此有人，四肢懈惰，喘咳血泄。愚人诊之，以为伤肺，……愚不敢治。粗工下砭石，病愈多出血，止身轻，此何物也？

血泄，是呕血的意思。在黄帝的解答中，提到伤肺“不衄则呕”。杨上善对雷公的话做了这样的解释：

愚人虽谓以为伤肺，疑不敢疗也。有粗工不量所以，直下砭石出血，病差众多。然于大病不当，而出血即能除差，其义何也？

在这里，砭石被用于泻血，这无论从杨上善的注来看，还是从本书的症候与疗法的记述来看，都是无可置疑的。虽然仅此一例，但是它有力地证明了，砭石也是泻血用的器具。

《黄帝内经》记载的砭石用法，一是用于化脓性疾病手术，二是用于泻血。杨上善又认为，“石”是手术用具的同时，也是罨法器具。王冰不接受其解释。关于“石”不是砭石，而是罨法专用器具的可能性，我在上面已经做了解释。

那么，在《黄帝内经》以针法为主体的疗法体系中，灸法被给予了怎样的定位呢？我认为即使在《黄帝内经》中，《太素》卷八《经脉连环》(《灵枢》卷三《经脉》)也属于著作年代很古老的黄帝派论文之一。它率先宣布，原则性地确立了灸法的地位，即“盛则泻之，虚则补之，热则疾之，寒则留之，陷下则灸之，不盛不虚，以经取之”。在脉“陷下”的时候施灸是其治疗原则。在实际治疗时，这种单纯且明快的原则，不用说必须通过附加上更具体的条件来使用。论述其条件的，是同属黄帝派论文的《太素》卷十四《人迎脉口诊》(《灵枢》卷八《禁服》)。可以认为，《灵枢·经脉》中的表达，是从该篇的记述中把最基本的操作方法作为一个原则抽取出来而形成的。

《太素·人迎脉口诊》论述的诊断法是，取手腕“主中”的寸口脉与颈部“主外”的人迎脉，然后比较脉动的大小，并基于这种脉诊来决定疗法。“人迎大一倍于寸口，病在少阳。人迎二倍，病在太阳。人迎三倍，病在阳明。”这种场合下的症候是，“盛则为热，虚则为寒，紧则为痛痹，代则乍甚乍间”。据杨上善注，“紧”是“其气动紧，似急也”；“代，止也。脉绝不来，故曰代也。代者，邪气客于血络之中，随饮食而变，故病乍甚乍间也”。对应这每种脉证，施行下面这样的治疗：“盛则泻之，虚则补之，紧痛则取之分肉，代则取血络且饮药，陷下则灸之，不盛不虚，以经取之”。接下来则相反，“寸口大于人迎一倍，病在厥阴。寸口二倍，病在少阴。寸口三倍，病在太阴”。这种场合下的症候是，“盛则胀满，寒中、食不化；虚则热中，出糜、少气、溺（尿）色变；紧则为痹；代则乍痛乍止”。杨上善注云，寒中、热中，是肠胃出现寒、热状态的意思。前者因寒引起消化不良，后者因热排泄粥样大便，小便发黄。这时的治疗法，是“盛则泻之，虚则补之，紧则先刺后灸，代则取血络而泄之，陷下则徒灸之，……不盛不虚，以经取之。”另外，人迎脉如果大四倍叫外格，寸口脉大四倍叫内关，皆被认为是不治之症。因此，这种脉诊法，理应也是“决死生”的方法之一。顺便说一下，所谓“以经取之”，指经由饮药或刺灸治疗自病的经脉。所谓“取血络”，是泻血的意思，处理它的专论有《太素》卷二十三《量络刺》(《灵枢》卷六《血络论》)。

在基于比较人迎、寸口两脉的，人迎＞寸口和人迎＜寸口的两种场合的治疗法中，包含着显而易见的共同要素。如果将其提取出来，就能建立一个原则。事实上，该篇的著者接着说道，“大数曰：盛则徒泻，虚则徒补，紧则灸刺且饮药，陷下则徒灸之，不盛不虚，以经取之”。所谓“徒”，不是并用针之后再施灸这样的疗法，而是指单独使用。“大数”，适合译成“原则”。不过，在这种概括中，紧和代的情况被整合在了紧的下面，而且，并用灸、刺、药三种方法。因此，要视为原则的话，它过于复杂和特殊。果然，《灵枢・经脉》去掉紧的情况，简洁地将原则命题化了。

灸法是针法的辅助疗法，适用于脉陷下的场合，这是黄帝学派的根本治疗原则。《太素》卷十一《腑病合输》(《灵枢》卷一《邪气脏腑病形》) 云:“视其脉之陷下者灸之。”此外，它还附有次要条件，第一就是“紧”。《太素》卷十九《知官能》(《灵枢》卷十一《官能》) 指出其辅助性的作用为“针所不为，灸之所宜”，并将原先原则上的盛虚，置换成上下阴阳之气，云“上气不足，推而扬之，下气不足，积而从之，阴阳皆虚，火自当之”。即，站在阴阳这种观点上，使用灸法的是阴阳皆虚的场合。明确这一点后，又补充道:“经陷下，火则当之。结络坚紧，火之所治。”

那么，如果从虚实的观点来看，会如何呢?《素问》卷八《通评虚实论》(《太素》卷三十《经络虚实》) 云:“络满经虚，灸阴刺阳。经满络虚，刺阴灸阳。”经脉为阴，络脉为阳。所谓满或盛，是实的意思。正如《太素》卷十一《气穴》(《灵枢》卷八《背腧》) 所云，“气盛则泻之，虚则补之”是治疗原则。在这种场合下，灸的主要功能是补。但是，该篇也留传下来了用灸进行泻的技术。“以火补者，毋吹其火，须自灭也。以火泻者，疾吹其火，傅其艾，须其火灭也。”

如果持有这种原则与技术，那么灸法理应适用于广泛的症候。事实上，西晋皇甫谧的《针灸甲乙经》在理论上依据《黄帝内经》的同时，对所有的经穴都指示了针的刺法与灸的施法。但是在《黄帝内经》中，实际用灸的例子是相当少的。癫疾与狂(《太素》卷三十《癫疾》《惊狂》、《灵枢》卷五《癫狂》)、被称为癞的大风(《太素》卷十一《骨空》、《素问》卷十六《骨空论》)、胁部生痈的妇人疾病败疵(《太素》卷二十六《痈疽》、《灵枢》卷十二《痈疽》)、疟疾(《太素》卷三十《刺疟节度》、《素问》卷十《刺疟》)、强直性痉挛的瘛(《太素》卷六《玉机真藏论》),都只不过是零星可见的各自伴有某种特定症候的案例。除此之外,《太素》卷五《十二水》(《灵枢》卷三《经水》)触及过度施灸情况下的恶果。而在《太素》卷十四《人迎脉口诊》(《灵枢》卷二《终始》)中,能看到“阴阳俱不足时勿灸”这种提醒。以上就是言及全部灸的内容。

在《黄帝内经》中,不管是“刺灸”还是“针艾”,都将针法与灸法统称在一起,并且在理论上看起来赋予了两者对等的地位。但是,实际上只不过是将针法的辅助疗法这种功能赋予了灸法。黄帝学派给予灸法的位置,在《太素》卷二十三《杂刺》(《灵枢》卷四《四时气》)下面的问答得到了象征。

黄帝问于岐伯曰:夫四时之气,各不同形。百病之起,皆有所生。灸刺之道,何者为宝?岐伯对曰:四时之气,各有所在。灸刺之道,得气穴为宝。故春取经血脉分肉之间,甚者深刺之,间者浅取之。……冬取井荥,必深以留之。

井、荥,属于五输穴(五腧穴)。这里讲灸刺之道,实际上却只论述了针法的内容。所谓灸刺,看起来只不过是单纯指称针法的习语。但是,反过来说,尽管是作为习语,在灸刺这种说法仍有生命力这一点上,我认为它暗示了针法形成的前史。

四、《史记·扁鹊仓公列传》中的针灸

《史记·扁鹊仓公列传》是仅次于《黄帝内经》的重要汉代医学文献。而且，它还有公元前100年左右写成这种明确的日期。然而，问题是这本书是司马迁用不同性质的材料来撰写的。

正如已经论述的那样，《扁鹊传》中包含了很多传说性因素。正因为如此，在记述的医学内容中，反而混入司马迁时代知识的可能性非常大。《仓公传》则不同，其记述的大部分内容由仓公淳于意的二十五个医案构成。这些医案成于淳于意之手，大致没有问题。因为，这不是外行人能写出的诊断记录。淳于意自己这样叙述道：

> 今臣意所诊者，皆有诊籍。所以别之者，臣意所受师方适成，师死。以故表籍所诊，期决死生，观所失所得者合脉法。以故至今知之。

正如泷川龟太郎的考证所指出的那样，诊籍指医案，表籍是记入医案的意思，“仓公医案二十五条，系由此节录”。其间发生的事情经过如下。

文帝四年（公元前176年），淳于意被问罪押往长安，因女儿上书而得到免刑。该事件成为废止肉刑法的契机。其后，为了回答文帝的垂询，淳于意以二十五条医案为中心，又加入老师与弟子等的事情，缀集成一篇文章。司马迁恐怕是将这篇奏对的文章，原封不动地收录进《仓公传》中。司马迁的加工，只是加了一个短的序文，以及至多改改修辞而已。如果是这样的话，那么

成为医案基础的诊籍，应该是公元前2世纪70年代前后的长期医疗活动的成果。因此，《仓公传》中出现的医学知识的时代，可以采用这个年代。总之，《扁鹊仓公列传》中的医学知识，与生卒年代相反，是《仓公传》一方为早。《仓公传》呈现了西汉初期的医学知识，而《扁鹊传》则恐怕给出的是西汉中期的医学知识。这里我将从《扁鹊传》关于砭石与针灸的记述展开讨论。

扁鹊路过虢国（周朝时期的诸侯国）的时候，些许懂点医学的小吏在同他讲的话中，提到“镵石”这个词。

臣闻上古之时，医有俞跗，治病不以汤液、醴灑、镵石、挢引、案抓、毒熨，……

“醴灑”，恐为醴酒之误[①]。“挢引”，即导引。“案抓”，即按摩。“毒熨”，即使用药物熨敷的罨法。如果认为这段话依据了古老的传说，那么，这里看不到针灸或相当于它的词语，就令人很感兴趣。顺便说一下，在《黄帝内经》中也有非常类似的文字：“上古圣人作汤液醪醴，为而不用，何也？”（《太素》卷十九《知古今》、《素问》卷四《汤液醪醴论》）。它是《黄帝内经》中反复出现的这种思想语境中的词语，即上古不用像样的技术就能治病。

在《扁鹊传》中，仅记述了一次具体的治疗行为。它是有关虢太子的病，即尸厥。顺便说一下，《素问》卷十八《缪刺论》（《太素》卷二十三《量缪刺》）中记载有尸厥的说明与治疗方法。

扁鹊在治疗虢太子时，首先针刺。

① 参阅本书第二章“四、《史记·扁鹊仓公列传》中的汤与火齐”。

> 扁鹊乃使弟子子阳厉针砥石，以取外三阳五会。

毫无疑问，“三阳五会”是孔穴名称。但是，迄今它有三种解释。第一种是多纪元简等人的观点。依据《针灸甲乙经》卷三记载有“百会，一名三阳五会”，他们认为这是头顶上的孔穴。第二种是唐代张守节的观点。他认为“三阳”指三阳脉，即太阳、少阳、阳明三条经脉，“五会”指上体的百会、胸会、听会、气会、臑会这五个孔穴。第三种是孙诒让的观点。在记载关于扁鹊的同一个逸闻的《韩诗外传》卷十与《说苑・辨物》中，写作“三阳五输”，孙诒让据此认为此指五脏之输。但无论哪一种观点，都存在各自的缺陷。

如果将“三阳五会”看成百会的古名，则第一种观点成立。但是，在《黄帝内经》中，尸厥的治疗仅用了手足上的六个孔穴。这仅仅是流派的不同吗？关于第二种观点，三阳与五会的关系不清楚，而且，“五会”这种用语也不见于《黄帝内经》中。再有，就第一种观点指出的缺陷，也适用于这里。第三种观点所说的“五输”，根据《黄帝内经》，是就五脏六腑经脉的每一条，都指定被称为井、荥、输、经、合的五个主要孔穴，并称之为“五输”。这里则是三阳脉的五输。问题是，“五会”与“五输”是否相同？不论是《韩诗外传》还是《说苑》，都对《史记》中的文章改动颇多。它们将意义不明的“五会”这一概念改换成五输的可能性是很大的。

不管“三阳五会”相当于《黄帝内经》中的什么概念，《扁鹊传》中的尸厥记述，显示其整体上接近《黄帝内经》的时代。

正如马王堆汉墓出土的两种十一脉灸经（《阴阳十一脉灸经》《足臂十一脉灸经》）表明的那样，三阴三阳脉的概念在它们被执笔的时候，正在逐步形成。至于孔穴的观念是否存在，即便认为其存在，那么，有多少孔穴被发现并进而被命名，也是不清楚的。包括《五十二病方》在内，也没有确凿的证据。何况在扁鹊时代三阴三阳脉和孔穴等概念已经存在这种事，就更难设想了。《扁鹊传》中的医学知识，应看成是司马迁时代的或接近其时代的。

在《扁鹊传》中，还有一段触及针石的文字。

扁鹊曰：疾之居腠理也，汤熨之所及也。在血脉，针石之所及也。其在肠胃，酒醪之所及也。其在骨髓，虽司命无奈之何。

疾病，随着从体表向内部的进展而加重，这种在《黄帝内经》中作为基本原理而得到确立的重要观念，在这里被清楚地予以表达。从《韩非子》中引用这一节时，司马迁对三处说法进行了改动。第一处，将“司命之所属”改成了“虽司命”。这是凸显了他们生死观或命运观分歧的改变：韩非将生死看成司命神的意志，而司马迁则在超越它的地方看到了更大的力量。第二处，将“肌肤”改成“血脉”。即便都使用了“针石”这个词，在从肌肤到血脉的这种改变的背后，也能看出从砭石向针发展的技术革新。这不会是过度的解读。第三处，将“火齐”改成“酒醪”。这点在此不作触及。不管怎样，从韩非到司马迁，时隔一个半世纪的岁月。其间医学的发展，在他们的表达中理应不会不落下一些阴翳。

顺便在此介绍一下，比《史记》略早的《淮南子·泰族训》留传下来的另一个扁鹊形象。

所以贵扁鹊者，非贵其随病而调药，贵其擪（按压）息脉血，知病之所从生也。

作为诊断高手的这个扁鹊形象，直接与淳于意的形象重叠。

仓公淳于意从老师那里接受的，并自认为最拿手的，是以脉诊为中心的诊断法。这种诊断法，如果与马王堆汉墓出土的《足臂十一脉灸经》《阴阳脉死候》等的记述进行比较，那么，就能看到它无可匹敌的飞跃性发展。淳于意说，从老师那里他领授了《黄帝扁鹊之脉书》或者《脉书上下经》及其他诊断法的书，并在医案中屡屡引用《脉法》《诊法》等。最初的书名表明敬仰黄帝和扁鹊为脉诊法开山鼻祖的人们已经出现。但是，不仅仅如此。例如，他引用的“《脉法》曰：热病阴阳交者死”，看起来与《太素》卷二十五《热病说》(《素问》卷九《评热病论》) 中的“病名曰阴阳交，交者死”，以及三国魏王叔和《脉经》卷七《热病阴阳交并少阴厥逆阴阳竭尽生死证》中的“热病阴阳交者死”一致。并且，还有从《脉法》中引用的其他两条，也在《脉经》中得到了传承。这证明了其书与后来脉书的连续性，即使只是部分内容上的。淳于意使用的概念，与《黄帝内经》相同的有很多。同时，与《黄帝内经》相比，其医学性记载整体上是未成熟的。例如，正像下文论述的那样，孔穴名称尚未出现就是其一。

虽然这里不能深入探讨淳于意医案与《黄帝内经》的关系，

但是，作为假说，这里先论述一下我的想法。淳于意医案处在马王堆汉墓出土医书与《黄帝内经》的中间，且现存《黄帝内经》的大部分文章，恐系淳于意时代之后执笔，或说取得现在的形态。这样说，并不意味着《黄帝内经》中不存在比淳于意时代更古老或同时代的文章。因为，在它收录的文章中，不全是成于一人一时的东西，也有不少是在漫长的岁月中，经过若干人之手才完成的。

淳于意对二十五个病例中的十五个进行了施治，使用的疗法有二十种。其中，在五个病例中并用了两种疗法。在这二十种疗法中，药物疗法占十四个，剩下的是针法两个、灸法两个，其他疗法两个。与后来属于针法学派的黄帝学派不同，淳于意应该说是以药物疗法为主体，兼用针灸及其他疗法的折中派。下面是他实施针法与灸法的记载。

1. 刺其足心各三所，案（按）之无出血。

2. 刺足阳明脉，左右各三所。

3. 灸其足厥阴之脉，左右各一所。

4. 灸其左大阳明脉。

4 所说的大阳明脉，根据多纪元简的研究，在《证类本草》中“大”作“手”，而在《医说》中无“明”字。因为这是龋齿的治疗，且在《太素》卷二十三《量缪刺》（《素问》卷十八《缪刺论》）中可以看到“齿龋，刺手阳明”，所以，应以《证类本草》为是。另外，1 是治疗热厥，即手足热、胸苦病症的疗法；2 是治疗厥，即头痛、身热、胸苦病症的疗法；3 是治疗气疝，即大小便不出病症的疗法。与用于化脓性疾病的砭石不同，针用于所谓的厥症，即气逆上引起的病症。这直接表明，砭法与针法不同，从砭法到针法的连续性只存在于极其有限的方面。

这里应该注意的，是指定三条[①]经脉和足心作为实施针灸的部位，但没有出现孔穴的名称。即使在指出其他医师错误的地方，这一点也没有变化。

5. 众医……，刺之。

6. 齐太医……，灸其足少阳脉口，……又灸其少阴脉。

7. 众医……，刺其足少阳脉。

8. 后闻，医灸之即笃。

孔穴名的不存在，显示孔穴的概念和体系等尚未发展成熟。虽说如此，但也并非孔穴或与之相当的东西未被认识，在治疗中未得到使用。就手、足这样的身体部位指定特定的脉名，恐怕意味着指定单个或多个适合刺灸的部位，即经验上确认有治疗效果的部位。暗示这一点的，是《素问》卷六《三部九候论》。

论述在头、手、足（三部）的各自三个部位（九候）把脉方法的这篇文章，属于黄帝学派后期作品。当时，已经知晓了许多特定的治疗点，并且某些点已经具有了孔穴名，而某些点则根据身体上的位置具体指示了其部位。与后世相比，针刺中泻血所占的比例相当高，这一点也不能忘记。在这些治疗点当中，既有后

① 译者注：原文作两条，疑有误，此处修正。

来被给予了名称的孔穴，也有没给予的。例如，“刺足内踝下然骨之前血脉（1）出血，刺足跗上动脉（2）不已，刺三毛上各一痏（3）见血立已”（《素问》卷十八《缪刺论》、《太素》卷二十三《量缪刺》）。在这里，（1）为足少阳脉的络脉；（2）据王冰注，为位于足甲上的足阳明脉冲阳穴；（3）据王冰注，为位于足大拇趾外侧的足厥阴脉大敦穴。但据杨上善注，则不是孔穴，而是厥阴脉的络脉。顺便说一下，这里所说的血脉也被称作血络，是进行泻血（刺络）的络脉，而动脉指脉搏动的部位。请注意，在这里脉均意指血管。在什么样的症状或疾病时要刺灸哪个治疗点，这种治疗点与疾病的对应关系，当然也被发现了。尽管有孔穴和动脉这样的知识积累，但在《三部九候论》中，无论针刺和脉诊是否不同，就头部来说，指定了额头、两颊、耳前动脉。而就手、足两部来说，却没有指示具体的诊脉部位，只是记载各自的一个脉名。三部九候脉法是有着非常古老起源的脉法，它与出土医书和《史记·仓公传》有着相同的记载方式。关于这种脉名意味着什么，王冰与杨上善两位注释家的意见是一致的，就是指各自的动脉。王冰对八个部位各给出一个孔穴，而杨上善则对两个部位各给出一个孔穴，对四个部位各给出若干个孔穴（《太素》卷十四）。

对于理解《仓公传》的记述，具有启发性的大概是杨上善的注解。就治疗点来说也同样，如果提到某身体部位的脉，那么它应意味着单个或若干个特定部位。可以推测，对应各种病症的有效治疗点，沿着脉被次第发现和固定下来后，就被用于专门的治疗。但是，距离孔穴概念与体系的确立，从淳于意时代开始，还有很长一段时间。

引起我很大兴趣的表述，是淳于意论述治疗原则的部分。

9. 形弊者，不当关灸、镵石，及饮毒药也。

10. 论曰：阳疾处内，阴形应外者，不加悍药及镵石。

11. 法不当砭灸，砭灸至气逐。

11 是提及 8 时的言论。除此之外，在他传授给弟子的课程中，还讲道：

12. 以宜镵石，定砭灸处，岁余。

关于 9 的关灸，因为在《太素》卷二十二《五刺》（《灵枢》卷二《官针》）中，作为五种刺法之一出现有“关刺”一词，所以它恐怕是一种施灸方法。虽然这里使用了“镵石”“砭灸”这类词，但是，淳于意诊断患者为化脓性疽病后就放手不管了，连进行简单手术的迹象也没有。不如说他不擅长手术。如果是这样，那么镵石和砭在这里必须认为指的是针。不是在对具体治疗行为的记述中，而是在叙述抽象原则的部分里，出现这类古老的用语，这很好地说明了针法从砭法那里继承了什么。同时，直接把砭石转用成意指针的词语，暗示了它是刺的器具。另外，不容看漏掉的是，在《黄帝内经》中已经消失的“砭灸”这一用语，在这里仍然有生命力。它无疑传达了有砭法与灸法而无针法的时代的记忆。

五、出土医书与出土器物

在马王堆汉墓出土医书《足臂十一脉灸经》《阴阳十一脉灸经》《脉法》及《五十二病方》中，包含了与本书讨论主题相关的内容。正如已经论述的那样，《足臂十一脉灸经》《阴阳十一脉灸经》《脉法》和《黄帝内经》一样，是同属于所谓医经的书，且与《黄帝内经》中的数篇文章有很大的关系，具有可称为其祖型的因素。而《五十二病方》则是所谓的经方书，是以药物疗法为主的临床医学书，并且在这种意义上，与淳于意的医案有关联。虽说如此，淳于意医学的特色是诊断法，尤其是脉诊法，它构成了两种十一脉灸经与《脉法》等主题的一部分。我们首先从《五十二病方》开始讨论。

砭石仅一次被用在癞，即腹股沟疝的治疗上。（以下引用中的假借、异体字一律改为通用字）

先上卵，引下其皮，以砭穿其脽旁。

“卵”，指睾丸。“脽”，我解释为，是指称阴囊垂下部分的用语。在这里，“砭”是刺破皮肤，在那里开小孔的器具。在给那个伤口涂抹汁与膏，并浇上浓酒之后，

又灸其痏。

“痏”，指伤口，即在伤口上直接施灸。这样处理之后，

灸其太阴、太阳□□。

在《五十二病方》中，只有此处点明为脉上施灸。

在癞病的疗法中，还有两例使用到灸。此外，在人病马不痫中也记载了一例灸法。(□表示缺字，▨表示字数不明的缺字)

癞□灸▨左胻▨。

取枲垢，以艾裹，以灸癞者中颠，令烂而已。

灸左足中指。

“胻”，指膝下周围一带。“枲垢”，指麻屑。“中颠”，指头顶。如果从孔穴上来讲，则相当于《针灸甲乙经》中的百会，别名“三阳五会”。

在患部直接施灸的方法，被用于牡痔与疣。对根部小而头端大的牡痔，

□之，疾灸热，把其本小者而盭绝之。

“盭绝”，是扯掉的意思。单纯说“灸”的场合恐怕是使用艾。但是，疣的情形则不同。

取敝蒲席若藉之蒻，绳之，即燔其末，以灸疣末。热，即拔疣去之。

“席”，即席子。“藉”，指垫子。“蒻”，指嫩蒲。将旧席子或垫子的嫩蒲叶揉成条，在其末端点上火，然后在疣头上施灸。这是唯一不用艾的例子。

虽然不是灸，但在朐痒这种痔里，使用了艾的熏蒸法。据有关其症状的记载，肛门旁生有小洞，并且，时常有小虫子从这里爬出来，火辣辣的痛。按照盆的大小在地面上挖一个坑，使其干

燥。然后在里面先放置艾两份，再在其上放置柳茸一份，点火燃烧。将底部开有孔的盆倒扣在坑上，并让患者坐在这上面，熏蒸患部。这种艾的用法请大家记住。

在大的牡痔的切除中，使用刀。先用小角将患部吸出，

系以小绳，剖以刀。

在牝痔（肛门周围脓痈）的巢（肿物）阻塞肠子的时候，用竹管插入膀胱里，并塞入肠子内吹胀，将患部引出，

徐以刀劙去其巢。

“劙”，指切割。另外，在治疗牝痔时，

先劙之。

不用说，这里大概是使用刀。然后，

燔小椭石，淬醯中，以熨。

小椭石，即小的椭圆形的石头。醯，即醋。淬，即淬火。同刀的淬火一样，将石头烧热后立即浸入醋中。这是罨法的一种。在朐痒的疗法中，能看到将燔烧的石头放入水中煮粥的例子。

《五十二病方》中与砭法和灸法相关的记载，就是以上这些。这里应该注意的是以下几点：第一，不见针法的记述。这支持了我关于战国时期针法仍未出现的设想。第二，将用于刺破开孔的砭，清楚地区别于切除手术用的刀和罨法用的石，并用不同的词语记述。这与《黄帝内经》中的砭石与石的用例一致，并证明了

我的分析的合理性。顺便说一下，在《黄帝内经》中，没有出现作为手术用具的刀。第三，孔穴的名称没有出现。不过，有一例指示了应施灸的脉，有三例指示了特定的部位。这与《史记·仓公传》的记载方式相同。第四，有两例记载在患部直接施灸（痔与疣），一例在用砭刺开的伤口上施灸（癞）。它们是在已经探讨过的文献中没有看到的用法。特别是后者，在伤口施灸后，又在两条或三条脉上施灸，这是非常独特的。第五，艾不仅用于灸，也用于熏蒸。这种用法在探讨过的文献中也没有看到。第六，灸、砭、刀、石这些外治法得到使用的场合，限于癞、痔、疣这三种疾病。但是，砭、刀、石在治疗痈疽这样的化脓性疾病中反而没有被使用。不过，对这些技术来说，它不是本质性的。可以认为，仅仅是《五十二病方》的作者不擅长化脓性疾病的手术。

马王堆汉墓出土医书《脉法》，缺字近一半。但是，幸亏张家山汉墓出土的《脉书》收录了它，缺字大都得到了填补[①]。《脉法》指出了灸法与砭法的原则。在提出治疗疾病时要"取有余而益不足"，这种后来成为《黄帝内经》治疗根本原则的命题之后，云：

故气上而不下，则视有过之脉，当环而灸之。病甚，阳上于环二寸益为一灸。

---

① 江陵张家山汉简整理小组：《江陵张家山汉简〈脉书〉释文》，刊载于《文物》1989年9月第7期，第72–74页。另外，在马王堆汉墓出土医书的研究与校释中，还有马继兴的《马王堆古医书考释》（湖南科学技术出版社，1992年），也将张家山医书提出来，研究其与马王堆汉墓出土医书的关系。

虽然不清楚“环”指什么部位，但是很难考虑成孔穴。这段文字论述了气逆上而不下的所谓厥证的治疗原则。我在前面讨论《史记·仓公传》时指出，淳于意对厥症使用了针法。这绝非偶然的对应。在这里，应暗含了从灸法到针法的医疗技术转换。

砭法的原则如下：

气出䐐与肘之脉而砭之。用砭启脉者必如式。痈肿有脓，则称其大小而为之砭。砭有四害。脓深而砭浅，谓之不及，一害。脓浅而砭深，谓之太过，二害。脓大而砭小，谓之澰（敛，浸渍），澰者恶不毕，三害。脓小而砭大，谓之泛[①]，泛者伤良肉也，四害。

“䐐”，指膝后侧的凹处。这里出现两个原则，其一是泻血。大概是先在肘与䐐的搏动部位诊脉，“启脉”时用砭。要切开的脉，大概就是后来被称作络脉的东西。但是，很遗憾，切开的方法没有被记载下来。在这里与脉诊结合而被用于泻血的砭石，也用于剔除脓痈。以四害的形式论述内容，是它的原则。当泻血和手术用的砭变成了针灸用的针时，黄帝学派以下述这样的形式继承了这个原则。《太素》卷二十二《九针所主》（《灵枢》卷二《官针》）曰：

九针之要，官针最妙。九针之宜，各有所为。长短大小，各有所施。不得其用，病不能移。病浅针深，内伤良肉，皮肤为痈。病深针浅，病气不泻，反为大脓。病小针大，气泻大疾，必

① 译者注：原书作“砭”，据张家山汉简《脉书》改为“泛”。

为后害。病大针小，大气不泻，亦复为败。

这短短的一节生动地证明了，通过将“脓”置换为“病”，将“砭”置换成“针”，砭石的操作原则直接转化成了九针的操作原则。

那么，脉的概念是在哪个领域形成的呢？其答案就在两种十一脉灸经中。两种十一脉灸经的叙述形式相似，但也小有差异。《足臂十一脉灸经》（以下简称《足臂经》）中，在记述脉的名称、脉的径路，列举“其病”后，如果是文首的足太阳脉，那么就以“诸病此物者，皆灸泰（太）阳脉”结尾。《阴阳十一脉灸经》（以下简称《阴阳经》）同样在记述脉的名称、脉的径路后，如果是文首的足钜（太）阳脉，则叙述症候与主治，即“是动则病，病肿、头痛……，腰似折，……此为踝厥，是钜阳脉主治”，再作为“其所产（生）病”而列举出病名，最后用疾病的数目“为十二病”结尾。虽然这些记述仍很简单，但是，正如后面指出的那样，它们构成了《黄帝内经·经脉》的祖型。①

我们首先来看脉的名称与排序。太阳在《足臂经》中作“泰阳”，在《阴阳经》中作“钜阳”，与后世的用字稍有差异，在这里用后世的名称叙述。《足臂经》和《阴阳经》中，都记载足三阴（太阴、少阴、厥阴）三阳（太阳、少阳、阳明）脉与手二阴（太阴、少阴）三阳脉这十一条脉。手厥阴脉是在《黄帝内经》中才出现的。令人瞩目的是，在《阴阳经》中，相当于后世手太阳、

① 参阅本书第五章“二、作为祖型的马王堆汉墓出土医书”。

少阳、阳明的脉，分别被称为肩脉、耳脉和齿脉。关于脉的排序,《足臂经》是先足三阳脉、三阴脉，接着是手二阴脉、三阳脉；而《阴阳经》是先足三阳脉，接着是肩脉、耳脉、齿脉，最后是足三阴脉、手二阴脉。

两种十一脉灸经表达的第一个最重要观念，是复数条脉在体内走行，每条脉各自都有不同的复数种疾病，或者说这些疾病由各自的脉支配。当这种脉动的时候，即从正常状态变为紊乱的时候，则出现一群症候，产生各种疾病。不用说，脉的紊乱可通过脉诊来判断。从这里又产生了第二个观念，即为了治疗某种疾病，只要将这种疾病所属的脉的状态回复正常就行。正是这种对应关系，才是构成中国临床医学体系根干的思想。并且，在两种十一脉灸经中，它作为治疗技术的内涵得到了阐明。

后来脉本身被认为联属于脏腑，其观念的萌芽在《阴阳经》中已经出现。虽然当时只不过是一个例外，但足太阴脉已被规定为“是胃脉也”，即后世的脾脉。如果疾病归属于脉，脉又归属于脏腑，那么，其结论就是显而易见的。淳于意引用的《脉法》就说“病主在心”“病主在肾”。淳于意长于脉诊的事，前面已有论述。而在《足臂经》中，则给出了一个通过脉来判断不治之症的基准。

顺便说一下，这里所谓的脉，在《黄帝内经》中也被称为经脉。在那种场合下，它被用在两个意思上：一个是指血液循环的通路，即血管，诊脉在其特定部位上进行；另一个是指连接治疗点的路径。用同一个词表达的这两种脉存在什么样的关系，留待后面讨论。这里所谓的脉，是这两者分化以前的脉。

脉的发现，或说脉的这种思想的创立，对中国医学形成的历史来说，无疑是划时代的事件。两种十一脉灸经对其发现过程给出了暗示。在脉的记载中，足脉一方非常详细，而手脉则很简单。在这一点上，《足臂经》与《阴阳经》都没有改变。但是，在脉的路径的记述方法中，能看到些许不同。在《足臂经》中，足脉都起于足而向上体循行，手脉也都起于手而进入胴体。《阴阳经》除足太阴脉外，五足脉、二手脉也同样如此。如果是这样，那么这意味着，所谓“足脉”就是起于足的脉，“手脉”就是起于手的脉。足太阴脉，是被定义为“胃脉”的脉。与此相应，其路径的记述是从胃开始的。“胃脉”这种定义，或说归属于胃这种想法的导入，无疑逆转了脉的记述方向。肩、耳、齿三脉的记述，也不能漏掉。肩脉，是从肩部开始记述的。这大概暗示“肩脉”“耳脉”“齿脉”本来也是意味着发于肩、耳、齿部的脉的用语。但是，耳、齿两脉被记述为起于手指。只有发于手指的脉方才适合称为手脉。恐怕在这里将肩、耳、齿三脉作为手阳脉而整合进基于三阴三阳说体系中的准备，已经开始了。肩脉[①]、耳脉、齿脉、足太阴脉（胃脉）接续得到记载，也让人感到绝非偶然。《阴阳经》尽管保留了肩脉、耳脉、齿脉这种恐怕是很古老的名称，但是，在立志迈向体系化这一点上，它已经超出《足臂经》，并且，整体记述的体裁也与《黄帝内经·经脉》

① 译者注：原文此处无“肩脉”，恐有遗漏，现据上下文意增补。

更加接近了。

这里只想说一点，就是有关经脉的“循环”。在后世的理论中，属于十二经脉的某条经脉的终点，是另一条经脉的始点。经脉连成一个整体，在那里进行血气的大循环。完成大循环径路的是《难经》[①]（图 1-5）。但是，在这个阶段循环的思想仍未形成，只是一段一段的脉在体内走行。在足脉和手脉，以及肩脉、耳脉和齿脉一类的，由脉的始发部位决定的命名中，也很好地呈现了这种想法。从事人体解剖学研究的伯高派产生了循环的观念。关于这一点，将在后文中论述（第七章第二部分后）。

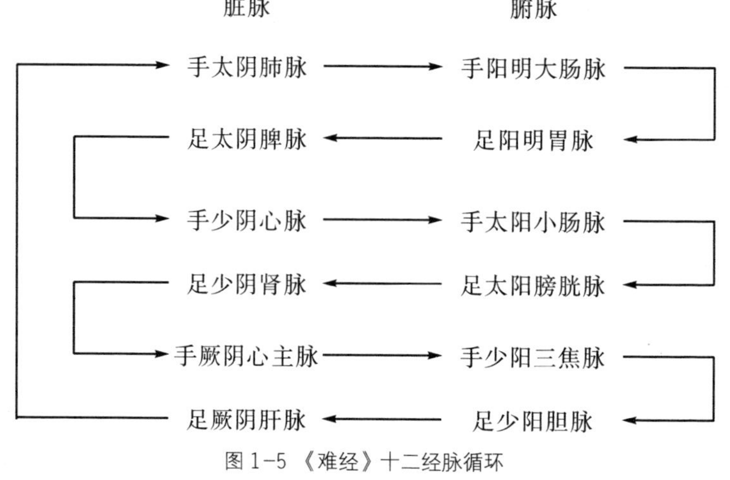

图 1-5 《难经》十二经脉循环

我在附录的文章[②]中，对《足臂经》足厥阴脉后附加的一段文字，以及对应它的《阴阳经》足三阴脉中的文字和《阴阳脉死

① 参阅本书第七章“四、生理学和五行、天文思想”。另外，参阅山田慶兒『中国医学はいかにつくられたか』，第 137–140 頁。

② 指本章附录的《阴阳脉死候》。

候》，进行了比较分析，并做出这样的论断。第一，从记述的详略上来看，大概最初发现足脉。在它与疾病的关系得到充分究明后，受到启发，才发现手二阴脉与肩脉、耳脉、齿脉。第二，与手脉相比，足脉一方更受重视。第三，足的阴脉是与预后死亡有关的死脉。相反，阳脉被看作是生脉。这里做更进一步推论，将发现十一脉并确立其概念的顺序，设想如下：

足三阴脉→足三阳脉→手二阴脉→肩脉、耳脉、齿脉→手三阳脉

进入西汉后，又增加了手厥阴脉。由此，手足三阴三阳的十二经脉概念完成。虽说如此，从三阴三阳说的立场出发，为追求体系上的无矛盾性而构想出来的这个手厥阴脉，在经脉理论中，直到最后都被定位为具备各种例外的脉。

大概会有各式各样的疗法使脉动回复到正常状态。例如，像后来淳于意实施的那样，用药物来治疗也是可能的。在两种十一脉灸经中，则采取给表现出乱象的脉本身直接施灸这种手法。这就是《足臂经》所说的灸其脉，《阴阳经》所说的其脉主治。毋庸赘述，这种手法也与《五十二病方》的记载一致。孔穴的记载则没有。

关于脉是如何被发现的，过去一直认为差不多是自明的事情。首先，作为治疗点的孔穴在经验中逐渐被发现，并通过关联痛及其他生理现象，使同类孔穴得到关联，最终作为脉而被把握。但是，出土医书证明，它完全是反过来的。首先脉被发现，后来沿着脉或在偏离脉的部位，孔穴的所在才得到了确认。《史

记·仓公传》的医案旁证了这一点。

两种十一脉灸经明确了三个决定性事实。第一，是在灸法领域发现脉，并创建脉的病理学与诊断学。第二，脉先于孔穴得到发现。第三，用灸法对脉实施治疗。另外，据《五十二病方》和《脉法》，明确了第四个事实，即在脉之外也存在施灸的部位。这就应该是针法从灸法继承的财产目录。

与迄今为止拿出来讨论的医经、经方书的性质稍稍不同，在属于房中的书中，有一篇《天下至道谈》。房中术也是构成古代医学的重要领域。在该文献中，有一处言及了灸法。它出现展开论述“七损八益”的部分。为了恢复衰弱的体力，

饮药约（灼）灸，以致其气，服司（食？）以辅其外。

这里值得注意的是，第一，灸与饮药一同作为补气法而得到把握。第二，这里也是只有灸法而无针法。补气法也是针法理应继承的财产之一。

最后，还有一个必须讨论的出土文物，是砭石与针。此前被推定为砭石的东西绝不止两三件[①]。但是，并不只是说它们全都缺乏决定性的旁证。我所究明的石、砭石与刀的区别，在过去根本没有被区分开来。在砭石的形状里，除有镵针型的东西外，或许也

① 参阅马继兴、周世荣《考古发掘中所见砭石的初步探讨》（《文物》，1978年11月）；王雪苔《针灸史的新证据——近年出土的针灸文物》（载于中医研究院编《针灸研究进展》，人民卫生出版社，1981）。马继兴、周世荣将砭石分类如下：（1）用于熨法的砭石，（2）用于按摩的砭石，（3）用于切割痈脓刺泄瘀血的砭石，（4）用于叩击体表的砭石。但是，被称作“砭石”的只有（3）。另外，请参阅桜井謙介「新出土医薬関係文物について」（载于山田慶兒編『新発現中国科学史資料の研究　論考編』，京都大学人文科学研究所，1985，第347-368頁）。

有铍针型的东西。有必要一边考虑这些因素，一边重新探讨出土遗物。我期待中国研究者的这项工作。

被确认为针法用针的汉代唯一的遗物，是从河北省满城县（现为河北保定市满城区）中山靖王刘胜墓中，与刻有“医工”铭文的铜盆及其他医疗器具一同出土的金、银制的针[①]。金针有四枚。如果用《黄帝内经》中记载的九针来说，那么，被认为相当于毫针的有两枚，被认为是鍉针与锋针的各一枚（图 1-6、图 1-7、表 1-1）。银针有五枚，全为断片，但是，有一枚被推定为可能是九针中的圆针（图 1-8）。刘胜生活的时代与司马迁的有很大的重合，而针法应该已经进入了一个值得关注的发展期，金银针是其辉煌的象征。顺便说一下，一般被使用的针法用针，恐怕与后世的相同，是钢制的。很遗憾，在《后汉书》卷八十一《戴就传》中，用于拷问的大针是否就是九针之一的大针，尚不清楚。

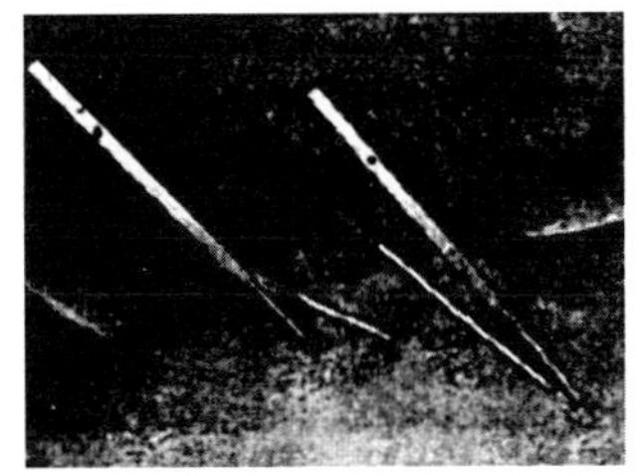
图 1-6　刘胜墓出土的金针[②]

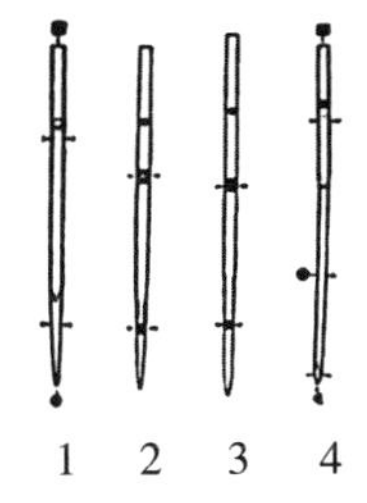

图 1-7　刘胜墓出土的金针[③]

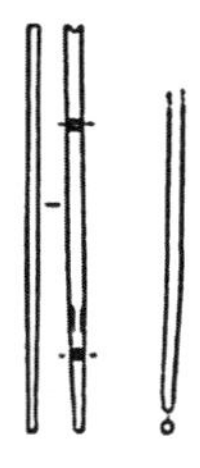
图 1-8　刘胜墓出土的银针[④]

① 参阅中国社会科学院考古研究所、河北省文物管理处编《满城汉墓发掘报告》（上）（文物出版社，1980 年）第 116-119 页，（下）彩版一四、图版七五、七六；钟依研《西汉刘胜墓出土的医疗器具》（《考古》1972 年 3 月）。

② 引自中国社会科学院考古研究所，河北省文物管理处编《满城汉墓发掘报告　下》，文物出版社 1980 年版彩版 14。

③ 同②版图 78。

④ 同②版图 81-3、81-4。

表 1-1 金针的大小 单位：厘米

图的编号	总长度	柄的长度	宽度	针身的长度
1、2（毫针？）	6.6	4.9	0.2	1.7
3（鍉针？）	6.9	4.6	0.2	2.3
4（锋针）	6.55	2.65	0.2	3.9

六、砭法、针法与灸法

在《韩非子》中才出现，并被《史记》引用的扁鹊的言辞，到东汉初期严遵的《道德指归论》卷五《为无为》中，变形成了下面这样。

大难之将生也，犹风邪之中人。未然之时，慎之不来。在于皮毛，汤熨去之。入于分理，微针取之。在于脏腑，百药除之。入于骨髓，天地不能忧而造化不能治。

从作为砭石别名的针石，到多半意指针的针石，再到如其字面意义的微针，这种从战国末期开始，经西汉中期到东汉初期的该用语和意义的变化，确凿地、无可置疑地反映了在不到三个世纪的时间内所发生的医疗技术革新的过程与获得的成果。

但是，针法并不是全盘继承砭法的技术。尽管早期针法学派想要制作九针来继承它，但是，除去像轻微泻血这样的技术，砭法并没有全部被吸收进针法中。可以这样认为，外科技术仍然构成了独立的分科。有迹象表明，后期黄帝学派在某一时期，放弃切开痈疽这样的技术，退出了外科领域。例如，《太素》卷二十三《疽痈逆顺刺》（《灵枢》卷九《玉版》）说，如果痈疽化脓，则十死一生，故圣人治疗以避免化脓为良法。待化脓后再进行诊疗的是愚者。当说“以小治小者其功小，以大治大者多害。故其已成脓者，其唯砭石銉（铍）锋之所取也”的时候，其语气明显在于主张，针的技术本领是预防化脓于未然。而使用砭石、銉锋的手术是末技，不过是不得已而为之。就这样，针法除在治疗特殊疾病的场合实施少量放血外，迅速将自己限定为至今所流传的，在此才可以期待更大效果的，其基调带有强烈预防医学色彩的针法技术。这是顺其自然的发展。因为砭法与针法原本是异质的技术，除用尖的器具进行刺这一行为外，再无共同之处。在西汉中期满城汉墓发掘的金针中，虽然有泻血用的锋针，但是，未包含镵针与铍针。即便认为出土品只不过碰巧是这样，除去其有关九针的诸篇外，《黄帝内经》也几乎不谈关于用针的外科手术。由于砭法与针法的器具具有共同性，其连续性的一面一直被不当地强调了。

那么，灸法的情况如何呢？的确，黄帝学派只给了灸法一个辅助性手段的地位。但是，在战国时期非常普及以致产生了俚语，且其效果也得到了确认的治疗法，理应不会就这样简单地消失。即便黄帝学派认为其技术是辅助性的，但他们也在继续利用。不仅如此，一直锤炼其技法的灸法派医师，也不会轻易地屈服于针法派。身为针法派的黄帝学派，之所以留下了《黄帝内经》中收录的这么多的论文，一是因为建立理论基础与体系化技术这种针法自身的内在要求；二是因为作为技术上的革新者，必须在理论基础上超越历来的技术。正因为从灸法中全盘继承了其技术的基底，所以，针法派存在有意识地轻视灸法的迹象。

不管黄帝学派的主张如何，现实中灸法派的医师也很多。普通的医师大体像淳于意那样，可能是针、灸、药物都用的折中派。活跃于西汉昭帝（公元前86—公元前74年在位）至元帝（公元前48—公元前33年在位）时期的焦赣，在其《焦氏易林》卷三中曰：

针头刺手，百病瘳愈。

抑按扪灸，死人复起。

这似乎反映出，在那个时代的焦赣眼中，对针法与灸法的社会评价是完全相同的。

1972年甘肃省武威东汉墓出土的《武威汉代医简》，从内容来看大概是东汉初期的著作。在残存木简中，第十九简至第二十五简涉及针灸疗法。在记载治疗胃肠疾病的针法之后，接着出现有题为《黄帝治病神魂忌》的灸法禁忌。

武1：人生一岁，毋灸心，十日而死。人生二岁，毋灸腹，五日而死。人生三岁，毋灸背，廿日死。人生四岁，毋灸头，三日死。……九十至百岁者，与九岁同。年已过百岁者，不可灸刺。气脉一绝，灸刺者随针灸死矣。

与《黄帝内经》相反，在这里“灸刺”“针灸”主要指灸法。不仅如此，还用黄帝的名字称呼该禁忌。另外，在收录于东汉末、三国初出现的道教经典《太平经》卷五十《灸刺诀》中，灸法与刺法也被同等看待。

当然，也理应存在高举针法与脉诊法旗帜的、继承黄帝学派正统的流派。在《武威汉代医简》出现的1世纪或其后半叶，据《后汉书》卷八十二《方术列传》记载，有一位“乞食人间，见有疾者，时下针石”的号为“涪翁”的人物存在，并著有《针经》《诊脉法》流传后世。其医学经由程高，被和帝（89—105年在位）时的太医丞郭玉所继承。

又过了一百多年，从东汉末到魏，活跃着一位日后成为传说性存在的名医。他就是相传让患者饮用麻醉药麻沸散进行外科手术，剖腹摘出病巢，切断和缝合肠子的华佗。[①]在西晋陈寿（233—297年）的《三国志·魏书》卷二十九《方技传》中，记载有他的十六例诊疗记录。其中，五例诊察后仅给予了提醒，一例用心理疗法，一例用温汤温暖患部的疗法，六例用药物疗法，一例并用药物疗法与针法，一例用针法，最后一例进行了开腹手术。尽管在开头讲完“精方药”之后，接着说“若当灸，不过一两处，每处不过七八壮”，“若当针，亦不过一两处”，后又强调是外科手术的高手，但是可以看出，华佗的本领与其说是外治法，还不如说是在内治法。刘宋裴松之（372—451年）的注所引用华佗别传的逸闻，显示出稍稍不同的倾向。在记述上也有尽力描绘其行为不同寻常与超人形象的趣味，让人联想到传说已经开始形成。在记载的五个病例中，华佗一例用灸法，一例用药物疗法，一例用冷水浴和暖的病床促其发汗的疗法。如果将该传与别传的记载合在一起，那么，不论是针还是灸，华佗也全都使用了。

---

① 详细情况，参阅山田慶兒「名医の末期」（出自『夜鳴く鳥——医学·呪術·伝説』，岩波書店，1990，第246-283頁）。

留下宝贵证言的，是剩余的两例。一例并用了泻血与药物疗法，另一例并用了切开手术与药物疗法。在前者中“佗令弟子数人以铍刀决脉”，在后者中“以刀断之，刮出恶肉”。铍刀这种说法，与《吴都赋》李善注的“铍，两刃小刀”这句话意思重合。虽说是铍，但并不是九针之一。它是手术刀。在需要数个人做的，手术的大泻血中，使用了这个铍刀。“恶肉”，大概是指肿疡，它需要用刀剔出。从这些逸闻中可以看出，手术专用刀的存在，进而还有使用它的技术与专门家的存在。从砭法发展来的外科技术与针法分开，形成了一个独立的分科的佐证，在这里被发现了。

说到专门家，则有《华佗传》后面记载的他的两位弟子。一位是“依准佗治”，大都让患者痊愈了的吴普。虽然《华佗传》中不见记载，但因为他作为《吴普本草》的著者而广为人知，所以，大概他很擅长药物疗法。与继承内治法的吴普不同，继承外治法的是“针术”名手樊阿。从华佗这种万能医师手下培养出了不同领域的专家，我对此很感兴趣。医学确实行进在专门化的道路上了。

不用说，专门化的倾向很早就已经出现了。传说扁鹊适应各地的风俗，将专业改成了带下医（妇女病）、耳目痹医（老年病）、小儿医。而在《周官》中，据说医师手下设置有食医、疾医、疡医、兽医四科的专门医。但是，进入东汉时期大概才有特别长足进步的专门化。与此不同，它是受到针法刺激的，伴随着医疗理论与技术的高水平化的专门化。例如，东汉末张仲景的《伤寒杂病论》（现存文本为《伤寒论》+《金匮要略》）所象征的汤液派的出现，即是如此[①]。他们根据三阴三阳六经脉病的脉证，创建以汤液为主体的疗法体系。这是将灸法创造并由针法培育出来的，属于经脉病的这种观念，从针灸疗法中提取出来，适用于药物疗法中，而其方向已经在西汉淳于意的诊疗中能看到萌芽了。

在针灸疗法领域中形成的理论，到东汉末成为覆盖中国医学所有领域的基础理论。在这种背景下，包括高举针法旗帜的黄帝学派在内的扁鹊、白氏等西汉诸学派，开始解体了。西晋皇甫谧根据社会要求，将理应占有的地位也给予了灸法，撰著了谋求与针法统一的《黄帝针灸甲乙经》。虽然他一直意图再编《黄帝内经》，但是，已经没有学派意识。三国魏王叔和汇集了自《素问》《针经》（《灵枢》从前的文本）到扁鹊、张仲景、华佗著作中的“要诀”，著成了《脉经》。该书包含了《伤寒杂病论》现存最古老的文本。《脉经》从脉的理论和方法这种立场出发，对针灸疗法与药物疗法，或说外治法与内治法进行了综合。

七、针灸起源的假说命题群

战国时期已经存在灸法，但尚未出现针法。在这种工作假说下，我不断推进分析。结果是，与针灸疗法的起源极其古老，这种被迄今大多数研究者认为是自明之理的通说相反，抵触该工作假说的资料，一个也得不到确认。不仅如此，嵌入各种资料中的

① 参阅本书第二章“六、汤液流派与《伤寒杂病论》”。

错综复杂的事实，像散落的孔穴一样，开始具有脉络。我想在此重新将其作为基本的假说，加以命题化。不用说，在发现新资料，提出决定性反证的时候，我会很高兴地撤回关于该事实的假说。

命题1　灸法的发明虽然至少可以追溯到战国初期，但是，针法出现年代的上限，至多为战国末期。

历史研究中假说的重要性，不仅在于它如何说明事实，而且，也关系到激发历史学家的想象力，让他们描绘出更具体的历史图景。我想将迄今为止讨论并确认过的事实，作为补充该基本假说的假说群进行命题化，进而提出若干辅助性假说，并对针灸疗法的形成与展开的过程，进行简短而具体的展望。通过命题化，各假说的独立性与假说间的关系将变得明朗。

按照《黄帝内经》的说法，中国古代医学的治疗法分为内治与外治两种技术。与以药物疗法为主的前者不同，作为后者的代表，在先秦时期有砭法与灸法。首先，我们来讨论砭法的起源。

通过将脓排出体外来治疗化脓性疾病的技术，应该在很古老的时代就存在了。但是，被称作砭石的、也被用于泻血的专用手术器具，以文献能够确证为限，是到战国时期才开始出现的。

命题2　砭石大概是具有特定形状的、两刃的、用于刺入的器具，而其用途限于排脓与泻血。这里所谓特定的形状，是指从日后的九针之一的镵针或铍针中推测出来的形状。

推论2-1　使用的砭石大小与刺入的方式，根据化脓部位的大小、深浅来决定，这是砭法的原则。在常常被与砭石混淆的外治器具里，有刀与石。

推论 2-2　刀用于切开、切除和剔出患部，而石用于罨法。

刀，是单刃的手术器具。石，是适合于患部热敷或冷敷的、恐怕是块状的、稍稍平整的、具有光滑表面的东西。关于砭石和石，从《黄帝内经》正确地记述了其用法这一点来看，它们在汉代仍被使用着。

就砭法的起源来说，比较容易考证。与之不同，灸法的起源提出了一个较难解决的问题。即使认为在脉上施灸这种做法的产生时代较晚，但是，灸的原初形态的起源，或许是极其古老的。具有暗示性的，是在《五十二病方》中发现的灸的施法与艾的用法。在这里能发现与后世不同的四个特征性做法。第一，是使用艾以外的植物。一例用席子、垫子的蒲叶置于疣部施灸，另一例则用艾包着麻屑置于头顶施灸。后者大概是仅仅提高灸的效果的单纯技法上的处理，而前者则暗示了一种灸的起源，即不用艾的灸存在过。它很可能与第二个特征性做法密切相关，即患部直接烧去。在直接烧去的例子中，除疣外还有牡痔，而在这种场合下一般使用艾做烧灼。它们都是烧灼皮肤的突起后拔去的技法，这构成了外科技术的一部分。我们称之为直接烧去型灸。如果将在脉、足趾和中颠等处实施的灸称为热效应型灸，那么，它们在原理上则不同。我认为，直接烧去型灸即使使用了艾作为材料，也与热效应型灸在原理上没有联系。

在身体的特定部位，通过给予艾绒的热效应来进行治疗，这种构想是从哪里产生的呢？关于灸法起源的这第一个问题，我的思考尚不十分成熟，但是，作为工作假说，我冒昧地写下我的想法。对我来说富于启发的，是在《五十二病方》中有特征性的第三个与第四个做法。第三个做法是穿口施灸。其操作程序稍稍复杂而又十分奇妙：用砭石在腹股沟疝患者的阴囊上开孔，并抹上汁和膏，浇上浓酒，然后在其伤口上施灸。第四个做法是熏蒸患部，通过将艾与柳茸一块燃烧来熏痔。

艾绒，不用说是用艾叶做成的。据《荆楚岁时记》记载：

> 五月五日，……采艾以为人，悬门户上，以禳毒气。

人，即人偶。该地很早就有身上佩带艾人驱魔的习俗，在《楚辞·离骚》中出现的：

> 户服艾以盈要兮。

就是这个习惯。据陈章《艾人赋》（《文苑英华》卷一百四十九），艾人的姿态是：

> 盈腰虽贱于楚客，奋臂若威乎厉鬼。

艾也曾用于烟熏。《吕氏春秋·仲春纪·贵生》所讲的下面这则故事，也被引用在《庄子·让王》和《淮南子·原道训》中。

> 越人三世杀其君。王子搜患之，逃乎丹穴。越国无君，求王子搜而不得。从之丹穴，王子搜不肯出。越人熏之以艾，乘之以王舆。

据陈奇猷的观点[①]：

熏之以艾，所以去不祥也。中原各国用萑苇，而楚、越用艾耳。

关于萑苇，在《风俗通义》卷八《祀典·桃梗苇茭画虎》所引《吕氏春秋》中记载有：

汤始得伊尹，祓之于庙，熏以萑苇。

与王子搜的情况相同，还是在戴前通过熏来祓除不祥。由此可见，在楚越地区，人们信仰艾具有驱厉鬼、禳毒气的力量。

在与艾同属艾草属的香草中，有萧。根据《说文解字》："萧，艾蒿也。"《诗经·王风·采葛》歌咏对采摘野草少女的思念之情。

彼采葛兮，一日不见，如三月兮。

彼采萧兮，一日不见，如三秋兮。

彼采艾兮，一日不见，如三岁兮。

毛传解释说："葛所以为絺绤""萧所以共祭祀""艾所以疗疾"。絺绤，是用葛织成的布，但是，其根也是食材。萧，在祭祀时上供，用作招引天神的香气。《诗经·大雅·生民之什·生民》曰"取萧祭脂"，毛传解释说"取萧合黍稷，臭达墙屋"。据《礼记·郊特牲》云：

周人尚臭。……萧（同"萧"）合黍稷，臭阳达于墙屋。故既

① 陈奇猷校释：《吕氏春秋校释 1》，学林出版社，1984，第 78 页，注 18。

奠，然后焫萧合膻芗。

奠，是上供酒食祭祀的意思。郑玄注曰："萧，芗蒿也，染以脂，含黍稷烧之。"在《诗经·王风·采葛》中，虽然没有描写季节，但是，存在从春季到初夏采草药的习惯。《初学记》卷四中的五月五日引《夏小正》曰："此月蓄药，以蠲除毒气。"东汉崔寔《四民月令》三月三日中载："是日以及上除，可采艾。"上除，指上巳，三月上旬的巳日。在这种场合下，艾一开始理应不是单纯的药草。同为艾类的箫与艾，一方招引天神，另一方被当作禳除厉鬼的香草。这里虽然产生了两种植物之间作用的分化，但是，原来的功能也应是一样的。换句话说，招神大概直接就意味着禳鬼。

这里我们再回到《五十二病方》中两个艾的使用方法上。与艾一同被用于熏蒸的柳茸，是柳树的老木上生长的蕈菌，属于"五木耳"，即五种木头上生长的木耳中的一种。《神农本草经》（《政和本草》卷十三）记载："五木耳，名檽。益气不饥，轻身强志。"总之，它被用于神仙养生术中。但是，陶弘景（456—536年）批评说"不可轻信"，并断言"软湿者，人采以作菹。皆无复药用。"（《政和本草》卷十三《木部中品》）"菹"，即渍物。据唐《新修本草》："楮耳人常食，槐耳用疗痔，榆柳桑耳，此为五耳。软者并堪啖。"槐耳，的确在当时用于痔的治疗。《外台秘要》卷二十六《五痔方》引文仲疗肠痔方云："以槐木上耳捣末，饮服方寸匕，日三。"但是，这不是柳茸，而是内服的药物。恐怕正如陶弘景所说的那样，药效是不被承认的。如果是这样，那么，《神农本草经》的记载反而有用起来。大概古人信奉，在茸里有给人以生命力的咒术性力量。将它与禳除厉鬼的艾一道来熏，恐怕就是这个原因。

这种熏蒸法被应用于直肠旁有小孔，并时常有小虫爬出来的痔上。在《千金要方》卷二十三《五痔》中，也能看到对同样症状的痔，仍使用熏蒸的后世治疗法。其治五痔方云："猬皮、熏黄、熟艾。右三味，穿地作孔调和，取便熏之，口中熏黄烟气出为佳。""猬"，即刺猬。"熏黄"，是雄黄的别名。据《政和本草》卷四《雄黄》引《新修本草》曰："恶者名熏黄，用熏疮疥，故名之。别无熏黄也。"雄黄是解毒、杀虫剂，其效果明显依存于"熏黄烟气"。但是，在熏蒸法中，人们期待于艾的效果，完全是它的另外的作用。

用极其戏剧性的形式显示其作用的，是在腹股沟疝的患者阴囊上施灸的做法。该方法在阴囊上开个口后，涂抹些汁和膏，并浇上酒，然后在伤口上施灸。这种治疗行为的操作程序与所使用的物品，与在《礼记·郊特牲》中能看到的祭祀行为的操作程序及所使用的物品，有着惊人的共同性或类似性。后者供奉牺牲的血与肉。把酒杯置于席前，然后，将浸过牺牲肠脂的萧草与黍稷混合燃烧，使其气味弥漫屋内。简而言之，我认为，这个疗法是驱逐腹股沟疝气病因疫鬼的咒术疗法。事实上，据《五十二病方》中㿗的治疗法咒文，人们似乎认为，被称为狐叉或狐麃的疫鬼是其病因。施灸的部位，就是腹腔中内容物落进来的阴囊下垂部。这里与其说是患部，不如说是疾病暴露出来的进路或区域。

或许人们认为，是疫鬼从这里进入而引起疾病的。

通过熏艾禳除进入体内疫鬼的咒术，有两种做法：一是用艾草的烟对着患部熏的间接法；二是在患病区域身体的一个部位上放置艾绒来燃烧的直接法。在身体的特定区域施灸的这种治疗法，恐怕起源于前者。这是我关于灸法起源第一个问题的观点。我将之以命题的形式表达如下。

命题 3　在患者身体特定区域用艾绒施灸的这种治疗法，起源于通过熏艾草来禳除体内疫鬼的咒术。

然而，并不是由此就解决了灸法起源的问题。

上文谈及的腹股沟疝气疗法，是在砭石所开小口处施灸后，又在太阴、太阳脉上施灸。这不仅证明，已经成型的灸法在这个时期实际地得到了实施，而且，说明其灸法没有排除咒术性的用法，而是与之共存并用。不用说，这是为了追求效果的相乘作用。这个疗法很好地体现了艾的咒术性用法与脉上施灸这种固有意义上的灸法的亲近性与异质性。在从咒术性用法到固有意义灸法上，有了无论如何也必须完成的发现。即存在疫鬼由此进入的路径，或疾病所属区域的脉。

关于灸法起源的第二个问题，是与特定的症候群或疾病群密切相关的脉是如何被发现的。不过，究明各条脉经过怎样的过程而被发现，大概已不可能。与之相比，更重要的是，脉这种想法是如何形成的这一问题。从经验性知识的积累中，绝不能自然或直接导致这样的观念产生。李约瑟与鲁桂珍在指出经络与水路的古典类比后，做了这样的论述[①]：

一开始在这里就利用与水利工程学类似的用语进行思考，其中包含河流、支流、泄洪渠、贮水池、湖泊等。这种类比，在《灵枢》中清楚地得到了表述。

事实上，如果看一下《黄帝内经》中的若干篇（《太素》卷五的四篇，以及《灵枢》卷三《经水》、卷六《海论》、卷十《邪客》等），就会明白，至少在汉代，这种类比构成了一个极其重要的思考前提。正如李约瑟与鲁桂珍所说的那样，在孔穴的名称中，类似水路的用语也很多。这说明，对于孔穴体系的展开来讲，与水路的类比曾是思考的不可或缺的一个动因。但是，果真从历史的最初开始就是如此吗？如果稍微改变一下设问，是自然及人造水路网的存在，通过类比，能让人联想到体内脉的存在吗？

根据《说文解字》，作为脈的正字的衇，是“血理分衺行体中者，从𠂢从血”。理，即青筋。衺，即斜。同样据《说文解字》云，𠂢，意味着斜交于河的干流的支流。即脉就是一边分流或合流，一边巡行于体内的血流管道。至少这个字本身，是通过与水路的类比而被创造的。虽说如此，也不要太重视字形的意义。比如覛字，据《说文解字》云，“从𠂢从见”，是“衺视”，即斜着看的意思。𠂢，只不过是表达斜的意思。也许，衇原来也只是指称血管分支的用语。

① Lu Gwei-Djen、Joseph Needham: *Celestial Lancets, A History and Rationale of Acupuncture and Moxa*, (3) Historical growth of the system, Cambridge University Press, 1980, pp.22-23.

在文献上，脉这个词到了《左传·僖公十五年》才出现。

乱气狡愤，阴血周作。张脉偾兴，外强中干。

杜预注云：

狡，戾也。偾，动也。气狡愤于外，则血脉必周身而作，随气张动。外虽有强形，而内实干竭。

这是关于马的讲述，“张脉”明显指鼓胀的血管。

在成书时期可能稍晚，但几乎是同时代的著作《国语·楚语上》中，身体被用于比喻都城的统治方式。

且夫制城邑，若体性焉。有首领、股肱，至于手拇、毛脉。大能掉小，故变而不勤。

据韦昭注，毛指须髮（发）。毛脉，通常被解释为毛的脉络。恐怕是从毛的生长方式中能看到的纹理。

但是，对于当前的主题来说，能找到的重要说法，是《国语·周语上》中的一节。（括号内给出的内容是韦昭注）

太史顺时覛土。阳瘅愤盈（积满），土气震发（动起），农祥（房星）晨正，日月底于天庙（营室），土乃脉发。先时（先立春日）九日，太史告后稷曰：自今至于初吉（二月朔），阳气俱蒸，土膏其动。弗震弗渝，脉其满眚（灾），榖乃不殖。

据韦昭注，在孟春之月（即阴历正月），日月皆在北方七宿的营室（天马座 α 星）。在立春日的拂晓，东方七宿的房星（蝎子座 π 星）出现在正南方天空。因为是农事时节的到来，所以也称房星为农祥。天文台长在该日前，向身为农务长官的稷报告说，着手农耕的时间到了，失时则谷物不育。这里引人注意的，是表现初春土地状态的话语。阳气厚积地中则土气始动这一事态，通过使用人体比喻而反复得到表达。

关于“土乃脉发”，韦昭注云“脉，理也”，并引用《礼记·月令·孟春之月》郑玄注：“农书曰，土长冒橛，陈根可拔，耕者急发。”农书中的这句话，据《礼记》疏的解释，是立木橛来测候土的状态。如果土活动旺盛，侵蚀了木橛，那么就拔去前一年的老根，耕作者则要赶紧“开发其地”。但是，这个注未必能说是妥当的。正如韦昭将“脉其满眚”注解为“脉满气结，更为灾疫”那样，因为土中存在供气流通的脉，要打开其流路，如果不松土而使其流动畅通的话，则气郁结而作物不育。这里出现的，是人体血脉的形象。顺便说一下，“土膏”虽然意指肥沃的土地，但是，所谓“膏”指脂肪，原本也是源于人体的表达。《国语》中这一节文字说明，通过具体想象循行体内的血脉，产生了大地中存在流体通路这一认识。

在比马王堆医书更古老的文献中出现的脉的用例，就是以上这些。最早的用例是动物的血管。接下来，是作为比喻使用的人体血管和体表生长的毛发脉络。总之，脉原本意指血管，但它也被转用于身体上能看到的其他脉络。大概可以认为，脉这一概念在《左传》中才开始形诸文字，且从那时开始就具有这两种意思。作为血液流通道路的脉的概念，其成立本身不会比这个时期更古老。因为，相当于血脉的概念，在战国之前的文献中很难发现。在我设想是公元前 3 世纪中叶著作的马王堆医书中，“脉”这一用语被用在了两种意思里，即作为诊脉、泻血的血管脉，以及主病并施灸的，未明言是血管的十一脉。张家山医书《脉书·六痛》所云“脈者渎殴”，当然是血流动的沟洫。这些恐怕都是沿用了当时日常言语中的表达。

作为人体的一部分，且作为与医学相关的概念，涉及血脉的最早文献是《周礼·天官·疡医》。

凡疗疡，以五毒攻之，以五气养之，以五药疗之，以五味节之。凡药，以酸养骨，以辛养筋，以咸养脉，以苦养气，以甘养肉，以滑养窍。凡有疡者，受其药焉。

郑玄注曰：“咸，水味。水流行地中似脉。”毫无疑问，这种明确立足于五行说的记述，至多是战国末期，甚至是汉初的文章。

在稍晚于马王堆医书的文献中，有吕不韦的《吕氏春秋》。在该书中血脉一词才开始登场。卷二《仲春纪·情欲》说，由于不节制欲望而造成“血脉壅塞”；卷二十《恃君览·达郁》说，“血脉欲其通也”；卷二十一《开春》说，有“饮食居处适则九窍百节千脉皆通利矣”。高诱注曰：“通利，不壅闭，无疾病矣。”这里的千脉，大概也是指血脉。

到了《管子·水地》，终于出现有意识地将地上的水路与身体的血脉进行类比的说法。

水者，地之血气，如筋脉之通流者也。

在《太平御览》卷五十八《地部二十二》的引文中，写作“水者，地之血气，筋脉之流者”，没有“如”字。尽管有直喻与隐喻的不同，但是，均将河川的水流当作流注体内筋脉的血气来把握。关于该篇的时代，郭沫若等认为是西楚霸王项羽定都彭城时期的作品[①]，罗根泽则认为是汉初医家的著作[②]。不管怎样，如果考虑成西汉初期的文章，应无大的问题。在《黄帝内经》中，这种类比关系逆转，开始使用河川的比喻来把握脉的构造与作用。这一点前面已有指出。

另一个需要想起的词语，是日常用语中的“地脉”。它在《史记·蒙恬列传》中才出现。

起临洮属之辽东，城堑万余里，此其中不能无绝地脉哉？此乃恬之罪也。

蒙恬作为秦将，“筑长城，因地形，用制险塞。起临洮，至辽东，延袤万余里”。他是完成该大工程的人物。在施工中，完全不断绝地脉是不可能的。至于“水脉”一语，至魏晋才被创造出来。将河川作为脉来想象如此困难，因此，几乎不可能存在经由水路的类比来掌握脉概念的可能性。

以上探讨的结果，能够命题化如下：

命题 4　脉这一用语，原本在日常用语中作为表达血管的概念而形成，意味着血液流注的通路。它也被转用成指称身体其他

---

① 郭沫若、闻一多、许维遹：《管子集校 下》，科学出版社，1956，第 679 页。
② 罗根泽：《诸子考索》，人民出版社，1958，第 471–473 页。

纹路的概念。

脉，在最根本上是指血脉（即血管）。正如《黄帝内经》所云，“经脉者受血而营之”（《灵枢》卷三《经水》）；“经脉者，所以行血气而营阴阳，濡筋骨，利关节者也”（《灵枢》卷七《本藏》）。毫无疑问，所谓“营”指输送营养到各个角落。经脉，从一开始就作为脉，或说作为血液流注的通路而得到把握。它并不像目前为止每每被思考的那样，是很多孔穴被发现后，孔穴与孔穴连接起来，作为连接点与点的线，才形成了脉的概念。即便断定出土医书中有孔穴这种想法的萌芽，在它们被明确作为孔穴把握前，脉的概念也已经产生了。在经脉具有的两个意思里，这里通过将指称血管的脉称作“经血脉”，将孔穴在其上排列所形成的线称作“经穴脉”，来加以区别。

命题 5　经脉一开始即作为脉而被发现。

推论 5-1　并不是在连接孔穴与孔穴的线的意义上，形成经脉的概念。

随着针刺技法从初期一般性的“出血”方法，逐渐向“无出血”的方法移行，换句话说，随着刺穴与刺络得到区别，经穴脉的概念形成了。但是，经血脉与经穴脉在多大程度上被严密地予以区别，这点还不清楚。不论是作为概念，还是作为实际的路径，两者或一致，或分离，或交错。

推论 5-2　经血脉与经穴脉，都只被称为脉或经脉，直到后世未被特别予以区分。

推论 5-3　所谓脉，原本是侵入体内疫鬼的通路，因此也是疾病暴露的进路，或说疾病所属的区域。

推论 5-4　人们认为，如果疫鬼侵入脉，则其脉“动”，即出现与平常脉搏不同的搏动。由此，对属于脉的病，通过其脉搏动的范型进行诊断的这种独特的脉诊法形成了。

推论 5-5　脉整个连成一体，血气在其中循环的这种思想，仍未形成[①]。

很大可能是实施艾的咒术疗法医师，发现了脉的存在。因为侵入体内的疫鬼引起的疾病进路或区域的这种想法，与脉的概念在逻辑上完全一致。我认为至少下面命题的成立是毫无疑问的。

命题 6　实施在皮肤上烧灼艾这种治疗法的人们发现了脉。

脉的发现是决定性的一步。

命题 7　在脉上用艾施灸这种做法被发明出来的时候，固有意义上的灸法形成了。

推论 7-1　脉的种类、名称、数目、径路，所属疾病种类与症候及诊断法等知识，伴随着灸法的发展而增长和完善，在战国末期被组织成了简单的体系。

推论 7-2　首先发现始于足的三阴脉及三阳脉这六条足脉。在它们的径路、所属疾病及症状与脉动的关系等得到相当程度的

---

① 关于循环的思想，参阅 Lu Gwei-Djen、Joseph Needham 的 *Celestial Lancets, A History and Rationale of Acupuncture and Moxa* 第三部分“Historical growth of the system”（Cambridge University Press，1980，第 24-39 页）。

解明后，通过应用其知识进行外推，究明始于手的二阴脉，始于肩、耳、齿的三脉。最后，这三脉作为手三阳脉得到重新把握，形成十一脉的体系。

推论 7-3 三阴三阳（太阴、少阴、厥阴、太阳、少阳、阳明）的概念，不管起源于何处，其作为体系性把握脉的工具发挥了作用。

推论 7-4 诊断法的基础，存在于视足阴脉为死脉，足阳脉为生脉的观点中。

灸法，已经不再单纯是经验性医学，而是开始行进在理论化与体系化的道路上。

沿此方向再向前推进，给医疗世界带来大变革的，是针法的出现。不管针法的发明是在何时何地，它作为新治疗法出现在人们面前，并广为社会所接受，充其量是在从战国末期到秦代这段时间。治疗技术的这一革新成为导火线，促使医学开始急速发展。

命题 8 在从战国到秦代的某个时间里，针法出现了。

用针进行刺入的这种构想，应是源自砭法。例如，用砭石在皮肤上开孔这种手法在《五十二病方》中就出现了。

命题 9 在灸法达成的理论及技术的基础上，通过导入砭法的技术，将艾的热效应置换成针的物理效应，针法就形成了。

在携带着针法这种新技术登场的革新者的自觉意识中，针法是将灸法与砭法一同予以总结概括、继承和发展的治疗方法。

推论 9-1　针法几乎全面继承了灸法在理论上和技术上的积累，并根据针刺技术的需要对它进行了改造和发展。

但是，这并不意味着灸法被吸收进针法中。

推论 9-2　灸法虽然受到针法的影响，但作为独立的治疗技术而存续，在医疗世界确保了与针法并称的地位。

相似的事态在针法与砭法的关系中也发生了。在初期针法使用的针当中，也存在号称模仿了砭石形状并具备其功能的针。

推论 9-3　虽然针法打算全面继承砭法，但是，外科技术却发展为与它独立的分科。针法仅仅吸收了砭石的用法原则与简单的泻血技术。

针法派放弃外科技术，恐怕是两者的异质性产生的必然结果。

针法派在理论上与技术上有两个不得不解决的大课题。第一，号称用一根针能治疗所有疾病的他们，必须创建出对所有疾病都有效的技术及其所依据的理论。在这第一个课题上执先鞭者，是灸法。例如，在马王堆汉墓出土的两种十一脉灸经中，记载了七十余种疾病，并给出了应该施灸的脉。针法全盘继承了其解决方案。第二，与灸相比，针是危险度更高的技术。《黄帝内经》反复强调针法是如何危险。“上工平气，中工乱经，下工绝气危生。”（《太素》卷二十二《刺法》、《灵枢》卷二《根结》）这是从金属针刺入体内这种技术本身产生出来的危险性。在这种场合下，也有在刺之前能够解决的事情[①]。第一，是针的粗细（参照表1-1）。针在后世确实显示出变细的倾向。第二，是针的原材料的毒性。北宋初的《日华子诸家本草》记载，用无毒的马啣制作针。据李约瑟和鲁桂珍研究，它是含碳量低的柔韧的钢[②]。第三，是细菌造成的感染。在明代中期的《针灸聚英》中，记载了利用药物消毒煮沸或利用皂角洗涤煮沸的煮针，以及用灯火烧灼的火针。在《黄帝内经》中，相当于火针的针被称为燔针（《太素》卷二十二《九刺》、《灵枢》卷二《官针》及《太素》卷十三《经筋》、《灵枢》卷四《经筋》）。虽然它被用于追求物理效果与热效应相乘作用的刺法（焠刺）里，但是，这种场合却产生了意想不到的消毒结果。不过，在《黄帝内经》中没有迹象表明，人们已经意识到了一般性消毒的必要性。不管怎样，要解决这种问题，还需要长期的经验积累。《针灸聚英》这样的著作，显示了其到达的高度。

现在必须解决的是针刺部位问题。把直径近2毫米的金属针刺入身体，如果刺的部位不好，很可能会夺去人的生命。因此，后世指定了绝不可针刺的部位。并且在法医学书中，还讨论了针灸部位错误引起的医疗过失案例[③]。在全身确认针刺安全部位，是针法派面临的第二个课题。

以上两个课题，在具体的治疗法上归结为一个问题：何处针

① 关于针的问题，请参阅Lu Gwei-Djen和Joseph Needham的***Celestial Lancets, A History and Rationale of Acupuncture and Moxa***第三部分“Historical growth of the system”（Cambridge University Press，1980，第66-77页）。

② 同①，第76-77页。

③ 例如，元王与《无冤录》卷下“有被人针灸当下身死”。

刺是安全且有效的。在我的思考中，唯有作为这个问题的解决办法而被发现和确定了的东西，才是孔穴。即便在灸法中产生了相当于孔穴治疗点的构想，那也只停留在刚刚萌芽的阶段上。

命题 10　针法创造了孔穴概念与体系。

孔穴探索的方向当然首先指向了灸法究明的脉。主要的孔穴，沿着经血脉被发现了。在偏离经血脉的部位，孔穴也有不少被确定，但是，它们也多通过十五络脉和奇经八脉等概念而得到整备，被统合进经络体系中。毋庸赘言，在针法的影响下，灸法也采用孔穴来作为治疗点。

基于经血脉、经穴脉和孔穴的诊断与治疗体系，不是经由单纯经验水平上的探究而逐渐形成和发展的，而是受到高度理论性思考引导才能形成的底层的东西。同时，得到这样的理论支持，针法才能面对过去的经验医学，主张自己决定性的优势地位。开发针法这种新技术，确信其技术有效性的医师，不久便形成了学派，开始不断地发展其理论与技术，宣传其主张，教育弟子，开展医疗活动。显示出最活跃动向，取得优秀成果，并获得至高权威的，是开始时将传说中的圣王黄帝，不久后又将身为黄帝之师的医师们，尊为其开山鼻祖的学派。我称这个学派为黄帝学派。据《汉书·艺文志》中的线索，同样的学派至少还有两个，即扁鹊学派与白氏学派。

命题 11　开发并信奉针法的医师，结成学派开展活动。

推论 11-1　最活跃、最具权威的针法学派，是黄帝学派。

此外，尚有扁鹊学派与白氏学派等。

推论 11-2　这些学派在西汉时期著述活动的成果，到西汉末期，通过分别冠名黄帝、扁鹊和白氏的《内经》及《外经》而得到了集成。

就学派的起源来说，仍然留有问题。最初结成的是哪个学派？白氏学派在《汉书·艺文志》之外虽然没有留下存在的踪迹，但是，关于扁鹊学派，具有暗示性的文献是《脉经》卷五。在该卷中，与《张仲景论脉》并列，收录了冠名扁鹊的四篇诊断法论文，即《扁鹊阴阳脉法》《扁鹊脉法》《扁鹊华佗察声色要诀》《扁鹊诊诸反逆死脉要诀》。在这四篇中，虽然也有与《黄帝内经》共同的用语，但是，不同的用语与表达也不少。例如，在最后一篇论文中，有“相死脉之气”这样的说法。虽然它没有被特别予以定义，但是其可能与马王堆汉墓出土的《阴阳脉死候》中能看到的“死脉”相同，恐怕指的是足三阴脉。“死脉”一词的这种用法，在《黄帝内经》中已经消失了。不仅如此，“脉来如屋漏雀啄者死”一类表达，与《足臂十一脉灸经》足厥阴脉的“揗（循）脉如三人参舂者，不过三日死”这样的对脉搏的形容，有着共同的古朴味。它们或许是《扁鹊内经》的残简。

富永仲基提倡被称为“加上说”的思想史研究方法论，并用它来研究中国古代思想史和佛教思想史[①]。他认为，自古以来，

① 参阅山田慶兒「現代日本において学問はいかにして可能か——冨永仲基の言説批判と相対主義」(载于山田慶兒、坂上孝編『人文学のアナトミー』，岩波書店，1995年，第6-14頁)。

决心创立新学说和方法的人，必定要假托其开山鼻祖，而且要高出先前建立学说与方法的人之上。假如“加上”假说适用于这里，那么最初形成的，恐怕是看起来实际存在过的白氏学派。接下来出现的学派，想树立自己的权威，于是拥戴名医扁鹊。最后登场的学派，又抬出了超越它的权威黄帝。不管怎样，我推测，黄帝学派第一代开始著述活动，大概是在西汉中期。

推论 11-3　黄帝学派的活动，从新朝到东汉前半期，达到了顶点[①]。现存《黄帝内经》是集成其成果的论文集。

推论 11-4　在东汉某时期以后，黄帝学派进一步推进对扁鹊、白氏两学派的吸收与整合，形成了可称为中国医学的学派。

因此，历史在获得作为中国医学古典的现存《黄帝内经》的同时，也付出了失去扁鹊、白氏两学派著作的代价。

如果把脉的发现放在一边，那么，针法对于中国医学的最大贡献，是在理论层面上。他们一方面为了解决针法本身内含的困难问题，另一方面为了主张自己对于灸法派、药物疗法派等其他流派的优越地位而建构的理论最终作为基础理论，被应用于医学的各个领域。

命题 12　中国医学的基础理论，形成于针灸疗法，特别是针法领域中，并伴随其技术发展，为其他领域提供了理论基础。

在东汉末期张仲景的工作中可以看到其最突出的例子。正如已经

① 参阅本书第七章“七、《黄帝内经》十八卷和黄帝学派”。

叙述的那样，他将三阴三阳六经病脉证的诊断与药物疗法结合，给予了后世临床医学和基础医学决定性的影响。

■ 附 《阴阳脉死候》

《足臂十一脉灸经》每一条脉的记述，都采取了相同的形式。在记述脉的名称、脉的径路和脉的疾病名称后，如果是开头的足泰（太）阳脉，则通过指示“诸病此物者，皆灸泰（太）阳脉”来结尾。唯有足厥阴脉是个例外。因为，它在共同形式的记述之后，接续了比它更长的文章。现将记载病名部分列出，分段后全文引用。（假借字、异体字、误字等一律改为通用字，□表示缺字，〔〕内文字系释文增补。下同）

1. 其病，病脞瘦，多溺（尿），嗜饮，足跗肿，疾痹。

2. 诸病此物者，〔灸〕厥阴脉。

3. 皆有此五病者，又烦心，死。

4. 三阴之病乱，〔不〕过十日死。

5. 揗脉如三人参舂者，不过三日死。脉绝如食顷，不过三日死。

6. 烦心，又腹胀，死。不得卧，又烦心，死。溏〔泄〕恒出，死。

7. 三阴病杂以阳病，可治。

8. 阳病背如流汤，死。

9. 阳病折骨绝筋而无阴病，不死。

如果将3以下看成是附加文，那么，这些例外的附加文对《足臂十一脉灸经》《阴阳十一脉灸经》以及《阴阳脉死候》的相互关系，给出了重要的启示。不仅如此，对所谓《阴阳脉死候》是什么，也提供了可以说是决定性的线索。

附加文尽管是很短的文章，但是各段落的记述内容性质稍异，绝不处在一个文脉中。在检讨各条内容时，让我们提前究明其相互间的关联方式或说断开方式，以及附加文全体的构成。

3所说的五病，不用说，指1里列举的疾病。不管这些疾病中的哪一个，如果再并发烦心的症状，则死。3是仅关系到足厥阴脉的记述，与并非关于单一脉的记述4，在这里文脉清楚地断开了。

由中国研究者冠以“足臂”之名的该“灸经”，如其名称一样，首先记述足泰（太）阳、少阳、阳明这三阳脉，接着记述足少阴、泰（太）阴、厥阴这三阴脉。然后转到臂脉上，顺序记述臂泰（太）阴、少阴这二阴脉，以及臂泰（太）阳、少阳、阳明这三阳脉。附加文位于足厥阴脉之后，因此，在4中能看到的所谓“三阴”，应是指足三阴脉。5以下也都可以考虑成是有关足脉的记述。

与在疾病状态下观察死候的4不同，5提出了脉的搏动方式。虽然没有明确说明这里的脉是阴还是阳，但是，与4的“〔不〕过十日死”对应的“不过三日死”这种说法，暗示它仍是三阴脉的记述。顺便说一下，“揗”同“循”，是抚摸的意思。摸了摸脉搏，好像三人嗵嗵地舂臼。“食顷”，指吃顿饭的时间，通常用于指很短的时间。但是，因为这里是脉搏中断的时间，所以反而可以说是时间太长的指标。

6与4、5不同，反而更接近3的记述。它与其说是有关三阴脉或其疾病的记述，倒不如说是有关特定的脉的记述。事实上，腹胀是只见于足泰（太）阴脉的病名。关于这一点，后面再来讨论。

相对于6以前的阴病，阳病到7中才登场。阴病在并发阳病的场合里，也能治愈。相反，根据9，阳病即使骨折筋断，只要不伴有阴病，就不会死。与阴病很重，是常常致死的病不同，阳病无论怎么严重也不会死，莫如说是被考虑成具有生的征候的病。

不过，阳病中也有一个例外，就是热汗如热汤般地沿脊背流淌的场合。8看起来像是关于阳病的一般性记述。或许是这样。但是，汗的记载只有足阳明脉的“热汗出”。这里将8所说的阳病，解释为这种“热汗出”。但是，在《阴阳十一脉灸经》中，足阳明脉没有汗的记载，倒是少阳脉中出现有“汗出”。不过，这两部灸经在病名的记载上有相当大的分歧，不能将两者放在一起讨论。这里再补充一点，足阳明脉疾病中包含躁郁病，并且，后来出现独立的一篇文献《素问·阳明脉解》(《太素》卷八《经脉病解》)解说其症状。即使在足的阳脉中，阳明脉也是一条特异的脉。

附加文由性质不同的两类文章构成。第一类是3、6、8这种有关特定脉的，或者估计是有关特定脉的记述。第二类是4、5、7、9这种有关阴阳脉的一般性记述。这两类记述被交互配置。如果再仔细看一下，会发现从3到6，是有关阴病或阴脉的，并且，采取了将4、5的一般性记述，夹在3、6的有关特定脉记述中的形式。7 是从阴病到阳病的过渡，并且，与阴病是致死的病不同，阳病被暗示是带来生机的病。在将 8 中阳病唯一的例外排除后，9 给出了阳脉的一般性记述，并将之与阴脉相关联，然后结束附加文。

这种构成直接暗示了如下情况。如同足厥阴脉的 3 是在紧随其脉记载之后被写下来那样，原本 6 和 8，也大概分别被附记在相应的脉后面。而在一般性记述被增补在足脉末尾之际，它们才被一起整合到了这里。间接支持这一推测的，是《阴阳十一脉灸经》。

在《阴阳十一脉灸经》中，脉按照足三阳脉、肩耳齿脉、足三阴脉、臂二阴脉的顺序排列。各脉的记述采用这样的形式，即紧跟在脉的名称、脉的径路后，列出“是动则病”症状，然后枚举“其所产病”。比如开头的足巨阳脉，就列出“头痛，耳聋，项痛，……踹痛，足小指痹”，并在最后用以上“为十二病”来结束。包含超出这一共同形式部分的是足的三阴脉。在出土的甲、乙两种文本中，这里依据甲文本，列举出太阴、厥阴两脉的超出部分。两个文本没有太大的差异。

太阴脉

Ⅰ 其所〔产病〕，□□，心烦，死。

Ⅱ 心痛与腹胀，死。不能食，不能卧，强欠，三者同则死。溏泄，死。

Ⅲ〔水与〕闭同则死。

厥阴脉

Ⅳ〔其〕所产病，热中，〔癃、癞、偏疝〕，□□有而心烦，死，勿治也。

Ⅴ 有阳脉与之〔俱〕病，可治也。

如果将从Ⅰ到Ⅴ的引文[①]，与《足臂十一脉灸经》足厥阴脉后的附加文对比一下，就能发现极其相似的表达。我刚才暗示的，附加文中关于特定脉即足泰（太）阴脉的记述6，这里在同为足太阴脉记述的Ⅰ与Ⅱ中，能发现与之对应的表达。至于两者的关系，是Ⅰ与Ⅱ的记载被整理、统合后而形成了6，还是6的记载变得更严密、详细而分化成了Ⅰ与Ⅱ，大概二者必居其一。根据后面论述的理由，我考虑是前者。但是不管怎样，我推测6大概是有关特定脉的记述，在这里得到了印证。

与足厥阴脉有关的3，同样与Ⅳ对应。尽管疾病的名称不同，但是，在有五病，又并发心烦则死这一点上，则没有变化。即使病名不同，大概也能看成是从不同观点给予同一种疾病的名称。

接下来的Ⅴ，能在附加文中，不是关于特定脉而是阴脉的一般性记述的7里，发现对应关系。即便是厥阴脉的疾病，如果并发阳脉的病，那么也能治疗，这一《阴阳十一

① 其后，湖北省江陵张家山汉墓出土了竹简《脉书》。在其收录的《阴阳十一脉灸经》中，“太阴脉”作“泰阴之脉”，“□□心烦”作“独心烦”，“腹胀”作“腹张”，“不能卧”作“者卧”，“强欠”作“强吹”。另外，“厥阴脉”作“蹷阴之脉”，“癃”作“痒”，“癞”作“穨”，“偏疝”作“扁山”，其下有“为五病”三字，“□□”为“五病”，“勿治也”作“勿治殹”。

脉灸经》中的记载，在《足臂十一脉灸经》中，被一般化为了三阴脉疾病的记述。我认为附加文中的6是Ⅰ与Ⅱ的整合的根据之一就在于此。这些记述在《阴阳十一脉灸经》里被埋没在病名的列举中，而在《足臂十一脉灸经》里则被切割出来，变成独立的文章。如果结合这一点来考虑，那么，至少限于目前相关的主题，可以说相较于前者，后者推进了记述的一般化。

不论是《足臂十一脉灸经》中的附加文，还是与其对应的《阴阳十一脉灸经》中的文字，全部都与足脉相关。而且，在两种灸经的任一种中，足脉的记述也要比臂脉更详细，文章也更长。在《阴阳十一脉灸经》中，相当于臂三阳脉的东西，被称为了肩脉、耳脉和齿脉。根据《阴阳十一脉灸经》记载，即便在归属疾病的数目上，与足巨阳脉十二病、少阳脉十二病、阳明脉十病、太阴脉十病、厥阴脉五病、少阴脉十病相比，臂的肩脉四病、耳脉三病、齿脉五病、巨阴脉五病、少阴脉一病，也是非常少的。不仅如此，在刚才提到的《黄帝内经·阳明脉解》之外，后来还撰写了有关足脉病全体的解说。它就是《素问》卷十三《脉解》，或说《太素》卷八《经脉病解》。

这些事实，向我们暗示或说明了如下情况。第一，从记述的详细性来看，大概最初产生的是发于足而向上体走行的脉，即足脉的这种想法。在解明其路径及所属疾病，并在某种程度上确立了六足脉概念后，作为其应用，开始探索发于手而进入上体的臂二阴脉和《阴阳十一脉灸经》所谓的肩、耳、齿三脉。正如在《足臂十一脉灸经》中能看到的那样，它们最终被统合进五条臂脉中。顺便说一下，在肩、耳、齿三脉中，耳、齿二脉的路径虽然被记载为起于手，分别进入耳和齿，但是，肩脉却是始于肩而终于手的。它恐怕暗示了，这三条脉在开始时是各自作为起于肩、耳、齿的脉而得到把握，并被用其名称称呼的。但是，后来作为发于手，终于肩、耳、齿的脉被重新把握，并且，与二阴脉整合，形成了与六足脉对应的五臂脉。第二，与这种情况直接相关的是，与臂脉相比，足脉通常更受到重视。《素问·阳明脉解》与《素问·脉解》(《太素·经脉病解》)无疑是在臂脉又添加一脉，十二经脉体系构建完成后才被撰写成的专论。这两篇的存在，以及东汉末张仲景《伤寒论》所说的六经病是足脉病，都有力地说明了这一点。第三，正如已经论述的那样，与足阴脉病致死不同，足阳脉病被作为预后生存的病而得到了认识。

确认是否为要命的病，换句话说，确认是否为应该治疗的疾病，借用《黄帝内经》的说法，就是“决死生”。在医疗常常是冒着生命风险的行为，成功则有莫大回报，失败则有时性命不保的古代，这是诊断法的要谛。死生脉这种对足阴阳脉的认识与相对定位，直接带来了“决死生”方法的具体化。

在《足臂十一脉灸经》的附加文中，未找到与《阴阳十一脉灸经》对应的文字是：

4. 三阴之病乱，〔不〕过十日死。

5. 揗脉如三人参舂者，不过三日死。脉绝如食顷，不过三日死。

8. 阳病背如流汤，死。

9. 阳病折骨绝筋而无阴病，不死。

5 和 8 没有证明我的推测的线索。但是，4 和 9 可以在另一篇文献中发现对应的文字。即与两种灸经写在同一张帛上出土的《阴阳脉死候》。依据其后出土的张家山汉墓《脉书》，其缺字大都被补上。

《阴阳脉死候》大致分为前半部分与后半部分。前半部分定义三阳脉与三阴脉和诊断法的关系①。

a. 凡三阳，天气也。其病唯折骨裂肤，一死。

b. 凡三阴，地气也，死脉也。〔阴〕病而乱，则〔不〕过十日死。

后半部分记述三阴脉紊乱引起的身体五个构成部分的机能不良，即五死的症状②。

c. 三阴腐脏烂肠而主杀。□□五死。

唇反人盈，则肉〔先死〕。

〔龈齐齿长，则〕骨先死。

面黑，目睘视衺，则气先死。

汗出如丝，傅而不流，则血先死。

舌陷卵卷，〔则筋〕先死。

---

① 收录在《脉书》的《阴阳脉死候》中，“也”作“殹”，“□病而乱”作“阴病而乱”。

② 在《脉书》中，无“三阴……五死”的十三字，作“凡视死征”。“□□□□”作“龈齐齿长”。“目睘视衺”作“目圜视雕”。“气”作“血”。“傅”作“榑”。“血”作“气”。“舌陷卵卷”作“舌捆橐拳”。“五者徧（同‘遍’）有，则不活矣”，作“凡征五，一征见，先活人。”

d. 五者徧有，则不活矣。

首先从后半部分来做简单的考察。根据c，三阴脉的紊乱，使脏腑腐烂而左右人的死亡，并引起身体五部分机能的不良。嘴唇外翻，鼻沟胀满的时候，则肉的机能不良。牙龈的凹凸消失，牙齿变长时，则骨的机能不良。脸色发黑，眼睛圆睁斜瞪，则气的机能不良。黏汗如抽丝般出来的时候，则血的机能不良。舌塌陷，阴囊上缩，则筋的机能不良。根据d，这五个机能不良全部都有的时候，可以说是陷入了全身机能不良，已经生存无望。这里所说的死，是部分的、机能的坏死，而不是生命的终结。与前半部分里所说的死，是明显不同的概念。

回到前半部分的文章，不用再指出，a对应9，b对应4。a用“裂肤”替代9的“绝筋”，没有“无阴病”，多出“唯……一死”。在9中，是那时“不死”，而在a中，变成了只有那时“一死”。在“不死”与“一死”中，意思似乎逆转了，但果真如此吗？中国的古人，在人不省人事的时候，也将之表达为“死”。据《史记·扁鹊传》，扁鹊路过虢国的时候，“虢太子死”。一询问，说是太子突然“厥而死”，还未过半日。扁鹊提出“臣能生之”后，诊断为“尸厥”，云“故形静如死状。太子未死也”。巢元方《诸病源候论》卷二十三《尸厥候》，作了如下说明。“尸厥者，阴气逆也。此由阳脉卒下坠，阴脉卒上升，阴阳离居，荣卫不通，真气厥乱，客邪乘之，其状如死。犹微有息而不恒，脉尚动而形无知也。”知，即知觉。这样的假死状态，在人们看来就是死。“故天下尽以扁鹊为能生死人。”所谓“一死”，应是不省人事，即陷入假死的状态。如果是这样，那么，它与“无阴病”这种有条件的“不死”，就是绝非矛盾的表达。

《阴阳脉死候》的前半部分，特别是a的“其病”以下与b的“阴病”以下部分，恐怕曾经是《阴阳十一脉灸经》的一部分。大概前者被附记在足阳脉的某脉后面，后者被附记在足阴脉的某脉后面。《足臂十一脉灸经》的编者，将原来分散在若干脉记述中的，有关“决死生”的诊断法的文字，汇总在一起，附记在了足厥阴脉后面。而《阴阳十一脉灸经》的编者，则选择了不同的道路。它抽出只记述一般性原则的两条，再与原本和两部灸经相独立的文章的五死原则相结合，集成了《阴阳脉死候》。这就是我关于应称为最初诊断书的该短篇形成过程的假说。

正如已经论述过的那样，《阴阳脉死候》在现存《黄帝内经·灵枢·经脉》的一部分中，留下了显而易见的痕迹。在那里，五死作为手太阴、少阴，足太阴、少阴、厥阴五脉的机能不良而得到了记述。虽然从足三阴脉变成了手足五阴脉，但是，关于五死是与阴脉相关的概念这一认识，的确流传给了后世。

第二章
汤液的起源

汤剂，把药物加水煎成，去渣，取汁内服。汤液吸收较快，易于发挥作用，常用于新病急病。

《简明中医辞典》(人民卫生出版社，1979 年)

一、作为剂型的汤液

不用说，在中国医学中，汤液是一种从很古开始就一直使用的剂型。陶弘景编纂的《神农本草经集注》(《集注本草》) 的序录，是现存最早的药物学总论。其白字文，即陶弘景校定的《神农本草经》中的条文云：

药性有宜丸者，宜散者，宜水煮者，宜酒渍者，宜膏煎者。亦有一物而兼宜者，亦有应入汤酒者。并随药性，不得违越。

这里从“药性”的观点，对丸、散、汤、酒、膏，这些直到后世仍频频使用的主要剂型，做了统一的把握。很遗憾，仍不清楚白字文是何时写成的。但是，毫无疑问，是在各种剂型齐备，整理药学总论的条件成熟之后写成的。

剂型的差异，在疾病的治疗上具有怎样的意义呢？王好古《汤液本草》卷上记载的李杲（1180—1251年）的观点，是本章开头引用的《简明中医辞典》说明的先驱。正如冈西为人指出的那样[①]，该观点认为，

大抵汤者荡也，去大病用之。散者散也，去急病用之。丸者缓也，不能速去之，其用药之舒缓而治之意也。

这是在“药效迟速”上寻找剂型的不同效用。但是，冈西为人认为：“不仅仅是药效的迟速，调制、服用、贮藏、携带等，也是决定剂型的要素。”

不同的剂型具有不同的药效。在临床上，自然是针对症候的不同而使用各种各样的剂型。不过，中国在很早就出现了以汤液为主体的独特且体系性的临床医学书。它就是相传生活在东汉末，即2世纪中叶至3世纪初，曾出任长沙太守的张仲景所著的《伤寒杂病论》(《伤寒论》+《金匮要略》)。冈西为人曾将从东汉至北宋的代表性临床医学书中出现的药剂处方数，按剂型进行了汇总（表2-1）[②]。据其制作的，显示汤方在全处方中所占百分比的，是表2-2。即便认为《伤寒杂病论》属于例外，在集成魏晋南北朝至唐朝治疗法的唐代三部医书《千金要方》《千金翼方》《外台秘要》中，汤剂也都占到近一半。从东汉末至唐代，存在着一

① 岡西為人：『本草概説』，創元社，1972，第301頁。

② 岡西為人：「中国医学における丹方」，载薮内清『中国中世科学技術史の研究』，角田書店，1963，第291頁。

个可称为汤液时代的时期，而《伤寒杂病论》的出现，是宣告其开幕的标志性事件。在日本，《伤寒论》得到以吉益东洞（1702—1773 年）为巅峰的古方派的大力宣传，汤液成为人们非常熟悉的剂型。说起汉方药，人们立即就会想到汤液，即煎的药。

表 2–1 代表性临床医书中的药剂处方统计 单位：个

医书名	汤	散	丸	煎	酒	膏	丹	合计
《伤寒论》	97	7	5	1	—	—	—	110
《金匮要略》	130	30	20	2	—	—	—	182
《千金要方》	645	224	268	50	68	58	1	1314
《千金翼方》	597	251	222	21	53	107	—	1251
《外台秘要》	1761	747	717	83	245	156	—	3709
《和剂局方》	140	239	281	2	—	22	71	755
《本事方》①	56	115	124	3	4	5	13	320
《三因方》	337	261	188	7	17	23	47	880

表 2–2 汤方在代表性临床医书中全处方的占比

医书名	汤方占全处方的比例
《伤寒论》	88.18%
《金匮要略》	71.42%
《千金要方》	49.09%
《千金翼方》	47.72%
《外台秘要》	47.48%
《和剂局方》	18.54%
《本事方》	17.50%
《三因方》	38.30%

① 译者注：又作《普济本事方》，下同。

《汉书·艺文志》中记载的《汤液经法》，一直被认为是张仲景的先驱。再往前追溯的话，则是伊尹的《汤液经》。皇甫谧很早就在《针灸甲乙经》的序中说："仲景广论伊尹汤液为数十卷，用之多验。"北宋高承的《事物纪原》卷七《技术医卜部·方书》，则断定《汤液经》出自"商伊尹"。南宋王应麟在《汉书艺文志考证》卷十"汤液经法三十二卷"项下，引用《事物纪原》与皇甫谧的话，并言及《素问》卷四《汤液醪醴论》与《汉书·郊祀志》中王莽的汤液记事。王好古进一步强调了这样的观点。他的看法见于《汤液本草》序与《阴证略例》伊尹汤液论例中，可概括如下：殷代的伊尹依据神农的《本草》著《汤液论》，张仲景将其扩充，作十卷之书。他说，"仲景之方皆汤液"，"此医家之正学，虽后世之明哲有作，皆不越此"。这里所云的《汤液论》与《汤液经法》的关系，虽未被明言，但是，大概被认为是相同的东西，或后者铺陈了前者。不管怎样，对王好古来说，汤液具有悠久的历史。①

撇开传说不谈，在将西汉末已经成书的《汤液经法》看作《伤寒杂病论》祖型的时候，假定了两个前提条件。第一，在西汉末以前，作为一般剂型的汤液概念已经形成。第二，基于汤液的治疗法已经体系化到某种程度。不用说，这两个前提又隐含这样的前提，即到西汉末，汤液已经经历了一段相当长的历史。

---

① 现代中国医学史家似乎认为，可能存在伊尹写作《汤液》的事，或那个时代已经出现了汤液。比如，陈邦贤《中国医学史》（上海书店出版社，1984）第13页，以及贾得道《中国医学史略》（山西人民出版社，1979）第8-10页。

要检证这样的假设，历来都太缺乏资料。在《史记·仓公传》中，能看到数种汤剂名称。在《黄帝内经》(《太素》或《素问》和《灵枢》)中，也有两三处言及汤剂原料与制法等。差不多这就是留存下来的全部资料。不仅如此，在汤液的定义上也存有异说。我在提到作为一般剂型的汤液的时候，它意指无疾病种类限制地被使用的、用水煎的药物溶出液。这种意义的汤液，在《伤寒杂病论》中约占到处方的80%。但是，在《中国医学大辞典》(商务印书馆，1921年)“汤液”项下，做了这样的附记：“一说，煎熬谷类的汤汁。早期作补剂。”事实上，《黄帝内经》言及过“五谷汤液”。如果认为这是古老形态的汤液[①]，那么，就不与《伤寒杂病论》的汤剂有直接关联。在连接两者方面，还需要填补若干环节。

迫使我重新探讨汤液历史的，是两本古代临床医书，即《武威汉代医简》与《五十二病方》的发现。记载多数药剂具体制法的书首次大白于天下。虽说在将历史作为一条连续的线来记述上，它们怎么也是不充分的，但是，要是作为历史重构的线索，则绝不贫乏。相反，当想到迄今在资料近乎空白状态下堆积起来的假定与推论时，应该说，我们已经拥有了可用于历史分析的可靠且充分的立脚点。

1972年，在甘肃武威被推断为东汉前期墓葬中出土的医简

① 贾得道《中国医学史略》(山西人民出版社，1979)第10页注释8，引用《黄帝内经》中的该段落，认为它是煎剂的开始。另外，参照廖育群「湯液について」，山田慶兒、田中淡編『中国古代科学史論　続編』(京都大学人文科学研究所，1991)第531-541頁。

里，包含了一例汤方。它是水煮十种药物的、的的确确的汤剂。但是，与预期相反，在全部处方中仅有此一例。汤液这种剂型一点也不占据优势。1973年，在湖南长沙马王堆汉墓出土的帛书《五十二病方》中，记载了十几例水煮处方。但是，所使用的药物都是一两种，成分极其简单。在《伤寒杂病论》的汤剂中，使用药物不过一两种的也有一些，但大部分是好几种，有时达十几种。如果将具有这样的药物构成的水煮处方，看成是成熟的、典型的汤剂，那么在《五十二病方》的水煮处方与《伤寒杂病论》之间，不，甚至在与《武威汉代医简》之间，也仍然横亘着很大的距离。在《五十二病方》中，只能看到所谓汤液的原型。该《五十二病方》写本的抄写年代，被推定为秦汉交替之际。如果是这样，将成书年代看成是战国后期是没有问题的。我将其设定在公元前3世纪中叶。毫无疑问，至少《五十二病方》中记载的知识与技术，在战国后期就已经存在了。

战国后期的《五十二病方》、西汉的《史记·扁鹊仓公列传》，跨越西汉与东汉的《黄帝内经》、东汉前期的《武威汉代医简》，以及东汉末期的《伤寒杂病论》，就是在分析汤液初期历史时，我能得到的全部主要材料。如果将旧材料嵌入新材料中，那么，隐匿至今的东西就会变得可见，并带来新的意义。我将用下面这样的方法来研究这些主要的文献。首先，究明“汤”和“汤液”等一类词语的具体用例及意义。然后，检讨我认为的，与一般性剂型汤液的形成相关的处方或制药法（不论其是否被称作“汤”和“汤液”）。

下面，我们先讨论《五十二病方》。

二、《五十二病方》中的原汤液

在《五十二病方》① 现存的近三百例治疗法中，“汤”这一用语出现在九例中，被用于三种意义上。第一种意义，是仅仅将水烧沸了的汤。首先来看化脓性伤（诸伤）的疗法。（引文中的异体字已改成通用字。□表示缺字。为了言及方便而加的记号“五 1”等，指《五十二病方》引文 1。以下的记号也仿照此例）

五 1：消石置温汤中，以洒痈。

接下来是两例烧伤（□烂者）疗法。

五 2：浴汤热者熬彘矢，渍以醯，封之。

五 3：以汤大热者熬彘矢，以酒滓（同“浸”），封之。

彘矢，指猪粪。熬，一般是煎的意思，即在水分干掉前一直放在火上。但是，在这里大概只是用热水烫一下的意思。醯，指醋。此外，在化脓性疾病痈的疗法中，记载有：

五 4：干，复傅之，而以汤洒去药，已矣。

① 引文全部依据马王堆汉墓帛书整理小组编《五十二病方》（文物出版社，1979）。关于引文的详细解释，请参阅『新発見中国科学史資料の研究　訳注編』。关于药物，请参阅森村謙一「新出土資料における自然品目の研究」（『東方学報』京都第五十三冊，1981），Paul U. Unschuld, “Ma-wamg-tui Materia Medica, A Comparative Analysis of Early Chinese Pharmaceutical Knowledge.” ***ZINBUN***, no.18, 1982。关于制剂，参阅马继兴《马王堆古医书中有关药物制剂的文献考察》（《药学通报》，1979 年第 9 期）、尚志钧《〈五十二病方〉药物炮制概况》（《中药通报》，1982 年第 6 期）。

这是洗涤用的汤。同样，在一种认为病原是虫的慢性皮肤疾病（□蠸者）中记载的“以汤沃（以下缺文）”，在被毒虫刺创的伤（虫蚀）中记载的“（缺文）明日又洒以汤，傅药如前”，虽然因缺字多而不能肯定，但也恐怕是用热水洗涤伤口的操作，或者是洗净此前敷的药一类的操作，都可以看成是同样意义的汤。在化脓性疾病疽中出现的“傅药前洒以温水”的温水，也接近这种意义的汤。

第二种意义，是所谓的药汤。有两例，第一例是治疗小腿部化脓溃烂，脓液流淌（胻伤）的疗法。

五 5：治之，煮水二斗，郁一参，术一参，□一参，凡三物。郁、术皆治，□汤中，即炊汤。汤温适，可入足，即置小木汤中，即□□居□□，入足汤中，践木滑□。汤寒则炊之，热即止火，自适也。朝已食而入汤中，到晡时出休，病即愈矣。

不论是药物放入前还是放入后，都被称作“汤”。郁，应该鉴定为哪种植物，不详。一参，指三分之一。三物各使用三分之一。单位在这种场合下可能是斗。治，是研成粉末的意思。晡时，指晚饭时，即申时，午后四时左右。下面是第二例疥癣（干瘙）的疗法。

五 6：煮桃叶，三汈，以为汤，之温内，饮热酒，已，即入汤中，又饮热酒其中。虽久瘙，已。

桃是常常被用于驱魔的植物，正如容易得到推测的那样，这个疗法是带有咒术性质的。虽然不是沐浴的汤，但是，在《岁时广记》卷五引《风俗通义》的佚文中，能看到“元日饮桃汤及柏叶汤”；在《荆楚岁时记》元日的桃汤注引《典术》中，能看到“桃者五行之精，厌伏邪气，制百鬼”的记录。沥，被认为是意义不明的字。在《五十二病方》中，能看到另外四例（瘁二例，疽病、身疕各一例），均写作“三沥煮”。但瘁病的一例，“沥”写作“乃”。从这些用例可知，三沥是进一步规定煮这一操作的词语。“沥”，恐怕通“仍”。《广雅·释诂四》云：“仍，重也。”其释言云：“仍，重，再也。”三沥煮，可能意味着重复煮三次这种操作。它是如何具体操作的呢？富于启示性的条文，是后面引用的五11与五21。这两条在《五十二病方》中被连着记述。首先，在五11中，出现了将材料“三分”，用水“煮一分，熟，去滓。又煮一分，如此以尽三分”的制备法。在随后的五21中，提到将材料“分以为三”，用酒“三沥煮之”。如果是这样，那么，五11的制备法应是表达了三沥煮的定义。即将材料分成三份，煮完其中一份后去滓，再用其汁煮另一份。这种操作的重复，就是三沥煮。另有将槐树的根、枝、叶三沥煮的处方（身疕），这大概是从根开始，按顺序煮完后去滓。温内，指暖和的房间。

第三种意义，指蒸的时候滴出的汁。它出现在被认为是妖术作祟的病，即中蛊（□蛊者）的咒术疗法中。

五7：燔北向并符，而蒸羊尼，以下汤淳符灰……

尼，通羠。《说文解字》云，“羠，騬羊也”，指去势的羊。

汤的这三种意义，表明作为剂型的汤或说汤液的概念尚未形成。换言之，能用汤或说汤液名称概括的、根据某种共同的制备法制作的药剂，尚未定型。

虽说如此，但至少能看成是其萌芽的药剂，已经出现若干例。首先看一例破伤风（伤痉）的疗法。

五 8：伤而痉者，以水财煮李实，疾沸而抒，浚取其汁，寒和，以饮病者。……即母李实时，□□□□□□煮炊，饮其汁，如其实数。

财，通纔、才。在《五十二病方》中，有七例（伤痉二例，诸伤、犬筮人伤者、瘽、癞、痂各一例）使用，是迅速或稍稍的意思。另外，毚字两例，是“一……就”（□烂者）和稍稍（痒）的意思。《五十二病方》（文物出版社，1979 年。以下简称《病方》）中的注，将“财煮李实”解释成煮适当量的李子的果实，这是错误的。疾沸，大概是用武火短时间内使其沸腾的意思。它具体说明了迅速煮好的“财煮”的含义。另外，也能看到“安炊之，勿令疾沸”（去人马疣方）这样的表述。与疾沸形成对照，用文火长时间地煮，就是安炊。抒，是指捞出李实的意思。所谓寒和，是指变成适当的温度。此方与其说是煎药，还不如说是煮李子汁。与后世的汤剂并无直接关系。

汤液原型的登场，发生在治疗尿路疾病（痒）处方中。

五 9：烹葵而饮其汁。

五 10：烹葵，热歠其汁。

歠，指吸、喝。葵，可能被作为利尿剂使用。在本草中，它属于菜部上品的食用植物，其药用部位主要是籽实。该方与后世的汤剂尚小有距离。瘩的下面的处方，则已经是汤剂。

五 11：取枣种粗屑二升，葵种一升，合挠，三分之。以水一斗半煮一分，熟，去滓。又煮一分，如此以尽三分。浚取其汁以蜜和，令纔甘，寒温适，□饮之。

合挠，是放在一起拌和的意思。该处方将两种药物三沥煮，是《五十二病方》中最接近后世汤剂的。药物只用一种，但制法接近所谓煎煮这种操作的，是治疗痛且出血的血瘩即后世血淋的处方。

五 12：煮荆，三温之，而饮之。

据《病方》注，荆是本草木部上品的牡荆。下面的治疗石瘩即小便混杂结石的石淋处方，也与之相近。

五 13：三温煮石韦若酒而饮之。

石韦，是利尿剂，在本草中属草部中品。“石韦若酒”，既可解读为“石韦或酒”，也可解读为“将石韦做成新鲜酒”。不过，这两种解读都存有疑问。“若酒”或许是“苦酒”之讹误，即制作失败的醋。苦酒一词，在胻伤的治疗中就能看到。如果是“石韦苦酒”，那么，就是浸泡了石韦的醋。另一例是治疗女子瘩的处方。

五 14：煮隐夫木，饮之。居一日，鳖阳□，羹之。

隐夫木，意义不明。鳖，指捣碎。羹，指热的汁状物。虽然还是淋症的一种，但在《五十二病方》中与癃分开命名的膏溺，伴有发热等症状，且排出浑浊的小便。治疗膏溺的处方与治疗女子癃的处方类似。

五15：以水与溺煮陈葵种而饮之。又鳖阳□而羹之。

陈葵种，指陈年的葵籽。被用于治疗尿路疾病的以上七个处方，在用水较长时间煮药物这种意义上，全可称作汤剂的原型。

《五十二病方》另外在中乌头毒（毒乌喙）的治疗法中记载有：

五16：煮铁，饮之。

但是，可以将它从汤液原型中排除出去。虽然也能将它看成石药，但是，在后世汤剂中，石药一般粉碎后使用。在以上用水煮药物的处方中，如果除去李实与铁的两例，那么，剩下的七例（如果认为五9与五10相同，则为六例）都是治疗尿路疾病的处方。

在《五十二病方》中，汤液的概念尚未确立。虽然出现了可称作汤剂萌芽或说原型的处方，但是，它们都是用水煮一两种药物的、这种极简单制备法制成的东西。不仅如此，它们是被看作仅对尿路疾病有效的特殊药剂。仅适用于特定的一种病症，不言而喻，这意味着用水煮这种制法制作的药剂，尚未获得一种剂型的普遍性，未被考虑成也能适用于其他疾病。

现将用于治疗尿路疾病的汤剂萌芽或说原型，称为第一种原汤液。为什么会产生仅对尿路疾病有效的特殊剂型的原汤液呢？正如用水和尿煮药物的五15处方所暗示的那样，这恐怕是因为人们认识到，在原汤液与小便之间存在相似性，即所谓的同类关系。与小便极其相似的、从而属于同类的液体，因为同类的缘故而促进利尿，能作为利尿剂发挥作用。如果这种解释是合理的，那么，作为一般剂型的汤液概念，只有从水煮药剂是利尿剂或仅是对尿路疾病有效的特殊剂型这种观念中解放出来，才能成立。

仅在第一种原汤液中并不能产生汤液的概念。因为，用水煮取的药汁对尿路疾病之外的疾病也有效这种想法要形成，必须事先存在某种处方，它与第一种原汤液在某种意义上有相近关系，又被适用到尿路疾病之外的疾病上。通过这样的处方，第一种原汤液从利尿剂这种固有的观念中解放出来，逐渐向汤液发展。那么，所谓在某种意义上有相近的关系是什么呢？我在这里想讨论的，是在煎煮药汤这一点上与第一种原汤液具有共同性质的处方。一种是使用酒或醋替代水的处方，另一种是用五谷作为药物使用的处方。这里将前者称为第二种原汤液，将后者称为第三种原汤液。顺便说一下，也有一例用酒和醋煮五谷的、第二和第三种混合的原汤液处方。

作为第二种原汤液，我们首先来看用于破伤风的酒煮处方。

五 17：择薤一把，以淳酒半斗煮沸，饮之。即温衣夹坐四旁，汗出到足，乃□。

薤，在本草中属菜部中品。淳酒，是味浓的酒，而不是清酒。接下来我们看解乌头毒的处方。

五 18：取杞本长尺，大如指，削，舂木臼中，煮以酒（缺文）。

此方大概也是饮汁。杞本，指枸杞的根，属木部上品。

酒、醋煮也同样多用于治疗尿路疾病。这里从癃的处方中引用五例：

五 19：黑菽三升，以美醯三□煮，疾炊，沸，止火。沸下，复炊。参沸，止。浚取汁。牡蛎一，毒堇冶三，凡二物□□。取三指撮到节一，醯寒温适，入中□饮。

菽，指豆类。美醯，指上等的醋。毒堇，据《病方》注，疑是罂粟科的紫堇。宋代将紫堇收录进本草中。

五 20：以酒一杯，渍襦颈及头垢中，令沸而饮之。

襦，指短的内衣。颈，指衣领。

五 21：取景天长尺，大围束一，分以为三。以淳酒半斗，三沥煮之。熟，浚取其汁，歠之。

五 22：取蠃牛二七，薤一葉，并以酒煮而饮之。

景天，在本草中属草部上品。蠃牛，据《病方》注，应该是蜗牛。葉，《说文解字》云“小束也”。下面是三沥煮的另一个处方。

五 23：以醯、酒三沥煮黍稷而饮其汁。

这是稍后将要论述的煮五谷处方的一个特例。黍和稷是两种谷物。

下面是疸的疗法。因为缺文较多，所以不能确定，但是，以下列举的三例恐怕是类似的处方。

五 24：（缺文）半斗，煮成三升，饮之，温衣卧（缺文）。

五 25：姜、桂、椒□居四（缺文）淳酒半斗，煮，令成三升（缺文）。

五 26：（缺文）三檠，细切，淳酒一斗，（缺文）即浚而□之，温衣（缺文）。

分析这三条记述，全都像是用淳酒煮数种药物，饮其汁，然后裹上温暖的衣服来发汗的疗法。与水煮不同，酒煮可能有促进发汗的目的。五 17 破伤风也是用发汗疗法。在本草中，姜是草部中品，桂是木部上品，椒是木部下品。该处方后面记载的残片“（缺文）桂、椒（缺文）”，也或许是类似的处方。

最后，是一例治疗疥癣的处方。

五 27：熬菱芰一参，令黄，以淳酒半斗煮之。三沸止，䀣其汁，夕毋食，饮。

菱芰，在本草中属果部上品，是水生草本植物。䀣，字义不明。《病方》注云，疑读为“净”或“清”。

酒、醋煮，除被用于尿路疾病处方的五例外，在治疗破伤风、乌头中毒、疥癣处方中各有一例，在疸病处方中至少有三例。可知作为制备方法，它比水煮更具有一般性。而且，在治疗尿路疾病之外的六个处方中，如果认为使用淳酒的破伤风与疸病处方的四例是以发汗为目标，那么，在酒煮里则可期待水煮所没有的效果。当然，我们不应忘记，在酒、醋煮的十一例中，尿路疾病处方占五例。再加上水煮的七例，那么十八例水、酒、醋煮的三分之二，即十二例就都是治疗这种疾病的处方。药物煮汁这种剂型，怎么说也像被认为是最适合治疗尿路疾病的药剂。但是，因为酒煮有发汗这种显著的作用，所以比较容易突破束缚水煮利尿剂的这种狭隘框架，从而导致使适应证扩大成为可能的结果。我认为，将药物煮汁这种剂型一般化的重要契机，就在于此。

第三种原汤液是五谷粥。五 23 就是一例。此外，用水煮的有两例。一例是治疗蝮蛇啮伤（蚖）的处方。

五 28：以青粱米为粥，水十五而米一，成粥五斗，出，扬去气，盛以新瓦瓮，幂口以布三□，即封涂厚二寸，燔，令泥尽火而歠之，痏已。

粱，在本草中属米谷部中品。米，是五谷的谷仁。痏，指伤口。虽然封住瓮口之后的操作不是很清楚，但是，因为水与米的比例是 15 ∶ 1，所以无疑是极稀的粥。另一例是治疗朐痒的处方。它属于痔的一种，会造成肛门痒痛。

五 29：取石大如拳，二七，熟燔之，善伐米大半升，水八米，取石置中，□□熟，即歠之而已。

大半，表示三分之二或四分之三。在《五十二病方》中，因为与大半相对的小半未见使用，且表达三分之一的词语用一参，所以大半恐怕意指三分之二。《病方》注将“伐”解释为“舂捣”，但具体含义可能不是这样。因为谷物的种类没有被指定，所以可能是极普通的东西。顺便说一下，根据筱田统的研究，主食是禾、稷、黍。若有聚会什么的，也会奢侈地拿出來（小麦）、牟（大麦），粱和稻就是很高的款待了[①]。

谷物的粥或米汁在制法上与水煮（第一种原汤液）相通。虽说如此，其适应证与水煮不同，也与酒、醋煮相异。这表明，粥或米汁是一般性剂型汤液概念形成的另一个契机。本章开头处引用的《中国医学大辞典》提到的“一说”，即指此。

虽然偏离主题，但是，这里想提请注意的，是有关五 29 的煮法。筱田统曾经这样写道[②]：

> 在烧煮饮食上应该注意的，是毛里奇奥报告的，从非洲、澳大利亚、美洲、太平洋诸岛到东欧都在使用的“热石沸水”，在这个国家（中国）难觅踪影。

但是，五 29 的制备法证明，其技术在中国也存在。《五十二病方》不仅对医学史、药学史，对食物史来说，也是非常珍贵的资料。

① 请参照篠田統「古代シナにおける割烹」（『東方學報』京都第三十冊・中国古代科学技術史の研究，1957，第 253–274 頁），及『中国食物史』（柴田書店，1974，第 31 頁）。另外，请参照林巳奈夫「漢代の飲食」（『東方学報』京都第四十八冊，1975）。

② 篠田統：「古代シナにおける割烹」，『東方學報』京都第三十冊・中国古代科学技術史の研究，1957，第 262 頁。

三、《武威汉代医简》中的汤方

《武威汉代医简》[①]，不是像《五十二病方》那样的综合性书籍。它部头很小，汤液及其相关记载也不多。但是，它提供了两三条极有启示性的资料。很遗憾，该墓的墓葬年代尚未被确认，但被推定为东汉前期。

在《武威汉代医简》中，“汤”这一用语出现两回。首先来看慢性痢疾的疗法。

武 1：黄连四分，黄芩、石脂、龙骨、人参、姜、桂各一分，凡七物，皆并冶合，丸以蜜，大如弹丸。先晡食，以食大汤饮一丸。

晡食，指晚饭。如果认为不分剂型如何，一般用数种药物来调配，就是中国制药法的特征，那么，《武威汉代医简》的处方则证明了，从《五十二病方》开始，经过三百年的时间，配药的基本观念与手法在该时期已经确立了。武 1 不过是使用同样的调配法的一例。

这些姑且不论，所谓饮丸药的“食大汤”是什么呢？一个非常相似的服用法例子是，散剂“先晡饭，米麻饮药耳”。麻，是糜，即粥。“食大汤”大概是吃饭时喝的温热液体。但它不是单纯的白开水，而是汤之类的东西。不管怎样，它不可能是汤液

① 引文全部依据甘肃省博物馆、武威县文化馆合编《武威汉代医简》（文物出版社，1975）。关于引文的详细解释，请参照『新発現中国科学史資料の研究　訳注篇』。另外，请参照赤堀昭「武威漢代医簡について」（『東方學報』京都第五十冊，1978）和前揭森村謙一「新出土資料における自然品目の研究」（『東方學報』京都第五十三冊，1981）。

或原汤液。

另外一个用例，是常说的“汤方”，即使用了十种药物的煎煮药。

武2：治久咳逆上气汤方。紫苑七束，门冬一升，款冬一升，橐吾一升，石膏半升，□□□□，桂一尺，蜜半升，枣卅枚，半夏十枚。凡十物，皆㕮咀。半夏毋㕮咀。洎水斗六升，炊令六沸，浚去滓。温饮一小杯，日三饮。即药宿当更沸之。不过三四日愈。

㕮咀，是将药物捣碎，制成大豆大小的意思。《集注本草》陶弘景序录云：“凡汤、酒、膏药，旧方皆云㕮咀者，谓秤毕，捣之如大豆，又吹去细末。”在本草中，紫苑、款冬是草部中品，门冬是草部上品，半夏是草部下品，枣是木部上品。橐吾，本草作款冬别名。在列举的药物中，与张仲景《金匮要略》卷上《肺痿肺痈咳嗽上气病脉证治第七》处方中的药物，多有重合。我们在这里能够清楚地看到，从那种特定的狭隘框架中得到解放的，既非利尿剂、也非发汗剂的一般剂型的汤液概念已经形成，它与使用几种药物的独特配药法结合在了一起。同时我们也注意到，在全部药剂中，汤剂所占比例绝不算多。

因为汤液的概念已经确立了，所以，如果认为酒煮和粥是原汤液的话，那么，它们也理应发生些什么变化。

武3：治伏梁裹脓在胃肠之外方。大黄、黄芩、芍药各一两，消石二两，桂一尺，桑螵蛸十四枚，䗪虫三枚，凡七物，皆㕮咀，渍以淳酒五升，卒时煮之。

伏梁，是病名。䗪虫，中药名，即土鳖虫。《武威汉代医简》（文物出版社，1975年）的注释，将“卒”释作“晬”，然后解释“晬时”为“周时”，即一昼夜的意思。通过将药物在酒中渍一昼夜，制备好溶出液，然后将之煮后饮用。虽然这是其中用酒的唯一例子，但是，这已经不能称作酒煮。因为其重心明显放在制备溶出液上。关于粥，在米麻之外，还能看到一例。

武4：（缺文）当大下。水尽，饮大麦粥。

由于缺文，前后关系不是很清楚。但是，大概是给予泻药，并在这之后饮用。在《五十二病方》中，粥是药。但是，在《武威汉代医简》中，粥被当作送服药的液体和症状缓解后的“病号饭”。此时，三种原汤液皆已消亡。

《五十二病方》与《武威汉代医简》的差异，不只是反映了时间上的间隔，也或许多少折射了南与西空间上的距离和风土上的不同。但是，尚无证实这一点的资料。因此，只能单纯地将其还原为时间上的差异。《史记·扁鹊仓公列传》与《黄帝内经》并不是有关药物疗法的书，但它们可以些许填补这三百年间的空白。

四、《史记·扁鹊仓公列传》中的汤与火齐

《史记》中的《扁鹊传》与《仓公传》所具有的资料意义，完全不同。扁鹊多半是传说性人物，其中能看到的医学知识，可以考虑为著者司马迁时代的。而仓公淳于意则是汉文帝（公元前

179—公元前 157 年在位）时期真实存在的人物。正如前章所论述的那样，《仓公传》的主要部分，是以淳于意的诊籍为基础构成的。两者不可同日而语。我们将两个人的传记分别作为完整的资料来进行讨论。另外，所有未注明出处而言及或引用的前人注解，均出自泷川龟太郎的《史记会注考证》。

首先来讨论《扁鹊传》。下面的话，不是扁鹊说的，而是对医学有些许心得的人的言论。

史 1：臣闻上古之时，医有俞跗，治病不以汤液、醴灑、镵石、挢引、案抚、毒熨，……

多纪元简指出，在《鹖冠子·世贤》陆佃注的引文中，“醴灑”写作“醴洒”，但“醴洒”恐系“醴酒”之误。受这种观点影响，泷川龟太郎说，“灑”当作“酒”。后人误作“洒”，进而误作“灑”。镵石，即砭石。挢引，即体操，即日后所说的导引。马王堆三号汉墓出土了这方面的图与简单的图解，而张家山汉墓出土了《引书》。案抚，即按摩。“毒熨”的“毒”，指毒药，即作用强烈的药；“熨”，即罨法。据司马贞注，指“以药物熨帖”患部。据滕维寅注，系指这后面出现的所谓“五分熨之类”，即“以药热熨病所也。《灵枢》有药熨法”。

在这里列举的治疗法中，使用药物或有使用可能性的，是汤液、醴酒、毒熨。关于醴酒，后面会详细论述。这里为了解毒熨是什么，我将引用滕维寅所说的药熨法，而它作为制药过程的记述也很有意思。顺便说一下，在后面引用的史 3 和韩 1 中，也能看到“汤熨”这一用语。《太素》卷二十二《三变刺》(《灵枢》卷二《寿夭刚柔》)云：

黄1：黄帝问曰：药熨奈何？伯高曰：用淳酒廿升(《灵枢》“升”作“斤”，下同)，蜀椒(一)升，干姜一升，桂(桂心)一升，凡四种，皆㕮咀，渍酒中。用绵絮一斤，细白布四丈，皆并内酒中。置酒马矢温中，盖封涂。勿使泄，五日五夜，出布绵絮，曝之，干复渍，以尽其汁。每渍必晬其日，乃出干。并用滓与绵絮，复布为复巾，长六七尺，为六七巾。即用之生桑炭炙巾，以熨寒痹所乘(“乘”也作“刺”。据《针灸甲乙经》卷十《第一》校改)之处，令热入于病所，寒复炙巾以熨之，三十遍而止。即汗出，炙巾以拭身，亦三十遍而止。

对于寒痹病，是针刺后再施罨法。将药物浸渍在淳酒中，让绵絮和布染上溶出液后曝干，将药物滓和绵絮包在布里，加热后置于患部。晬，前面也提到，是经过一昼夜的意思。在《五十二病方》中有更简单的药熨法。下面引用一例破伤风的疗法。

五30：治之，熬盐令黄，取一斗，裹以布，淬淳酒中，入即出，蔽以市，以熨头。

市，是韍的古字体，即鞣制皮蔽膝。在幼儿身体强直的婴儿索痉疗法中，记载了将盐与另一种药物掺和进黏土中，蒸后置于患部的罨法。将《黄帝内经》中的罨法与它们进行比较，能很容易看到，药物组成复杂化这种无关剂型的一般性倾向。

关于史1，首先要注意的是，汤液与醴酒被并列记述。在

《黄帝内经》中，能看到非常接近《史记》该节文意的句子："上古圣人作汤液醪醴，为而不用，何也？"（参见后文黄 9）。在这样作为惯常表达而并列记述的汤液与醴酒或醪醴之间，肯定存在某种密切的关系。

关于醪酒，富有启示性的是下面的文字。

史 2：扁鹊曰：疾之居腠理也，汤熨之所及也。在血脉，针石之所及也。其在肠胃，酒醪之所及也。其在骨髓，虽司命无奈之何。

汤熨，是温热身体的疗法。汤，为药汤之类。针石，是用于化脓性疾病手术和泻血的石制器具。司马迁可能从《韩非子·喻老》中引用了该文章，但是在表达上进行了些许加工。

韩 1：扁鹊曰：疾在腠理，汤熨之所及也。在肌肤，针石之所及也。在肠胃，火齐之所及也。在骨髓，司命之所属，无奈何也。

这里值得关注的是，"酒醪"写作"火齐"。卢文弨云，《新序》将"火齐"写作"大剂"，"剂"同"齐"，"大"当为"火"之误。我将《韩非子·喻老》看成是韩非青年时期的著作，即公元前 250 年左右的作品。司马迁将"火齐"改写成"酒醪"，其中应存在什么历史上的根据。如果是这样，那么，与汤液和醪醴之间的情况相同，在酒醪和火齐之间，也存在一些密切的联系。

"齐"这一用语，在《史记·扁鹊传》中仅见一处。该传虽然只记述了一例具体的治疗行为，但传中提到了"齐"或"齐和"。

史3：扁鹊乃使弟子子阳厉针砥石，以取外三阳五会。有间，太子苏。乃使子豹为五分之熨，以八减之齐和煮之，以更熨两胁下。太子起坐，更适阴阳，但服汤二旬而复故。

关于“五分”与“八减”，唐司马贞有过解释。但是，正如中井积德所说的那样，“恐当时别有所指”。总之，其意义不明。对于“以八减之齐和煮之”，另外还有两种断句，“以八减之，齐和煮之”与“以八减之齐，和煮之”。因为文意不明，所以断句方式也无法确定。我们先来弄清楚“齐”或“齐和”的用例。

《周礼·天官·亨人》云：

周1：掌共鼎镬，以给水火之齐。

“共”，通“供”。郑玄注云：“齐，多少之量。”《汉书·艺文志·方技略·经方家》云：

汉1：经方者，本草石之寒温，量疾病之浅深，假药味之滋，因气感之宜，辨五苦六辛，致水火之齐，以通闭解结，反之于平。

经方属于以药物疗法为中心的临床医学。《周礼·天官·疡医》云：

周2：掌肿疡、溃疡、金疡、折疡之祝药劀杀之齐。

郑玄注云：“祝当为注，……注，谓附着药。劀，刮去脓血。杀，谓以药食其恶肉。”贾公彦疏云：“注药于疮，乃后刮杀。而言齐者，亦有齐量之宜也。”同一章中的“食医，中士二人”的注云“食有和齐药之类”，疏云“皆须齐和与药”。

《礼记·少仪》指定燕享的方式，云：

礼1：凡齐，执之以右，居之于左。

郑玄注云："齐，谓食、羹、酱、饮有齐和者也。"孔颖达疏云："凡齐者，谓以盐梅齐和之法。"《汉书·艺文志·方技略·医经家》云：

汉2：医经者，原人血脉、经络、骨髓、阴阳、表里，以起百病之本，死生之分，而用度针石汤火所施，调百药齐和之所宜。至齐之得，犹慈（磁）石取铁，以物相使。

总之，所谓齐，指分量或加减，或是加减后调理、调配之物。所谓"以八减之齐和煮之"，恐怕是用八减这种加减方式调配后，放在火上煮的意思。

下面我们转到《仓公传》的讨论。淳于意是诊断法，特别是脉诊的大家。他的临床医学最显著的特色，就是利用脉法进行诊断，并据此给药，实施治疗。可以说，对伴随针灸疗法一同发展起来的脉诊法的造诣与自信，支撑着他的医疗活动。我们要在牢记这一点的同时，来讨论淳于意诊籍中被称为汤的处方和相关处方。

史4：齐王中子诸婴儿小子病，召臣意诊。切其脉，告曰："气鬲病。病使人烦懑，食不下，时呕沫……"臣意即为之作下气汤以饮之，一日气下，二日能食，三日即病愈。

切，指把脉。气鬲，指胸堵得吃不下东西，时而连沫带食物都呕吐出来的疾病。在这里我们才第一次邂逅具有让人想起后世汤剂名称的药。事实上,《中国医学大辞典》在“仓公方”名下，举出了使用十四种药物的“下气汤”处方。但很难想象，具有这样复杂组分的汤剂在淳于意时代已经存在。这里提到的症状非常类似于《武威汉代医简》“治久咳逆上气汤方”和《金匮要略》卷上《肺痿肺痈咳嗽上气病脉证治第七》中记载的症状。因此，完全能将该“下气汤”看成是这些文献所记载汤剂的祖型。

在《仓公传》中最值得注意的，大概就是用“火齐”之名称呼的数种药。习称为“火齐”的医学用语，实际上只出现于《韩非子·喻老》与《史记·仓公传》中。些许奇怪的是，甚至在《黄帝内经》中也没有看到。后世似乎已经遗忘了这一用语。但是，从战国末期到汉代初期一直被使用的这一用语，在解明汤液的形成过程上，给予了重要的启示。

史5：齐郎中令循病。……臣意诊之，曰：“涌疝也，令人不得前后溲。”循曰：“不得前后溲三日矣。”臣意饮以火齐汤。一饮得前后溲，再饮大溲，三饮而疾愈。

前后溲，指大小便。不过，在药剂之外也有使用“火齐”这一词语的例子。例如,《礼记·月令·仲冬之月》云：

礼2：乃命大酋，秫稻必齐，曲蘖必时，湛炽必絜，水泉必香，陶器必良，火齐必得。

郑玄注云：“酒孰曰酋。大酋者，酒官之长也。……秫稻必齐，谓孰成也。湛，渍也。炽，炊也。火齐，腥孰之调也。”孔颖达疏云：“火齐必得者，谓炊米和酒之时，用火齐生熟必得中也。”

火齐是将煮好的米与曲适当地加以混合，用火加热使其发酵。另外，《荀子·强国》曰：

荀 1：刑范正，金锡美，工冶巧，火齐得，剖刑而莫邪已。

杨倞注云："火齐得，谓生孰齐和得宜。"刑范，指铸模。莫邪，系名剑。不论怎样，所谓火齐，都是将熟的材料与生的材料调配后放在火上加热的意思。就药物而言，用这种方法制作发酵性药剂的操作，就是火齐。从《韩非子》的用例可知，经由这种操作制成的药物，也称为火齐。

称为"火齐"的处方还有五例。

史 6：齐中御府长信病。臣意入诊其脉，告曰："热病气也。然暑汗，脉少衰，不死。"……臣意即为之液汤火齐逐热。一饮汗尽，再饮热去，三饮病已。

"为之液汤火齐"，通常被解读为"为之火齐液汤"，但是，这样则不成语句。不过，因为火齐原本是指制备操作的用语，没有规定其材料，所以该处的液汤与史 5 的火齐汤，未必是相同的。事实上，火齐汤是通利剂，而该液汤用作下热剂。

"液汤"一词见于《汉书·郊祀志》，属于新朝王莽即位后的记事。

汉 3：莽篡位二年，兴神仙事，以方士苏乐言，起八风台于宫中。台成万金，作乐其上，顺风作液汤。

如淳注曰："《艺文志》有液汤经，其义未闻也。"《汉书》现今文本所说的《汤液经法》，可能在如淳看到的文本中写成《液汤经》。这里所说的液汤，无疑是长生不老之药。

在大小便不利的疾病中使用火齐汤的例子，除史 6 外还有两例。

史 7：齐王太后病，召臣意入诊脉。曰：“风瘅客脬，难于大小溲，溺赤。”臣意饮以火齐汤。一饮即前后溲，再饮病已，溺如故。

脬，指胞，是膀胱的意思。

史 8：齐北宫司空命妇出于病。……臣意诊其脉，曰：“病气疝，客于膀胱，难于前后溲，而溺赤。病见寒气则遗溺，使人腹肿。”……臣意即灸其足厥阴之脉，左右各一所，即不遗溺而溲清，小腹痛止。即更为火齐汤以饮之，三日而疝气散，即愈。

小腹，指下腹部。下面有按火齐操作制作的米汁与粥。

史 9：齐淳于司马病。臣意切其脉，告曰：“当病迵风。迵风之状，饮食下嗌辄后之。病得之饱食而疾走。”……臣意告曰：“为火齐米汁饮之，七八日而当愈。”……其家复召臣意。臣意往问之，尽如意诊。臣即为一火齐米汁，使服之，七八日病已。

嗌，指咽喉。迵风的症状是吃下去的食物立即变成大便排出。

史 10：齐王故为阳虚侯时，病甚。……臣意诊脉，以为痹。根在右胁下，大如覆杯，令人喘，逆气不能食。臣意即以火齐粥且饮，六日气下。即令更服丸药，出入六日，病已。

从用丸药来补强药效可知，期待于火齐粥的药效应不是很强。

如果将液汤火齐也作为药名来处理，那么，称为“火齐”

的东西，换而言之，被认为用火齐这种操作制备出来的东西，有火齐汤（三例）及液汤火齐、火齐米汁、火齐粥（各一例）四种。作为通利剂使用的火齐汤，直接让人想起《五十二病方》中治疗尿路疾病用的水煮药物与酒、醋煮药物，即我所谓的第一、第二种原汤液。相比之下，改变材料的组成，使药效针对下热的，是液汤火齐。止泻的火齐米汁与下气剂的火齐粥，虽然与第三种原汤液相关，但是，我们要注意到，它们使用了与汤液相同的操作这一点，以及格外强化了火齐米汁系患者用食物的性质这一点。看上去，火齐粥与史 4 的下气汤，发挥了相同的效用。

在《仓公传》中，还有一处出现了“齐”这个字。该处就是被淳于意斥为“公所论远矣”的齐王侍医的一段话。

史 11：夫药石者有阴阳水火之齐。故中热即为阴石柔齐治之，中寒，即为阳石刚齐治之。

这里所说的“齐”，不是指操作，而是指制备好的药剂。这种用例未见于他处。

下面我们将讨论转至火齐之外的汤。

史 12：齐中大夫病龋齿。臣意灸其左大阳明脉，即为苦参汤，日嗽三升，出入五六日，病已。

苦参，在本草中属草部中品。《金匮要略》卷上苦参方记载有：“以苦参一升，水一斗煎，取七升，去滓。”淳于意的处方大概也大同小异。

史 13：臣意望见王后弟宋建，告曰：“君有病，往四五日，君腰胁痛，不可俯仰，又不得小溲。”……臣意即为柔汤使服，十八日所而病愈。

据说，宋建的病因是举石而没举起来所引起的腰胁痛。大概是闪腰之类的病。柔汤是一种止痛药。所谓“柔”，与史 11“柔齐”中的“柔”相同，是描述其效果表现方式的词语。淳于意另外在“论曰”中引用“悍药”这一用语，在“论法曰”中引用“刚药”这一用语，这种悍、刚的对立概念就是柔。滕惟寅论述说：“柔汤补药也，对刚剂言。”但是，刚与柔在多大程度上对应后世的攻与补，恐怕还有探讨的余地。

淳于意不仅用汤剂治疗疾病，还讲到把汤法教授给弟子。

史 14：菑川王时遣太仓马长冯信正方。臣意教以案法、逆顺论、药法、定五味及和齐汤法。

“和齐”与“齐和”相同，是通过加减药材的分量来制备药物的意思。重要的是，在药法之外，还存在和齐汤法。不论是作为剂型还是制备方法，汤液都已经被给予了独立的位置。在淳于意的治疗法中，汤剂所占比例之大，统计一下二十五例诊籍就能知道。但是在此之前，还有另一个必须言及的，就是药酒。

史 15：济北王病，召臣意诊其脉，曰：“风厥胸满。”即为药酒，尽三石，病已。

风厥，是一种发热、出汗而胸闷的疾病[1]。这种药酒的效用接近

① 《太素》卷二十五《热病决》(《素问》卷九《评热病论》)云：“汗出而身热者，风也。汗出而烦满不解者，厥也。病名曰风厥。”

液汤火齐和火齐粥。它恐怕不是酒煮，而是醪酒一类。

根据淳于意的医案，在诊察的二十五人中，诊断十人无法挽救，因而未进行治疗。《黄帝内经》屡屡强调，诊断法的第一要谛在于“决死生”。在《仓公传》中，这个词已经出现。不仅在古代中国，古代希腊[①]也如此，判断是否是可救治患者，并不插手不可救治的患者，是成为名医的条件。在这种场合，淳于意只是说明诊断的结果及理由。其余的十五人，因而也理所当然，非常顺利地康复了。他们的治疗法如表 2–3 所示。其中，并用两种疗法的情形有五例。使用汤或火齐名称的占全体的 45%[②]，只称作汤的有 35%。加上药酒，液体药的比例达到 50%。

表 2–3　淳于意的治疗法

治疗法	例数
汤、火齐	9
药酒	1
散药	2
丸药	1
药	1
灸	2
针	2
其他	2
合计	20

表 2–4 列出了汤、火齐及药酒的细目。在《五十二病方》三种原汤液的二十例中，有十二例，即 60% 被用于治疗尿路疾病。

① Hippocratic Writings, edited with an introduction by G.E.R.Loyd, Penguin Books, 1983, p.16.

② 译者注：原文作 40%，有误，现改为 45%。

但是在这里，通利剂只有火齐汤三例，占液体药的30%。另外，在《扁鹊传》中，《韩非子》中的火齐被置换成了酒醪，但是在这里，火齐作为一方面与汤，另一方面与米汁、粥相结合的概念登场了。而且，增加了药酒，其药效接近名为火齐的液汤和粥。如果将火齐与药酒合计在一起，那么，酒精性的东西则达到70%。

表2-4 汤、火齐、药酒的细目

治疗法	功效	例数
火齐汤	通利	3
液汤火齐	下热	1
火齐米汁	止泻	1
火齐粥	下气	1
下气汤	下气	1
柔汤	止痛	1
苦参汤	咳嗽药	1
药酒	下热、下气	1
合计		10

在《仓公传》中，没有药物制备方法的记述。而且，除去一两个例子外，使用的药材也没有得到记载。因此，在推论上也存在限度。但是，如果从《五十二病方》的原汤液来看，无疑已经产生了相当大的变化。相当于第一、第二种原汤液的东西，已经获得了汤、火齐或药酒的概念。而且，其中的两个，还与构成第三种原汤液的米汁、粥，共享了火齐的概念。此外，至少有三个可以看成与后世的汤相同的东西。在淳于意生活的时代里，作为一般剂型的汤液的概念，正在逐步形成。

五、《黄帝内经》中的汤液与醪醴

《黄帝内经》是标榜针法的黄帝学派著作。虽说如此，他们也不可能无视药物疗法，也并不是不加以利用。该书包含了若干重要的、富于启发性的证言。《黄帝内经》无疑也收录著作年代早于淳于意诊籍的，或与其同时代的文章。不过，我认为其大多数恐怕是淳于意时代之后，在西汉中期到东汉这段时间被撰写成的。如果是这样，那么，它就是连接《仓公传》与《武威汉代医简》之间的资料。

“汤”这一用语，当然也被用在只是将水烧开这种意义上。它又有喝的汤和沐浴的汤两种情形。比如“已食若饮汤”(《太素》卷二十七《七邪》、《灵枢》卷十二《大惑论》)，“足如履冰，时如汤入腹中”(《太素》卷二十八《痹论》、《灵枢》卷五《厥病》)，就属于前者。“热气下于两股，如汤沃之［伏］(状)”(《太素》卷二十七《邪传》、《灵枢》卷十《百病始生》。［ ］内系《太素》原文，( )内系《灵枢》原文，下同)，“夫疟者之寒也，汤火不能温也”(《太素》卷二十五《三疟》、《素问》卷十《疟论》)，“少腹、膀胱按之，两髀若沃以汤”(《太素》卷三《阴阳杂说》、《素问》卷十二《痹论》)，就属于后者。“刺热者，如手探汤”(《太素》卷二十一《诸原所生》、《灵枢》卷一《九针十二原》)则理解成哪一种意义都可以。作为这种汤里放入药物的用例，在患痹不仁、肿痛病的时候，指示“当是之时，可汤熨及火灸刺而去之”(《素问》卷六《玉机真藏论》)。但也能看到接着就别的病所说的“当是之时，可按可药可浴”，“可灸可药”这种话。浴，是热水浴。而汤熨的汤，大概是将患部放入盛有药汤的容器中进行温热的疗法。

在《黄帝内经》中，“汤”这一用语用法的最显著特征，就是已经被用作表达一般剂型的概念。关于史 15 中的风厥：

黄 2：表里刺之，饮之服汤。(《太素》卷二十五《热病说》、《素问》卷九《评热病论》)

杨上善注云：“可刺阴阳表里之脉以攻其外，饮之汤液，以疗其内。”另外，《医心方》卷一引《太素》佚文曰：

黄 3：病有生于风寒、暑湿、饮食、男女。非心病者，可以针石、汤药去之。喜怒、忧思、伤神为病者，须以理清明情性，去喜怒忧思，然后以针药禆而助之。但用针药者，不可愈之。

黄 2 是指示将针法与药物疗法对等组合使用的少数用例中的一个，而黄 3 则是将源于精神性因素的疾病与其他疾病区别后，论述其治疗原则的文章。

黄帝学派似乎从一开始就使用“汤液”这一用语。在我认定为《黄帝内经》中最初期作品的两篇论文中，就已经能看到它了。

黄 4：黄帝坐明堂。雷公曰：“臣受业，传之以教，皆以经论、从容形法、阴阳刺灸、汤液药滋。”(《太素》卷二十九《水论》、《素问》卷二十四《解精微论》。后者将“汤液药滋”写作“汤药所滋”)

黄 5：黄帝曰：“子试别通五脏之过，六腑之所不［知］(和)，针石之败，毒药所宜，汤液滋味。具言其状，悉言以对。请问不知。”雷公曰：“肝虚、肾虚、脾虚，皆令人体重烦［悗］（冤），当投毒药、刺灸、砭石、汤液，或已或不已，［请］（愿）闻其解。”（《太素》卷十六《脉论》、《素问》卷二十三《示从容论》。［ ］内为《太素》原文，（ ）内为《素问》原文）

“知”，是治愈的意思。在这里，汤药与指称具有强作用的毒药相比，一般被看成是药效和缓的剂型。在后期论文中有下面这样的用例。

黄 6：中古之治病，病至而治之。汤液十日，以去八风五痹之病。十日不已，治以草荄。……暮代之治病也则不然，……病形已成，乃欲微针治其外，汤液治其内。（《太素》卷十五《色脉诊》、《素问》卷四《移精变气论》）

据杨上善注，“草荄”是“药草根茎”。后半部分微针与汤液的对比，是将黄 2 一般化了的表达。这暗示黄帝学派认识到了这种剂型的一般性，甚至以汤液代表药剂。他们也许作为针法的辅助疗法或并用疗法而喜好汤液。

虽说如此，但在《黄帝内经》中却只记载了两例汤液的具体制法。

黄 7：发于胁，名曰败疵。败疵者，女子之病也。灸之。其状大痈脓，其中乃有生肉，大如赤小豆。治之，剉蔆翘草根及赤松子根各一升，以水一斗六升煮之，竭为三升。即强饮，厚衣坐釜上，令汗出至足已。（《太素》卷二十六《痈疽》、《灵枢》卷十二《痈疽》。但是，不论哪个，文章都有脱误。据《针灸甲乙经》补改）

这种疗法，与《五十二病方》中治疗破伤风的五17和治疗疽的五24、五26非常相似。特别是五17记载的“温衣夹坐四旁，汗出到足，乃□”（缺字恐为“已”），连服用后的处置甚至措辞都酷似。唯一不同的是，相对于《五十二病方》的酒煮，它是水煮，是坐在釜上促进发汗。作为治疗法，可以认为它们是一脉相承的。正因为如此，在从酒煮到水煮的变化中，能看到汤液形成的轨迹。“蔆翘”意义不详，“赤松子根”指赤松的果实与根。

另外一例是半夏汤。《仓公传》中出现的半夏丸，据多纪元坚研究，被用作泻下剂。但是，该半夏汤被投用在失眠症上。

黄8：其汤方以流水千里以外者八升，扬之万遍，取其清五升煮之。炊以苇薪，大沸。量秫米一升，治半夏五合，徐炊，令竭为一升半。去其滓，饮汁一小杯，日三，稍益，以知为度。故其病新发者，覆杯则卧，汗出则已矣。久者，三饮而已。（《太素》卷十二《营卫气行》、《灵枢》卷十《邪客》）

这种疗法的目的，是“补其不足，泻其有余，调其虚实，以通其道而去其邪”，并且“饮半夏汤一剂，阴阳以通，其卧立至”，“此所谓决渎壅塞，经络大通，阴阳和得者也”。所谓“流水千里以外者”，可能指流淌了一千多里的大河之水，当然是浊水。“扬之万遍”，应指反复沉淀，取其上部的澄清部分。这里是从八升浊水制备五升清水。《五十二病方》中记载有“湮汲三浑”这种操作[①]。苇，是水边生长的草，被认为与水具有共同的性

① 参见山田慶兒『夜鳴く鳥——医学・呪術・伝説』，第11-12、41頁。

质[1]。据《淮南子·览冥训》[2]，女娲积芦苇灰治理洪水。芦苇灰意味着干燥。用苇来炊煮，大概能促进水的蒸发。具有这种咒术意义的一连串操作，在制备好水煮的沸腾水后结束。“秫”，《说文解字》曰“稷之黏者”，《尔雅·释草》郭璞注曰“谓黏粟”。只用秫米的话，就是粥或米汤。但是，如果给它加入半夏粉末，滤去滓，那么得到了被称为“汤”的剂型。《五十二病方》中的第三种原汤液，经由这种加入药物、滤滓的操作，就变成了汤剂。

关于五谷汤液与醪醴，在《黄帝内经》中存在重要的证言。

黄9：黄帝问曰：“为五谷汤液及醪醴奈何？”岐伯对曰：“必以稻米，炊之稻薪。稻米者完，稻薪者坚……”帝曰：“上古圣人作汤液醪醴，为而不用，何也？”岐伯曰：“上古圣人作汤液醪醴者，以为备耳。”（《太素》卷十九《知古今》、《素问》卷四《汤液醪醴论》）

稍后我会讨论醪与醴。但这里预先说明，它们分别是浊酒与甘酒。由上文可知，不只是在酒，在五谷汤液里，最受重视的也是稻米。

提出更具启示性问题的，是接下来的一段。这里将重要的地方，引用原文。

黄10：夫上古作汤液，故为而弗服也。……当今之世，必齐毒药攻其中，镵石针艾治其外。

① 根据林巳奈夫教授的建议。
② 译者注：原书作《淮南子·天文训》，有误。

"必齐毒药"，按照字面意思，就只能解读为"必须制备好毒药"。但是，如果看句子结构，就会发现，必齐毒药与镵石针艾构成对举，存在必齐－镵石／毒药－针艾这种对应关系，要读为"以必齐、毒药攻其中，以镵石、针艾治其外"。那么，"必齐"是什么呢？幸好在《黄帝内经》中存在另一篇言及"必齐"的文章。

黄 11：容色见上下左右，各在其要。其色见浅者，汤液主治，十日已。其见深者，必齐主治，二十一日已。其见大深者，醪酒主治，百日已。（《太素》卷十五《色脉诊》、《素问》卷四《玉版论要》）

"容色"，指因疾病造成的、呈现在面部的颜色。从短期治愈的疾病，到必须长期疗养的疾病，按照汤液、必齐、醪酒的顺序给药。

在这里，我立即想到了"火齐"。作为医学用语，"火齐"只出现在《韩非子·喻老》与《史记·仓公传》中，然后就消失了踪影。不仅如此，司马迁还将《喻老》中所说的"火齐"，在《史记·扁鹊传》中改成了"酒醪"。到那时，人们大概不仅已经对"火齐"一语不是很熟悉了，而且还将其看成酒醪的一种。如果是这样，那么就十分有可能，在"火齐"的意义被忘却了的时候，笔写之际将之误作为"必齐"。

总而言之，我认为，黄 10、黄 11 的"必齐"为"火齐"传写之误。这样改正后，我们再来阅读。根据黄 10，火齐是与古老手术器具镵石（即砭石）相对比的药物。而根据黄 11，火齐是定位在汤液与醪酒之间的药物。通过将“必齐”读为“火齐”，失传的“火齐”的意义又复活了。

那么，醪酒是什么呢？这里与其说是醪酒，不如也包括醴，写作“醪醴”。我们在黄 9 中已经观察到，醪醴与汤液被并记在了一起。《医心方》卷三十引《太素》佚文，这样赞美醪醴：

黄 12：醪醴者，贤人以适性，不可不饮。饮之，令去病怡神。必此改性以毒也。

根据《说文解字》，醪，是“汁滓酒”，即浊酒；醴，是“一宿孰”，即用一夜的时间酿成的甘酒。根据徐灏的笺注，醴是非常淡的酒，而醪是淳酒，味甘。不用说，在药用的醪醴中，也有加入药物的。

在《黄帝内经》中，有一处关于醴的记载。

黄 13：黄帝问曰：“有病心腹满，旦食则不能暮食，此为何病？”岐伯对曰：“名为鼓胀。”帝曰：“治之奈何？”岐伯曰：“治之以鸡矢醴，一齐知，二齐已。”（《太素》卷二十九《胀论》、《素问》卷十一《腹中论》）

根据杨上善的注，鸡矢醴的做法是，“可取鸡粪作丸，熬令烟盛，以清酒一斗半沃之，承取汁，名曰鸡矢醴”。他大概是依据什么资料写下的此注。的确，从《五十二病方》的用例来看，有可能存在这样的处方。但是，这种制法不符合“一宿孰”这种醴的定义。

关于醪，能看到将其应用于治疗不仁（即知觉麻痹）的记载。

黄14：形数惊恐，筋脉不通，病生于不仁，治之以按摩醪药。(《太素》卷十九《知形志所宜》、《素问》卷七《血气形志》、《灵枢》卷十二《九针论》)

杨上善直接将“醪药”换为“醪醴”，而王冰则注云，“醪药，谓酒药”。不管怎样，醪醴是什么样的药，仍不清楚。既说对“不仁”有效，又说是“改性之毒”，这意味着什么呢？

给我们提供解决线索的，是与《五十二病方》一同从马王堆三号汉墓出土的《养生方》与《杂疗方》。很遗憾，这两部书的相关部分均破损严重。幸亏经由马继兴的论文《我国最古的药酒酿制方》[①]，能够一窥其大概。

根据马继兴的研究，在《养生方》中，限于可判读的，包含有六个酿造药酒的方子。下面我们就引用他的文章。

（1）**用麦冬**（即颠棘）**配合秫米等酿制的药酒**（原题“以颠棘为浆方”，治“老不起”）。

（2）**用黍米、稻米等制成的药酒**（“为醴方”，治“老不起”。按此方和《齐民要术》所引《食经》的制醪法很相似）。

（3）**用好酒**（“美酒”）**和麦□**（药名，不详）**等制成的药酒**（“为醪”，为强壮剂）。

（4）**用石膏、藁本、牛膝等药酿制的药酒**（制法不详，见“用少”）。

（5）**用漆和乌喙**（即乌头）**等药物酿制的药酒**（制法不详，见

① 马继兴：《我国最古的药酒酿制方》，《中国药学杂志》，1980年第7期，第28-29页。

“醪醴中”，为强壮剂）。

（6）用漆、节（药名）、黍、稻、乌喙等酿制的药酒（见“醪醴中”，为强壮剂）。

在《杂疗方》中能看到的酿造药酒，只有下述一方。

用智（药名，不详）和薜荔根等药放入甗（古代的一种炊事用蒸器）内制成醴酒（见“□□加酿”，为强壮剂）。

顺便说一下，（2）中所指出的《食经》醪制造法，大概是《齐民要术》卷七《笨曲并酒》中引用的“食经：作白醪酒法”。

生秫米一石，方曲二斤，细剉，以泉水渍曲，密盖。再宿，曲浮起。炊米三斗酘之，使和调。盖满五日，乃好。酒甘如乳。

“方曲”，指固定成方形后干燥的曲。因为《养生方》中的（2）不是醪而是醴，所以酿制的时间会更短。由（2）可知，只使用谷物的醪醴，也被认为有药物功用。另外，我们要注意，在《养生方》《杂疗方》的七种醪醴中，除去意义不明的（4），其余都是强壮剂。

关于醪的制法，幸亏（6）的相关部分被比较完整地保留了下来，故我们几乎可以窥其全貌。根据马继兴的研究，酿造分为十道工序。我们根据其划分来完整地看一遍其流程（括号内主要是依据马继兴注记所作的说明）。

为醪

1　漆（泽漆，草部下品）、节（地节，萎蕤别名，草部上品）各一

斗，以水五□（缺字疑为“斗”）□□□，

2 以汁煮紫葳（木部中品），□□□□□□□□，又浚之。

3 □曲、麦曲各一斗，□□□，卒其时（经过一昼夜），即浚。

4 □□□黍、稻□□、水各一斗。

5 并，沃以曲汁，滫之如恒饮。

6 取乌喙三颗，干姜五，焦牡（药名，不详）□，凡三物，甫（“㕮”的假借字，即将药物粉碎成大豆大小的㕮咀）□□投之。

7 先置□罂中，即酿黍其上，

8 □□汁均沃之。

9 又以美酒十斗沃之，如此三。

10 而□□，

11 以餔食（晡时，即申时）饮一杯。已饮，身体痒者，摩之。服之百日，令目明、耳聪，末皆强，□（缺字恐为“治”）□病及偏枯。

为了酿造这种药酒，谷物用黍、稻，药物用漆、节、紫葳、乌喙、干姜、焦牡，曲用□曲、麦曲，而且还用了美酒。在《五十二病方》中，具有如此复杂组分的药，也没有几个。

这种醪酒，据说能聪明耳目，强健四肢。偏枯，是在《黄帝内经》中也多次出现的半身不遂疾病。在黄11中，醪酒要服用“百日”。在这里，也指示要“服之百日”。正如马继兴指出的那样，是对体质虚弱、老化、老年性疾病有效的滋养剂、强壮剂。这正是《太素》佚文所谓的“改性之毒”。

顺便说一下，根据黄 11，醪酒服用百日，而汤液是十日，火齐是二十一日。如果看一下《史记》中淳于意的诊籍，就会发现，被命名为汤的药，除柔汤外，服用时间是从两三日到五六日。与之不同，服用柔汤十八日，火齐米汁七八日，火齐粥十二日，液汤火齐二十日，才能完全治好病。药酒治疗因为要饮尽三石，因此，可以被看成需长期服用的东西。《史记》中的记载与《黄帝内经》中的措辞，非常一致。

■ 六、汤液流派与《伤寒杂病论》

到西汉末期，汤液的制法与种类，无疑急剧地增加了。在《汉书·艺文志·方技略·经方家》中出现的“《汤液经法》三十二卷”的编纂，就证明了这一点。值得我们注意的还有，在著录的十一部书中，只有《汤液经法》以剂型为书名。汤液作为剂型，已经具备了显著的特征。虽说如此，但这并不意味着汤剂已经广泛普及、被普遍认为是药剂的代表。

例如，在《汉书》中，“医药”这一词语频频出现，但“汤药”这种说法只在《袁盎传》中出现了一次。

汉 4：盎曰：陛下居代时，太后尝病。三年，陛下不交睫解衣（闭目脱衣），汤药非陛下口所尝弗进。

《武威汉代医简》只收录一例汤方。在东汉王充的《论衡·道虚》中，代表药剂的是散剂、丸剂。

论 1：如谓百药之气，人或服药，食一合屑，吞数十丸，药力烈盛，胸中愦毒，不能饱人。

另外，《论衡·治期》云：

论 2：良医，能行其针药，使方术验者。

王充从不使用“汤药”这一词语。因为像淳于意这样多用汤剂的医师，在西汉初期就已经存在了，所以，使用什么剂型的药，可能与个人和流派的喜好与是否擅长相关。

但是，进入魏晋时代，面貌完全改变了。《三国志·蜀书·杨戏传》的注云：

三 1：戏同县后进有李密者，字令伯，《华阳国志》曰：……事祖母以孝闻。其侍疾则泣涕侧息，日夜不解带。膳饮汤药，必自口尝。

《文选》卷三十七引李密《陈情表》云：

文 1：臣侍汤药，未曾废离。

《晋书·王祥传》云：

晋 1：父母有疾，衣不解带，汤药必亲尝。

在东晋葛洪的《抱朴子·内篇》中，正如村上嘉实已经指出的那样[①]，汤药屡屡作为表达药剂的词语出现。如《抱朴子·内篇·至理》云：

① 参见村上嘉実「漢墓新発現の医書と抱朴子」（『東方学報』京都第五十三冊，1981，第 402-404 頁）。

抱1：夫愚夫乃不肯信汤药针艾，况深于此者乎？

“汤药针艾”，已经是意指医疗的常用语。

更多引文无需赘述。在东汉末期，一个可称为决定性的变化产生了。我认为，引起这种变化的，就是张仲景《伤寒杂病论》所象征的、也可称为汤液派流派的出现。

《伤寒杂病论》经过多次编纂，传至今日。据张仲景的序云，他依据《素问》《九卷》《八十一难》《阴阳大论》《胎胪药录》《平脉辨证》，撰著了《伤寒杂病论》十六卷。但是，其最初的形态是怎样的，仍不清楚。现存最古老的文本，是王叔和《脉经》的第七、第八、第九卷。但是，那里没有药物处方的记载。伤寒在《伤寒论》中，杂病在《金匮要略》中，才取得最终的形态。不过，现在没有必要去讨论文本的历史变迁过程。我们只需注意到下面这些情况就够了。张仲景依据的主要是针灸疗法书及与之结合的脉诊法书，虽然他说“博采众方”，但作为药物疗法的书他只举出了《胎胪药录》。

《伤寒论》最突出的特色，同时也是对后世最大的贡献，就是将药物疗法与诊断法，尤其是与伴随针灸疗法发展起来的脉诊法六经病相结合，奠定了临床医学体系化的基础[①]。由此，治疗法同诊断法被一对一地对应起来，药物疗法摆脱了单纯的经验水准。伴随着时代发展而被明确把握，且在《伤寒论》中得到沉淀，然后在各时代文本中得到表达的其基本观念是这样的。根据

① 关于《伤寒论》，请参照山田慶兒『中国医学はいかにつくられたか』第九章。

足三阴（太阴、少阴、厥阴）三阳（太阳、少阳、阳明）六条经脉的脉证（脉象与证候），将疾病症候群分为六种类型，即所谓的六经病。这六大脉证类型再被分为下位的类型。与诊断法的脉证类型对应的，是治疗法的药剂类型。所谓药剂类型，指共有构成各药剂的数种药物成分中的主要成分，从而共有主要药效的一群药剂。对不同类型的脉证群，给予不同类型的药剂群。对于同类型内脉证的小变异，通过药剂的小改变，即药物成分的部分替换、追加、剔除来应对。而且，这里存在这样的理论前提，即疾病从体表向内部发展，换言之，从太阳病开始，由三阳病向三阴病连续性或阶段性发展。这样一来，药物疗法就从经验性知识的累积，彻底变成得到理论性整理的一个体系。被称为六经辨证的诊疗体系的完成，则发生在宋代至明代之间。

将不亚于此的影响留给后世的、《伤寒论》的另一个重要特色，是构建了以汤液为主体的药物疗法[①]。因为张仲景直接依据的《胎胪药录》没有流传到今天，所以不能确认他的贡献究竟在哪里。但是，可以将张仲景看成连接《汤液经法》与《胎胪药录》的汤液派流派的顶峰人物。该流派恐怕是深受针灸学派影响，以脉诊法为基础，兼用以药物疗法为中心的各种技术进行治疗的折中派。事实上，《伤寒论》在汤液的汗、吐、下、温四法之外，还记载有灸、刺、水、火四法。其中，他们特别喜好使用的剂型

① 参照赤堀昭「新出土資料と『傷寒論』」（『中医臨床』臨時増刊号，1982年・五）。另外，根据赤堀昭的研究，在《伤寒论》的处方中，有汤剂九十九个，散剂八个，丸剂八个，针灸十四个，其他两个。值得注意的是，在药物疗法之外，还包含这么多的针灸疗法。

是汤液。早在西汉初期，就有学习“黄帝、扁鹊脉书”，依据脉法，主要利用汤液进行治疗的折中派淳于意。标榜针法的黄帝学派，作为辅助疗法或并用疗法，存在偏好汤液的迹象，到西汉末已将汤液视为代表性剂型。历史上脉诊法与汤剂治疗法形成了亲和关系。在针灸疗法与药物疗法的所谓边界地带，一定存在着利用脉法进行诊断且大量使用汤剂的流派。《汤液经法》大概是西汉末汤液派成果的集大成著作。

虽说如此，这个流派绝不会占据折中派或药物疗法派的主流。也许毋宁说是少数派。虽然《武威汉代医简》远远谈不上是决定性证据，但是它能旁证这一点。其中全然不见脉诊。不仅如此，不涉及脉诊法的这部书，汤剂也仅使用一例。前面已经指出，在东汉文献中，“汤液”“汤剂”一类词语的用例非常少。

到了东汉末，情况为之一变。将其成果凝结在《伤寒杂病论》中的这个流派，尝试将理论与过去经验更加紧密地结合，建立六经病与药剂之间的对应关系，进而推进基于诊断法的、以汤液为主体的药物疗法的体系化。从《伤寒论》中包含的伤寒病六经辨证在明代向适用于所有疾病的辨证论治发展，且至今被作为临床医学的基础这一事实，可以窥见它所达到的水准之高与其基本理念的重要性。在张仲景这个专有名词中被人格化的该汤液派的巨大成功，开启了汤液的时代。

第三章
本草的起源

一、从传说到历史

关于本草的起源，从某种意义上可以说已经被详尽论述过了。自东汉郑玄以来直至今日，言及或论及本草起源的文献不胜枚举。从前，有一股强烈的意愿，试图在神农、黄帝或殷商的伊尹等传说性帝王与贤人中去探寻其源头或原作者。例如，西晋皇甫谧在《帝王世纪》中讲到，“炎帝神农氏……，尝味草木，宣药疗疾……，著本草四卷”(《太平御览》卷七百二十一引)，以及“黄帝使岐伯尝味草木，典医疗疾。今经方、本草书咸出焉”(《初学记》卷二十引)。他又在《针灸甲乙经》序中论述说，“伊尹以亚圣之才，撰用神农本草，以为汤液”，这些都是将本草起源追溯到神话的突出例子。但是，倾听事实说话的人，终究会出现。梁陶弘景指出，《神农本草经》中“所出郡县，乃后汉时制”，“疑仲景（张机）、元化（华佗）等所记”（《神农本草经集注》序录）。北宋掌禹锡在《嘉祐本草》序中论述到，“盖上世未著文字，师学相传，谓之本草。两汉以来，名医益众。张机、华佗辈始因古学，附以新说，通为编述本草。”

关于本草起源的历史证据极为有限。掌禹锡根据这些历史证据，将本草书的形成期定在东汉末。如果除去固执于编者为实在名医这一点，那么，其论点并不那么离谱。现代历史研究拆除了其最后的障碍。本草起源于汉代，发明它的是无名的人们，这种结论恐怕今后也不会动摇①。尽管如此，我在这里重提本草起源问题，是因为考虑到，在数量不多的资料中，仍隐藏着未被以往的研究解明的意义。通过挖掘其被遮盖的意义，能够描绘出本草形成过程更加具体的图像。

所谓本草，是一门调查、研究和分类记载药物的名称、性质、功效、产地等的学问。记述其成果的书籍也被称为“本草”。在这里如有必要，我们通过将前者写作“本草学”，后者写作“本草书”来予以区别。时代越往后，本草书中药物形态、颜色、生态等博物学的记载越多，包括图文在内的记述也越准确。尽管如此，本草到底是药物学，直至清末也没有蜕变成博物学。最早的植物志《植物名实图考》，在1848年才出现。在该书中可以发现，被称作本草的、以汉代《神农本草经》为祖型，在明代敕撰《本草品汇精要》与李时珍《本草纲目》中形成的，关

① 迄今为止有关本草起源的研究有：中尾万三『漢書芸文誌より本草衍義に至る本草書目の考察』（京都薬学専門学校薬窓会，1928）、渡辺幸三「陶弘景の本草に対する文献学的考察」（杏雲書屋編『本草書の研究』武田科学振興財団，1977）、岡西為人『本草概説』第一部第一章至第三章、那琦《本草学》（台湾，1982）第一章第一节至第四节等。提出神仙术起源说等重要问题的是中尾万三，但是，接受此观点的冈西为人所开展的研究非常杰出，本章在很大程度上也要归功于冈西为人。

于自然物（动物、植物、矿物）的知识体系的显著特征。它无疑与本草在历史上继承与展开的方式相关，也与其起源有深切的关系。

当说到本草起源的时候，必须将其与药物起源严格区别开来思考。药物知识与医术的产生同样古老，其起源已经湮没在历史尘埃中了。在能溯源至公元前3世纪中叶的、现存最古老的临床医书《五十二病方》中，约利用了二百五十种药物[①]。这已经是相当大数量的经验性知识累积。虽说如此，但本草绝非在那时就已经形成了。在马王堆汉墓出土的其他医书中，也没有暗示本草存在的文字。药物知识要想称得上是本草，就必须要确立某种能适用于所有药物的共同原理，而根据该原理把握与整理的知识，当然必须超越经验的水准。

直到汉代本草才形成。今天我们将汉代本草学的成果、其最大的遗产，称为《神农本草经》，并谈论这里出现的药物及其记载等。但是，一旦追问我们谈论的《神农本草经》是什么，事情就不那么单纯了。在东汉末，的确已经有了冠名“神农”的本草书。三国时期魏国留下来的佚文或类似的条文，也能收集到一些。这里我们将之称为《神农》。在《神农》成书之前，也有号称“本草”的学问性活动在开展。到东汉末，除《神农》外，也有许多本草书出现。其中，《神农》恐怕是最古老的著作。部分原因可能是其古老，《神农》当时已经取得了凌驾于其他书籍之

① 参见《五十二病方》（文物出版社，1979）附录二《〈五十二病方〉现存药名》。

上的权威。正如在许多书中能看到的那样，《神农》也可能多次加入后人的手笔，并作了注。最后，经由梁陶弘景的校定，被收录进他的《神农本草经集注》中，流传后世。不难想象，当时陶弘景对到手的《神农本草经》文本进行了整理、改订。如今我们能窥见全貌的，是宋代敕撰本草书中嵌入的《神农本草经集注》(简称《集注本草》)中的《神农本草经》。

由此可知，要究明本草的起源，有必要区分本草形成过程的三个阶段。第一是本草这个概念出现的阶段，第二是本草书的存在得以确认的阶段，第三是《神农本草经集注》被编纂的阶段。《神农本草经集注》不但包含了《神农本草经》，而且，在成为以后所有本草书原型与核心这种意义上，也是极为重要的书。这三个阶段如果从时代上来讲，第一个阶段是西汉末，第二个阶段是东汉末至魏晋时期，第三个阶段是梁代。首先，我们来分析各个阶段能够确认的事实，从而得出可能的推论与假说。

二、作为学问的本草的确立

为了向既有的学问宣称其独特性，新开辟的学问领域需要一个与之相称的新名称。药物学的开拓者们将自己的学问命名为“本草”。撰写《重广英公本草》即《蜀本草》的五代蜀国的韩保升认为：“按药有玉石草木虫兽。而直云本草者，为诸药中草类最多也。”这是本草语义上的、得到广泛认可的几乎唯一的说明。

但是，未必释怀的不会是我一个人[1]。本草原本的意思，已经无法究明。但是，不管怎样，它应该是让当时的人们感觉很新鲜并接受的词语。

正如掌禹锡早就指出的那样，“本草之名”(《嘉祐本草》序)作为学问领域首次在文献中出现，是在《汉书·平帝纪》和《汉书·楼护传》(卷九十二)中。《平帝纪》元始五年(5年)的条文云：

征天下通知逸经、古记、天文、历算、钟律、小学、史篇、方术、本草及以五经、论语、孝经、尔雅教授者，在所为驾一封轺传，遣诣京师。至者数千人。

命令居住地衙门准备驿传马车，将许多学者召集到京城的，就是当时的掌权人王莽。据《汉书·王莽传》，以周代为模范，试图刷新政治体制的王莽，在前一年仿照周代制度修筑三雍，即天子政厅的明堂，大学的辟雍和天文气象台的灵台，并增加博士人员，建造容纳一万名学生的宿舍，以振兴学问。同时，

征天下通一艺教授十一人以上，及有逸礼、古书、毛诗、周官、尔雅、天文、图谶、钟律、月令、兵法、史篇文字，通知其意者，皆诣公车。网罗天下异能之士，至者前后千数，皆令记说廷中，将令正乖缪，壹异说云。

这时始获国家认可并设置博士官的学问，就有所谓的古文经学。

---

① 参照中尾万三『漢書芸文誌より本草衍義に至る本草書目の考察』(京都薬学専門学校薬窓会，1928)中的「(二)本草なる文字の起源とその意義」，第16-30頁。中尾万三介绍和支持的，认为《汉书·艺文志·方技略》记载的“经方者，本草石之寒温，……”的“本草”是其起源的这种观点，不太能令人接受。

这是预告从西汉今文经学向东汉古文经学转变的事件，而东汉儒学的方向可以说由此确定。本草也是在这个时候，被认为是一门学问。

《平帝纪》与《王莽传》列举的领域有若干出入。代替前者的方术、本草，后者加入了月令、兵法。这意味着什么呢?《平帝纪》称天文、历算、钟律，而《王莽传》称天文、图谶、钟律。的确，图谶与天文、历算紧密地结合在一起，并且其学说的主要因素是占星术。虽说如此，历算不可能称为图谶，或包括进图谶中。或举出历算，或举出图谶，可以认为是例示相邻的多种学问领域吧。在被召集的“异能之士”中，肯定包含了这些领域的专门家。

这里要注意的是，在《平帝纪》中本草与方术被放在一块儿记述。据陈直的注释，这里的方术指“医方”[①]。他以《楼护传》来说明这一点。在代表外戚王氏的王莽拥立平帝，手握独裁权力的时候，楼护身居广汉太守要职。他是齐人，字君卿。出生于医生世家的楼护，青年时期与父亲一起在长安从事医业，经常出入王氏一族的家中。

护诵医经、本草、方术数十万言，长者咸爱重之，共谓曰：“以君卿之材，何不宦学乎？”

“宦学”的“宦”，指学习做官之道。在见识了其才能与好学心的长者们的劝说下，楼护终于放弃了医术，修习经学，步入仕宦

---

① 陈直：《汉书新证》，天津人民出版社，1979，第56页。

之途。

如果接受《汉书·艺文志·方技略》的分类，那么，以药物疗法为中心的临床医学属于经方，而医学理论及针灸疗法为医经。陈直大概考虑到了这种分类，把相当于经方的领域称为医方，进而推测为方术。但如果是这样，那么难道不是应该在医经、方术之后再放上本草吗？我总觉得，这里的医经比汉志中的医经含义更宽泛，一般意指医学或医书。那么，楼护与医经、本草一起背诵的方术是什么呢？它与《平帝纪》所说的“方术、本草”中的“方术”，果真是指同一个对象吗？

方术是与英语 art 大体相当的概念，一般意指技术、技法。因此，广义的方术包括为了掌握其技术和技法，而需要特别训练与特殊才能的广泛领域。刚才言及的天文、历算、钟律、图谶、月令、兵法、医经、本草等，皆属于广义的方术。[①]《楼护传》与《平帝纪》中所说的方术，明显不属于广义上的方术。而关于狭义方术的定义，《汉书·艺文志》中给出的是，“方技者，皆生生之具”。方技等同于方术。虽然构成“生生之具”内核的是医学，即医经与经方，但是，在汉志的分类中，还有房中与神仙也属于方技。这二者一言以蔽之是养生术。作为不老长生技术的炼金术，也包含在其中。假如除去炼金术这一特殊的领域，那么，能够与医经、本草并称的，楼护所学习的方术，不就是养生术吗？与之形成对照，《平帝纪》中所说的方术，能够

① 参照陈盘《战国秦汉间方士考论》(《国立中央研究院历史语言研究所集刊》，第 17 册，1948)。

看作是符合汉志方技定义的例子。

将方术与本草放在一起的表达，在思考本草起源与形成过程时，是极具启发性的。因为，本草在当时一定是被看成类似方术（医术、养生术）的学问，或与之具有密切关系。从现在开始，我们将不断返回到这个问题上。

如果《楼护传》可信，那么在楼护的青年时代，本草作为具有文本的，而且被教授（或学习）的学问，就已经确立了。其文本是口传的，还是已经形成书物，仅仅根据"诵……本草"，即背诵本草这种记述，仍不能确定。但是，不久之后的元始五年，被召集到首都的学者们会聚一堂，奉命撰写和发表自己的学说，并校正谬误，统一异说。无疑本草家们也将其知识书写成文字公之于众。不管本草书面文本此前存在与否，古代中国首次召开的这次"学术大会"[①]，不容置疑成了广为人知的本草书确立的契机。实际上，我认为只有这时初具雏形的本草书才是《神农》，或至少是其原型，但论证这一观点是本章的最终课题。

在代表西汉末年学问的刘向（公元前77—公元前6年）、刘歆父子的工作中，有书籍解题目录《别录》的编纂[②]。虽然大部分内容成于刘向之手，但是在其死后，刘歆接手并在建平年间（公元前6—公元前3年）完成。刘歆又对其进行缩写，著成《七略》七卷。《别录》虽然已经亡佚，但是，班固（32—92年）将《七略》的概

① 李约瑟形容它是"第一次中国科学、医学全国大会"。J.Needhan，*Clerks and Craftsmen in China and the West*，Cambridge U.P.，1970.（山田慶兒訳『東と西の学者と工匠』下，河出書房新社，1977，第129頁。）

② 参照内藤湖南『「支那」目録学』（筑摩書房，1970）第369-386頁。

要收录于《汉书·艺文志》中，并补充了若干书籍。然而，其中未有本草书名。如果假定在元始五年的“学术大会”上才出现本草书，那么，认为《七略》中没有就是理所当然的。可是，班固为什么没有著录呢？我们无法知道其理由。事实上，他没有涉及任何科学技术领域。形法（天文、历谱、五行、蓍龟、杂占）与方技（医经、经方、房中、神仙）的书，他没有增补一册。

虽然不是学问的一个领域，但如果是“本草”这个词的话，作为一种表示身份的名称，可能会被记录在《汉书·郊祀志》成帝建始二年（公元前31年）的条文中。这比元始五年早三十六年，恐怕也比楼护青年时期要早。

候神方士使者副佐、本草待诏七十余人，皆归家。

事情是这样的。在西汉，自高祖（公元前206—公元前195年在位）以来，特别是“尤敬鬼神之祀”（《史记·封禅书》）的武帝（公元前140—公元前87年在位）即位以来，以天地、日月、山川、风雷为首的自然神及其他各种神灵的祭祀，就极其隆盛。在此期间活跃的，是宣扬神仙术的燕、齐方士（方术之士）[①]们。在祭祀的神祠中，有许多是像秦旧都雍（陕西省凤翔区）的四畤（鄜畤、密畤、上畤、下畤。畤指祭之庭）那样，其起源能追溯到春秋战国时期。但也有不少，是听信方士之言，由秦代始皇帝（公元前247—公元

① 以下的论述，参照陈盘《战国秦汉间方士考论》、顾颉刚《秦汉的方士与儒生》（上海群联出版社，1955）、福永光司「封禅説の形成」（『道教思想史研究』岩波書店，1987，第207-264頁）、金子修一「中国——郊祀と宗廟と明堂及び封禅>」（井上光貞他編『東アジアにおける儀礼と国家』東アジアにおける日本古代史講座第九巻，学生社，1982，第179-192頁）。另外，其年代依据《资治通鉴》。

前210年在位）和汉代高祖、文帝（公元前179—公元前157年在位）、武帝、宣帝（公元前73—公元前49年在位）等新建立的。其中，不仅作为祭祀非常重要，而且，正如后面详细分析的那样，也成为本草形成背景的，是武帝时期开始的太一神祭祀。

太一是楚地很早开始祭祀的星神，楚都之东就有太一祠。《楚辞·九歌·东皇太一》称太一为上皇。这是最高神的位阶。元光二年（公元前133年），亳（河南省商丘市）人谬忌上奏《祠太一方》。

> 天神贵者太一，太一佐曰五帝。古者天子以春秋祭太一东南郊，用太牢，七日，为坛，开八通之鬼道。（《史记·封禅书》）

武帝听信进言，在长安东南郊建太一祠，按照谬忌所说的方法奉祠。据唐司马贞索隐引《三辅黄图》佚文云，所谓谬忌太一坛，是“上帝坛八觚，神道八通，广三十步”。“太牢”，指牛、羊、猪的供物。“觚”，是角的意思。原本只是楚地最高神的太一，在这里作为汉帝国的最高神登场。汉代自高祖以来，就很重视雍的四畤之祭。后来又新建北畤，形成五畤，祭祀青帝（东）、赤帝（南）、黄帝（中）、白帝（西）、黑帝（北）五帝。雍的五畤，作为天子亲自郊祀天的场所，占据着国家祭祀的中心位置。而根据神仙术方士的观点，这五帝实际上只不过是太一的辅佐。

元鼎四年（公元前113年），武帝在雍郊祀后，认为应该和上帝一样祭祀地神后土，于是亲赴汾阴（山西省荣河县），立后土祠。该年秋，武帝为郊祀而行幸雍的时候，有人进言说，“五帝，太一之佐也，宜立太一而上亲郊之”。这是将郊祀对象从五帝变成太一的提案。让犹豫不决的武帝动心的，是齐国的方士公孙卿。他说，该年夏宝鼎从汾阴出土，暗合黄帝得宝鼎事迹。该年冬十一月辛巳朔旦恰逢冬至，又与黄帝登仙的日子一致。以此来迎合对神仙世界憧憬不已的武帝。在雍进行完郊祀后，武帝归甘泉宫（陕西省淳化县），命令在那里建造太一祠坛。因为当时十月是正月，所以，是在元鼎五年（公元前112年）的十一月辛巳朔旦冬至，开始郊拜太一。于是就有了太一与后土这种郊祀天地的一对祠坛。从此，雍的五畤就将祭祀地位，让给了甘泉的太一祠与汾阴的后土祠。

到了西汉末的元帝（公元前48—公元前33年在位）时期，开始出现根据儒家思想，将此前在方士主导下推进的国家祭祀，进行重组的运动。该运动的继承者是汉成帝（公元前32—公元前7年在位）即位时的丞相匡衡与御史大夫张谭。根据匡衡等人的建言，甘泉的太一和汾阴的后土两祠被迁建至长安的南郊、北郊。这是如今北京仍保留的，京师南郊、北郊设立天坛、地坛的起源。匡衡等人又提议简易郊祀，废除以秦代上下四畤为首的不合礼制的神祠。根据他们的奏文，国家向郡国支付祭祀费用，派候神方士使者行祭的神祠，有六百八十三处。其中，合于礼者二百零八处，可照往常一样奉祠。剩下的四百七十五处，或不合于礼，或重复，应该全部废除。他们的提案得到认可。约七成的神祠经历了被取缔的痛苦，准确地说，被从国家祭祀体系中排斥出去。其结果为：

本雍旧祠二百三所，唯山川诸星十五所为应礼云。若诸布、诸严、诸逐，皆罢。杜主有五祠，置其一。又罢高祖所立梁、晋、秦、荆巫、九天、南山、莱中之属。及孝文渭阳、孝武薄忌泰一、三一、黄帝、冥羊、马行、泰一、皋山山君、武夷、夏后启母石、万里沙、八神、延年之属，及孝宣参山、蓬山、之罘、成山、莱山、四时、蚩尤、劳谷、五床、仙人、玉女、径路、黄帝、天神、原水之属，皆罢。（《汉书·郊祀志》。孝武即汉武帝，孝宣即汉宣帝，薄忌泰一与谬忌太一坛同）

随之而来的人事变动，是“候神方士使者副佐、本草待诏七十余人，皆归家”。如果是这样，那么本草待诏必须与被废止神祠中的至少一个具有密切的关系。

唐颜师古（581—645年）注云：“本草待诏，谓以方药本草而待诏者。”这肯定是事实，但即便如此，作为在这个时期与神祠存废共命运的存在，到底意味着什么呢？除探究同时被遣送回家的候神方士使者副佐外，不再有思考这个问题的线索。另外，关于待诏稍后会讨论。

据《史记》记载，最先被任命做“候神”这一工作的是公孙卿。他通过讲述黄帝登仙的故事，让武帝感慨：“嗟乎！吾诚得如黄帝，吾视去妻子如脱躧耳。”武帝随即“拜卿为郎，东使候神于太室”。太室为五岳之一，即河南的中岳嵩山。据公孙卿云，黄帝经常游历五岳，会众神。对于候神来说，绝好的名山就是嵩山。元鼎六年（公元前111年）冬，公孙卿上言，在缑氏城

（河南省偃师区）发现仙人踪迹，并且有像山鸡那样的飞禽往来于城的上空。武帝在这年春天亲赴缑氏城，视察踪迹。当时公孙卿讲的话，足以说明方士的策略。我们引用他的话如下：

仙者非有求人主，人主者求之。其道非少宽假，神不来。言神事，事如迂诞，积以岁乃可致也。（《史记·封禅书》）

顺便说一下，《汉书·地理志》载，“河南郡·缑氏（有延寿城·仙人祠）”，大概是其遗迹。

第二年，即元封元年（公元前110年）春，武帝再次行幸缑氏城。登完太室山（嵩山）后，东行巡视齐国海滨地区，祭祀诸神。在燕、齐等国的渤海沿岸地区，自古有一个传说，讲“海中有三神山，名曰蓬莱、方丈、瀛洲。仙人居之。”（《史记·秦始皇本纪》）早在公元前4世纪中叶，齐、燕等国的国君们就开始了对三神山与仙人的海上探索。其中最有名的，是秦始皇二十八年（公元前219年）派遣却始终未归的齐国徐市（亦称徐福）。武帝听李少君讲蓬莱仙人的故事，第一次向海上派遣方士，是在谬忌长安筑太一坛的时候。其后，听信方士上言“蓬莱不远，而不能至者，殆不见其气”，也曾“遣望气佐候其气”（《史记·封禅书》）。“望气”，指观察气象的专家。在齐地巡行，是寻找蓬莱的良机。武帝于是

益发船，令言海中神山者数千人求蓬莱神人。（《史记·封禅书》）

在巡行中，公孙卿

持节常先行候名山。至东莱，言夜见大人，长数丈，就之则不见。见其迹甚大，类禽兽云。(《史记·封禅书》)

武帝看了足迹后并不相信。直到群臣说见到了一老父后，才终于确信有仙人。因而逗留海边，“予方士传车及间使求仙人以千数”。

元封二年(公元前109年)春，公孙卿上言说：“见神人东莱山，若云欲见天子。”武帝立即奔赴缑氏城，授公孙卿中大夫。再至东莱，见大人足迹。“复遣方士求神怪采芝药以千数。”武帝回到长安后，

公孙卿曰：“仙人可见，而上往常远，以故不见。今陛下可为观，如缑城，置脯枣，神人宜可致也。且仙人好楼居。”于是上令长安则作蜚廉桂观，甘泉则作益延寿观，使卿持节设具而候神人。乃作通天台，置祠具其下，将招来仙神人之属。(《史记·封禅书》)

“脯枣”，指干肉和枣，即肉和果物等供品。其后，武帝对“冀遇神仙”仍不死心。太初元年(公元前104年)，“东至海上，考入海及方士求神者，莫验。”太初三年(公元前102年)，“东巡海上”，再度尝试同样之事，但“未有验者”。又按照方士所说上言，“黄帝时为五城十二楼，以候神人于执期，命曰迎年”，命令建造楼宇，亲自礼祀上帝。武帝又听信公玉带说，黄帝不仅在泰山，还在东泰山(山东省临朐县)祭天，于是备齐祠具，去了东泰山。但那只不过是一座寒碜的小山。武帝仅命令祠官礼拜，“其后令带奉祠候神物”。司马迁在《史记·封禅书》结尾处这

样写道：

方士之候祠神人，入海求蓬莱，终无有验。而公孙卿之候神者，犹以大人之迹为解，无有效。

从《史记·封禅书》和《史记·孝武本纪》中的以上记述可知，所谓求神、求蓬莱神人、求仙人，与候神、候神人、候神物、候祠神人，是被清楚区别的。“入海”寻找被认为实际存在于海中的蓬莱山神人、仙人的，就是前者。在东莱山发生的事情属于特例，探索看起来不只在海上，也达及于山，这是因为人们一直笃信仙人、神人确实出现过。尽管确有其物，但却不能企及或相遇，比如，“未至，望之如云。及至，三神山反居水下。临之，风辄引去，终莫能至云”，这是因为存在海市蜃楼现象。寻找理应实际存在于那里的神，就是求神。

候神则不同。它是在被称为神圣之地的特定场所修建祠、观、台等建筑，一边供献脯枣奉祠，一边“候”神人的出现。根据“怪迂阿谀苟合之徒”“燕、齐海上之方士”（《史记·封禅书》）之一的公孙卿极尽巧妙的逻辑，既然不是仙人求人主，而是人主求仙人，那么作为求者一方，除了备齐神人喜好（即方士喜好）的环境与供品，一心一意地期盼其出现，别无他法。由于谁也不能预知其是否出现在那个场所，就算会出现，又是何时，因此必须经年累月地等待，不能操之过急。虽然谁也不能预测，神人以何种面目出现，是鸟、是兽还是人，是小孩还是老人，留下何种征兆，是足迹还是声音，故不论是什么面目、什么征兆，都必须尽快察知。这就是候神的职责。在“候”字里，除有“窥视”的意思外，也有“等待”这种含义。

那么，适合这种职事的是什么人呢？第一，必须是通晓神人、仙人，如果出现就能立即认知的方士。第二，因为是为了皇帝，代替皇帝候神，所以，必须是正式的使者。这就是候神方士使者的诞生。不管武帝时这个名称有还是没有，公孙卿实质上是候神方士使者的先驱。身为使者的公孙卿，无论是在武帝巡行山东之际，还是在甘泉的通天台，皆“持节”以候神。节，是代表皇帝命令的东西，是君主权力的一种象征。[①] 在《汉书·律历志》中，能看到“主历使者”这样的职务。昭帝元凤三年（公元前78年），太史令张寿王上言改历。昭帝“诏下主历使者鲜于妄人诘问，寿王不服”。虽然天文学者鲜于妄人的官位，或许比专门职位最高的天文台长太史令要低，但是，作为皇帝权力的代行者，是可以质询改历理由的。公孙卿在仕途上，开始被任命为郎，接着因见神人有功而拜中大夫，再晋升为大中大夫。“大夫”，是职掌议论之官，承担诏命下达的任务。[②] 元封七年（公元前104年），“大中大夫公孙卿、壶遂、太史令司马迁等言，历纪坏废，宜改正朔”（《汉书·律历志》）。公孙卿好像对天文学也通晓几分，上言朔旦冬至黄帝登仙的故事，正是他被武帝登用的契机。这次上奏太初改历之后，他就从历史中消失了。武帝任用的另一位候神方士使者，是济南人公玉带，但情况不详。他因职事

① 安作璋、熊铁基：《秦汉官制史稿 下册》，齐鲁书社，1984，第476页。
② 同上，第107-111页。

的性质，必须经常留在任地。被派往太室山的公孙卿，好像就待在山脚小镇缑氏城。两年后他被召回甘泉，在益延寿观候神。武帝在东莱向方士提供驿传之车，让他们搜求仙人。可能在候神方士使者中，也采取了同样的举措。不用说，这是为了快速传达神人出现的消息。

在《汉书·郊祀志》宣帝与哀帝（公元前6—公元前1年在位）的条文中，有侍祠使者的记事。神爵元年（公元前61年）春，宣帝在甘泉祭太一、汾阴祭后土后，下诏掌祭仪的太常，按每岁礼法，命令祠官祭五岳、四渎（五名山、四大川）。如果是中岳太室，就在嵩高（河南省许昌市）行祭；如果是长江，就在江都（江苏省扬州市）行祭。据说在那里，“皆使者持节侍祠”。所谓侍祠到底是什么？是参列祭祀，还是常驻奉祠？因为祭祀而被派遣的使者的确存在。恰好同时，某方士上言说，益州有金马、碧鸡之神，若设坛祭之可致。于是“遣谏大夫王褒使持节而求之”（《汉书·郊祀志》）。在《汉书·王褒传》中，写有“往祀”。在这种场合，王褒是否也被称作侍祠使者呢？

在成帝建始年间（公元前32—公元前28年）初期，虽然根据匡衡等的奏言，废除了很多神祠，但是，从一开始刘向等人就持强烈的反对意见。“末年颇好鬼神”，又无继嗣的成帝，在永始三年（公元前14年），恢复了以甘泉的太一、汾阴的后土和雍的五畤为首的，长安、雍及郡国的近半名祠。继立的病弱的哀帝，在建平二年（公元前5年），

> 博征方术士，京师诸县皆有侍祠使者，尽复前世所常兴诸神祠官，凡七百余所，一岁三万七千祠云。(《汉书·郊祀志》)

司马光说，因为每处一年中有四五回祭祀，所以总计才有这么多的次数(《资治通鉴》卷三十四)。但是，如果是这样，数字就对不上。大概是每处年平均约五十回，月平均近四回行祭。恢复的神祠七百余所这一数字，超过了建始年间被追究存废的六百八十三祠。作为国家祭祀对象的祠，比成帝时期又增加了不少。广招方术之士，是应对这次大规模恢复神祠的人员措施。他们被任用为侍祠使者、神祠官，派遣到各地的神祠。从必须进行的祭祀回数来看，他们大概是常驻该地的官员。建始二年(公元前 31 年)，时值众多神祠被废除，匡衡等人在上奏写道：

> 长安厨官县官给祠郡国候神方士使者所祠，凡六百八十三所[①]。

在那个时代，似乎全部的神祠均由候神方士使者管理。据说，在神祠全面恢复的时期，不仅“京师诸县皆有侍祠使者”，而且“前世所常兴诸神祠官”也全部恢复。如果是这样，那么所谓侍祠使者与候神方士使者，实质上就应该相同。这里发生了从候神到侍祠这种任务重心的转移，于是产生了两个名称。总之，我的看法是这样的。候神方士使者在武帝元鼎年间作为临时性措施而

---

① 陈直：《汉书新证》（天津人民出版社，1979）句读（断句）为：“衡、谭复奏长安厨官县官，给祠郡国候神方士使者，所祠凡六百八十三所。”（第 186 页）狩野直禎、西脇常記訳注《漢書郊祀志》（平凡社，1988）则句读为：“长安厨官县官给祠，郡国候神方士使者所祠，凡六百八十三所。”（第 177 页）但是，在《史记·封禅书》中，公孙卿回答武帝说，“其道非少宽假，神不来”，“于是郡国各除道，缮治宫观名山神祠所，以望幸”，表明宫观、神祠被置于郡国的管理之下。

产生，在宣帝神爵年间祭五岳、四渎的祠里被制度化，之后在从京师到全国的名祠中得到设置。他们的任务原本是在显灵的祠中等待神人到来等瑞兆的出现，但是，不久就变成将日常奉祠和祭祀作为主要工作。不用说，其人数应是有限的。

让我们回到建始二年的条文："候神方士使者副佐、本草待诏七十余人，皆归家。"也有人将其解读成"候神方士使者和其副佐及本草待诏"[①]或"候神方士使者和其副佐本草待诏"[②]。我不赞成这种解读，因为使者和其副佐及本草待诏之间，地位差距很大。

现在让我们假定，候神方士使者副佐和本草待诏在制度上得到几乎相同的待遇。因为在神祠废止之际他们被采取了相同的处置，所以这个假定具备充分的根据。那么，所谓待诏是什么？汉代的待诏不是正式官职，而是委任官职之前的一个阶段，是通向仕途的一个阶梯。给皇帝上书或被征召的人，在指定的待诏官署里，等待皇帝的召命和下问。所辖官署通常是公车。

> 齐人东郭先生以方士待诏公车。(《史记·滑稽列传》，褚少孙补，《东郭先生传》)

虽然也发生过像建平二年(公元前5年)这样"征方术之士"的事，但是，他们成为待诏的捷径大概是上书。据说在成帝晚年，"上书言祭祀方术者多，皆得待诏"(《汉书·郊祀志》)。待诏不给

① 狩野直禎、西脇常記訳注：『漢書郊祀志』，平凡社，1988，第178頁。
② 陈直：《汉书新证》，天津人民出版社，1979，第186页。

支付正式的俸禄，但是会发放足以维持生活的一定补助。[①] 虽然这么说，但从传闻长期在公车待诏的东郭先生，因破衣烂鞋而被路人嘲笑来看，其额度可想而知。然而，一旦被幸运眷顾，就会像东郭先生官拜二千石那样，打开荣达的道路。

虽然未被称作待诏，但是，候神方士使者副佐大概也是因为上书或征召而来到京师，在所辖官署等待皇帝诏命的人。不是使者而是使者副佐，这一点也有意义。因为，候神方士使者首先由于其任务而经常滞留在任地，其次作为皇帝的使者奉祠、候神，无疑又当然要授官。而候神方士使者副佐，从其名称推测，其本来的职事大概是在候神方士使者旁边辅助。其在都城的理由，首先能考虑到的，是接受候神方士使者的命令，报告神人的出现等祥瑞，等待皇帝的垂问和命令。但是，也可以设想这一类场合，即经候神方士使者的推举，被皇帝征召，等待作为候神方士使者被派遣到其他的神祠。但不管怎样，重要的是，他们是在各地神祠谋求活动据点的人。当其神祠被排斥出国家祭祀体系时，他们当然就丧失了地位。

本草待诏无疑也将神祠作为活动的据点。神祠大多位于名山的山脚和半山腰，以及大川、大湖和大海的岸边等。在这种地方，药物会很多。在时代晚一点的东汉末，有一位叫庞公，属南郡襄阳（湖北省襄阳市）人，不愿接受荆州刺史刘表（142—208年）的征召，后“遂携其妻子登鹿门山，因采药不返”（《后汉书·逸民

① 安作璋、熊铁基：《秦汉官制史稿 下册》，齐鲁书社，1984，第371-373页。

列传》)。鹿门山，据注引《襄阳记》云："旧名苏岭山。建武中襄阳侯习郁，立山神祠，刻二石鹿，夹神道口。俗因谓之鹿门庙，遂以庙名山也。"因药物而知名的山遍布各地。《后汉书·郡国志》会稽郡·乌伤(浙江省义乌市)条引《越绝》云："有常山，古圣采药之所，高且神也。"京兆霸陵(陕西省西安市长安区)人韩康，三十余年"常采药名山，卖于长安市"，后"遯(遁)入霸陵山中"(《后汉书·逸民列传》)。韦著不应辟召。延熹二年(159年)虽被桓帝征召来到霸陵，但称病归家，"乃入云阳山，采药不返"(《后汉书》卷二十六)。云阳山大概是位于陕西省淳化县的山。虽然也有人像魏郡邺(河北省临漳县)的台佟那样，"隐武安山，凿穴为居，采药自业"(《后汉书·逸民列传》)，但是，神祠无疑给采药者提供了很好的据点。即使在这些采药者之间，以神祠为中介，产生横向联系，进行情报交换，形成了所谓的知识共同体，那也是时代趋势下自然而然的结果。

谷永在劝谏成帝的上奏文中说，鼓吹"服食不终之药"的仙人实际存在，并想要"入海求神采药"的方士不计其数。在药物知识的积累上，也许不能说他们毫无贡献。但是可以认为，在齐国海滨和渤海海湾这一狭小地域，追求极为有限目的的他们的贡献度，是微乎其微的。他们追求的，始终都是"海中三神山之奇药"(《史记·封禅书》)，而不是那以外的东西。

在方士中，也有不少人鼓吹谷永所云"黄冶变化"即炼金术。元光二年(公元前133年)，李少君手捧"祠灶、谷道(辟谷、导引)、却老之方"谒见武帝。他原本是深泽侯的舍人，其工作是“主方”，如淳注曰“主方药”。李少君用“大风刮，桶屋把财发”[①]式的诡辩，向武帝上言，“祠灶则致物，致物而丹沙（砂）可化为黄金。黄金成以为饮食器则益寿。益寿而海中蓬莱仙者乃可见。见之以封禅则不死，黄帝是也”（《史记·孝武本纪》）。所谓“物”，指鬼神，即发生造化这一时刻的物。“封禅”，是皇帝在泰山上祭天，在山脚下祭地，向天地报告功业的祭祀。这恐怕是齐国的方士，以当地自古流传的祭祀为基础，阿谀皇帝权力而编造的。最先进行封禅的是始皇帝，接着是武帝。在神仙术方士的教义体系中，封禅说与蓬莱仙人说紧密地结合，其中涉及炼金术这种长生不老术。被少君言论打动，武帝“事化丹砂诸药齐为黄金矣”。对于从事需要巨额费用实验的炼金术方士来说，皇帝的庇护是最强的援军。然而，随着一件事情的发生，炼金术方士们不得不暂时后退。

神爵元年（公元前61年），十七岁的刘向（本名更生）给“复兴神仙方术之事”的宣帝献上淮南王的《枕中鸿宝苑秘书》[②]。在这本书里，写有神仙驱使鬼物的炼金术，以及邹衍的重道延命之术（《汉书》卷三十六《刘向传》）。邹衍是齐威王、齐宣王时期的思想家，提倡大九州说，撰著有《五德终始》《阴阳主运》。在齐国

---

① 译者注：“大风刮，桶屋把财发”，为日本俗语“風が吹けば桶屋が儲かる”的字面翻译。原意为，风一刮，沙尘起，盲人增多。盲人演奏弦乐器三味线，需要蒙上猫皮，结果导致猫减少。猫少了，老鼠则增加。老鼠啃咬木桶，木桶需求量增加，木桶制造商因此产品大卖而发财。汉语里缺乏很好对应的语词。

② 参照金谷治「老荘的世界——淮南子の思想」（平楽寺書店，第78-83頁）、福永光司「劉向と神仙》」（『道教思想史研究』，岩波書店，1987，第306-310頁）。

人将邹衍的书上奏给始皇帝而得到采用后，他的学说开始在秦汉时期的政治、宗教、学术思想上，留下可说是决定性的烙印。[1]对于邹衍，“燕、齐海上之方士”也是“传其术而不能通”，结果是“怪迂阿谀苟合之徒自此兴，不可胜数也”(《史记·封禅书》)。在淮南王刘安手下就有这类方士。他“招致宾客、方术之士数千人，作为内书二十一篇。外书甚众。又有中篇八卷，言神仙黄白之术，亦数十万言”(《汉书》卷四十四《刘安传》)。内书也称内篇，一般被认为是后来的《淮南子》。而据东晋葛洪云：“中篇八章言神仙黄白之事，名为鸿宝。”(《神仙传》)在他的《抱朴子·内篇·黄白》中，能看到东汉初桓谭所讲的一个男人“好黄白术”“按枕中鸿宝作金”的故事。“黄白”是炼金术，“黄者金也，白者银也。古人秘重其道，不欲指斥，故隐之云尔。”“以铁器销铅，以散药投中，即成银。又销此银，以他药投之，乃作黄金。”(《抱朴子·内篇·黄白》)中篇本是世人罕见的书籍，但淮南王被问责谋反罪而自杀时(公元前122年)，刘向的父亲担任案件的审理，据说该书落入其手。其经纬真假姑且不论，刘向是“幼读诵，以为奇”。因为年轻，急于求功，称“黄金可成”而进献给宣帝。宣帝马上“令典尚方铸作事，费甚多，方不验”。于是，刘向因“铸伪黄金”罪而被囚，等待被执行死刑。如果这时刘向被处死，西汉末思想与学术的历史无疑会有不同的发展。然而，他的

① 参照陈槃《论早期谶纬及其与邹衍书说之关系》(《国立中央研究院历史语言研究所集刊》第20册，1948)、福永光司『道教思想史研究』(岩波書店，1987，第222-228頁)。

哥哥阳城侯安民，以奉还国户的一半，来为刘向赎罪，好不容易才获免死（《汉书·刘向传》）。据《汉书·郊祀志》记载，这时京兆尹张敞上书，谏言“斥远方士之虚语，游心帝王之术”，尚方待诏皆被废除。

既然因刘向事件而遭到废除，那么毫无疑问，尚方待诏就是炼金术方士。可能是他们上书黄金制作方法，而获得待诏身份。那么，所谓尚方原本是什么官署或职务呢？颜师古注《汉书·刘向传》云：“尚方，主巧作金银之所。”负责制作皇帝的刀剑和喜欢的器物（《后汉书·志·百官三》尚方令条注）。看起来金属器的铸造、制作是其主要工作。而《汉书·郊祀志》记载，讨好武帝的方士栾大是胶东王的尚方，颜师古注云，尚方“主方药”。司马光大概受其影响，在注解尚方待诏的条文时，曰“非作器物之尚方。尚，主也，主方药也。”（《资治通鉴》卷二十六）事实上，如果考虑到《抱朴子·内篇》所载的后世炼金术，那么，司马光的解释不是没有道理。因为液化了的黄金液，与反复进行水银的硫化与干馏过程而得到的还丹，同为最上等的方药。而精制和服用它们的技术，正是葛洪时代的黄白。但是，在西汉服食金液而成不死之身这种想法与技术是否已经产生了呢？李少君所说的，是变丹砂（硫化水银）为黄金，然后用这种黄金制作器具，在饮食时用作餐具。在《神农本草经》的丹砂与水银条文中，虽然提到经由硫化、干馏使两者相互转化，但是，没有记载服用的方法。当时的“黄冶变化”，恐怕不是“炼饵服之”的技术。与管辖炼金术方士的官署最符合的，是精炼金属、制作器物的尚方。

本草待诏与入海采药方士和尚方待诏有明显的区别。他们有两个与众不同的活动特征：第一，药材采集遍及动物、植物和矿物；第二，采集需要持续且稳定的据点。在这种场合下，我认为，持续开展采药活动的绝好立足点是神祠。药物的采集者们，亲见被编入国家祭祀体系的神祠盛况和神仙术方士们的蠢蠢欲动，无疑受到了强烈的刺激。他们在方士思想的影响下，整理、分类并体系化其知识，带着药物知识与技术，加入方术之士的圈子里。他们获得本草待诏这种身份，就是从采药者到本草家的证据。对神祠所在地了如指掌的本草家，是派往各地的候神方士使者的重要情报提供者，跋涉山野的向导，以及无可替代的协助者。因为不存在工作上的竞争，所以尤其如此。反过来，一定也发生了候神方士使者援助本草家上书等的事情。如果没有深入皇帝权力中心的候神方士使者的帮助，采药者能否获得本草待诏这种身份，是令人怀疑的。这样一来，在两者之间就产生了共同承受废止命运这样的密切关系。想要将药物知识做成学问的一个领域，本草家还需要时间学习和知识的积累。本草待诏制度无疑为他们提供了这种场合。

这是我关于《汉书·郊祀志》建始二年记事的推论，以及由此得出的关于本草起源的推论。推论合理与否，还需通过该阶段本草学内容的分析来加以验证。不管怎样，本草待诏在建始二年（公元前 31 年）被废除了。但是，本草家的学问性活动，此后恐怕更加活跃了。在元始五年（5 年）王莽召集的科学技术专家中，终于出现了本草家的身影。正如后面论述的那样，我认为本草的起源，绝不可能追溯到太一国家祭祀得到举行的武帝时期以前。但是，在公元前后，本草学已经成长到在公认的学问中占有一席之地。

三、本草书的出现

根据《汉书·楼护传》，西汉末就已经有了学生背诵的本草文本。而根据《汉书·王莽传》，在元始五年，本草知识就应该被用文字书写和公开了。但是，如果要确认本草书的存在，那么，还得到东汉末年。

郑玄在注释《周礼·天官·疾医》的“以五味、五谷、五药养其病”时，云：

> 五药，草、木、虫、石、谷也。其治合之齐则存乎神农、子仪之术。

“治”，恐为“冶”之误，是将药物研成粉末的意思。“合”，指调和。“齐”，同于“剂”。关于子仪，唐孔颖达（574—648年）疏曰：

> 《中经簿》云：子义本草经一卷。仪与义，一人也。

正如他指出的那样，扁鹊的弟子中有一位名叫子仪（《韩诗外传》《说苑·辨物》）[①]。扁鹊是春秋战国时期的名医，那个时代当然没有本草。如果郑玄所说的“子仪”是《子仪本草经》，那么，也可以认为“神农”是指本草书。顺便说一下，《中经簿》是晋

① 参照山田慶兒『夜鳴く鳥——医学·呪術·伝説』，第164頁。

荀勖的著作。“魏之秘书郎郑默，始制中经。秘书监荀勖，又因中经，更著新簿，分为四部，总括群书。”（《隋书·经籍志》）在魏（220—265 年）末到西晋（265—317 年）初这段时间编纂的这部图书目录与郑玄的证言说明，直到 3 世纪中叶《子仪本草经》尚存世，而在 2 世纪后半叶里《神农》和该书被视为本草的代表性著作，《子仪本草经》的著作年代最晚可以追溯到 2 世纪前半叶。

但是，在魏晋时期，《子仪本草经》已经不是代表性的本草书了，《神农》独占了这个地位。魏嵇康（223—262 年）在《养生论》中引用《神农》的说法，“上药养命，中药养性”，称赞“诚知性命之理”。晋张华（232—300 年）《博物志》从《神农经》中引用“上药养命”“中药养性”“下药治病”。另外，在葛洪《抱朴子·内篇·仙药》引《神农四经》中，记载有“上药令人身安命延”“中药养性，下药除病”，而且也提及《神农》别的言论（《抱朴子·内篇·极言》）。所谓的《神农四经》，可能是葛洪看到的《神农经》，为四卷本。陶弘景在《集注本草》（《神农本草经集注》）序录中，称《神农本草经》为四卷。掌禹锡注引《蜀本草》云，“神农本草，上、中、下并序录，合四卷”。不过，另外也有三卷说，掌禹锡等就采纳此说。这里不打算深入讨论这一问题[1]。总之，这些文献都说明或暗示，在 3 世纪后半叶里，存在被称为《神农》《神农经》《神农四经》等的本草书。它们至

① 中尾万三：『漢書芸文誌より本草衍義に至る本草書目の考察』，京都薬学専門学校薬窓会，1928，第 38-39 頁。

少流传了好几种写本,《神农四经》恐怕即为四卷本。这些本草书均采用上药养命,中药养性,下药治病的三品分类。

在魏晋时期,除《神农》《子仪本草经》外,还有很多本草书。《隋书·经籍志·医方》所引用的梁《七录》中的“华佗弟子吴普本草六卷”,也是其一。根据《嘉祐本草》收录陶弘景序之掌禹锡注所引用的《蜀本草》,“普,广陵(江苏省扬州市)人也。华佗弟子,撰《本草》一卷”。华佗是被曹操杀害的魏国名医,吴普是其医术的继承者。在《三国志·魏书·方技传》中,未见吴普有本草著作。因此,也有人怀疑著者是吴普[①]。但我认为,从内容方面来看,这是一本可以信赖的著作。之所以这样说,是因为《吴普本草》或《吴氏本草》的很多佚文被《初学记》《太平御览》和《嘉祐本草》掌注等引用,它们传达给我们很多东汉末和三国时期本草学与本草书的信息。如今,《吴普本草》的辑本也出版了[②]。但对当前来说,最便利的是清孙星衍、孙冯翼辑佚的《神农本草经》。后世也有人批评这个辑本对《神农本草经》的复原尝试[③]。但是,它同时收录《吴普本草》与《名医别录》,并进行对比分析。因为这里并不拘泥于药物记述的细节及其文章的一字一句,所以在分析时主要采用孙氏辑本。而在确认内容、引用文献时,会依据《太平御览》(983年)和《政和本草》(1116年)等。顺便说一下,清黄奭辑《神农本草经》,只不过是在孙氏

① 中尾万三:『漢書芸文誌より本草衍義に至る本草書目の考察』,京都薬学専門学校薬窓会,1928,第32-33頁。

② 《吴普本草》,尚志钧等辑校,人民卫生出版社,1987。

③ 同①,第7页。

辑本的末尾处增加了补遗二十二条，对眼下的分析来说，是完全相同的著作。

孙氏辑本收录的《神农本草经》与《吴普本草》中的药物数量见表 3–1。虽然后者不及前者的一半，但是请注意，上药、中药、下药之间的比例几乎没变。只不过后者是上药的比例稍高，而前者是下药的比例稍高。表 3–2 列出在《吴普本草》中具体记载了产地名的药物数量。在理论性的人为分类，即三品分类中，上药的比例提高，这可能意味着上药中有许多只在特定地域出产的药物。从后世应用的经验性人为分类，即石、草、木、虫分类来看，中药的石、草、木的比例为 3 ∶ 9 ∶ 3，与《吴普本草》中所有药物的石、草、木比例相近。而上药、下药偏离比例，这可能是记载的偶然。在《神农本草经》中，上药的五色石脂被作为一种药物对待，而在《吴普本草》中被分成五种，都分别记载了产地。因此，实际中被作为五种进行分析。( ) 内即表示这种情况下的数据。下面就尝试对六十三种药物的产地进行简单的分析。产地依据《太平御览》所载《吴氏本草》。

表 3–1 《神农本草经》《吴普本草》收录的药物数量 单位：种

药物类别	上药	中药	下药	合计
《神农本草经》	144	113	102	359
《吴普本草》	72	52	44	168

表 3–2 《吴普本草》中记载产地名的药物数量 单位：种

药物类别	上药	中药	下药	合计
石	9（13）	3	1	13（17）
草	19	9	11	39
木	1	3	1	5
虫	0	0	2	2
合计	29（33）	15	15	59（63）

表 3–3 是按地区（特别是省）划分产地。山东、河南、河北、山西、陕西、四川六省占近六成。除“不明”之外，最后三个是广域地名。如果将其按三国时期的国别分类，则形成表 3–4。马上映入眼帘的是，魏国领土内的几乎达 57%，吴国与蜀国所占比例大体相等。由此大概可以推论，著者是魏国人的概率很高，并且，已经形成广大地域内的药物交易圈。三国鼎立恐怕并不构成药物交易的决定性障碍。

表 3–3 各地区产地数量

地区	数量（个）
山东	8
河南	6
河北	5
山西	5
陕西	5
四川	4
甘肃	3
江西	2
越南	2

续表

地区	数量（个）
湖北	1
安徽	1
浙江	1
湖南	1
广东	1
青海	1
陕西·甘肃	1
青海·西藏	1
广东·广西	1
不明	4
合计	53

表 3–4　国别产地数量

国别	产地数（个）	占比（%）
魏	30	56.6
吴	9	17.0
蜀	8	15.1
塞外	2	3.8
不明	4	7.5
合计	53	100

我们再稍微详细观察一下产地。表 3–5 展示了两种以上的药物产地。除去泛指的河西（陕西、甘肃）外，将少室山与嵩山（太室山）合并为嵩山，蜀郡与益州合并到成都，再将地理上可视为同一地区的其他产地合并为一个地区，则形成表 3–6。药物产地集中在山东的泰山与冤句、河南的嵩山、河北的邯郸，以及四

川的成都这五个地区。在黄河以北的黄土高原[①]东端太行山脉东南麓平原地区，身处南北交通要冲的战国时期赵国都城邯郸及易阳（河北省邯郸市永年区）等周边一带，盛产药物。在黄河以南，起于昆仑山脉的秦岭巨大山体突向华北平原，中岳嵩山位于其东北端。东岳泰山矗立于华北平原东部孤立的山峦上，黄河从其北侧流向东北。嵩山与泰山是祭祀的两大中心，至今仍作为药物产地而知名。冤句被这三个地点夹在中间。黄河位于较现在更靠北的位置，南有济水流淌，大野泽（巨野泽）横卧。这一带属于司马迁所写的“夫自鸿沟（运河）以东，芒砀以北，属巨野”（《史记·货殖列传》）的湿地地带。冤句，位于“陶（山东省菏泽市定陶区）、睢阳亦一都会也”中所说的那个定陶以西约三十五公里的济水北岸。冤句缺乏相关资料，且因济水干涸，地势也完全改观。司马迁评论该地方曰，“其俗……好稼穑。虽无山川之饶，能恶衣食，致其蓄藏”，它大概富含低地、湿地的药用植物。关于长江上游西南高原中心地区成都的本草学的重要性，无须再予以指出。

表 3–5　两种以上的药物产地

产地	药物数（种）
泰山	14
冤句	12
少室山	5
邯郸	4
河内	3

① 译者注：原文作“黄土平原”，有误，今改为“黄土高原”。

续表

产地	药物数（种）
陇西	3
蜀郡	3
益州	3
河西	3
嵩山	2
武都	2
汉中	2
合计	56

表 3–6　药物产出的集中地区　　单位：种

<table>
<tr><th>国别</th><th>地区</th><th>产地</th><th>药物数</th><th>涵盖的产地的药物数</th></tr>
<tr><td rowspan="7">魏</td><td rowspan="2">山东</td><td>泰山地区</td><td>17</td><td rowspan="2">泰山①1、般阳 1、临朐 1</td></tr>
<tr><td>冤句</td><td>12</td></tr>
<tr><td rowspan="3">河南</td><td>嵩山地区</td><td>7</td><td>少室山 5</td></tr>
<tr><td>河内</td><td>3</td><td></td></tr>
<tr><td>汝南地区</td><td>6</td><td>上蔡 1</td></tr>
<tr><td>河北</td><td>邯郸地区</td><td>6</td><td>易阳 1、魏郡 1</td></tr>
<tr><td rowspan="2">甘肃</td><td>陇西</td><td>3</td><td rowspan="2"></td></tr>
<tr><td rowspan="3">蜀</td><td>武都</td><td>2</td></tr>
<tr><td>陕西</td><td>汉中</td><td>2</td><td></td></tr>
<tr><td>四川</td><td>成都地区</td><td>8</td><td>益州 3、广汉 1、临邛 1</td></tr>
</table>

魏国的四个地区，如果以冤句为原点，那么，到邯郸一百八十公里，到嵩山二百公里，到泰山二百二十公里，处于大

① 译者注：原文作“泰高”，有误，改为“泰山”。

体相等距离的位置上。接近于三角形的该四边形的四个顶点，是魏国药物采集中心地区，形成了本草的四边形（图 3–1）[①]。因为没有别的可供比较的材料，所以现在还不能确定，这只是《吴普本草》中的四边形，抑或是当时中国本草的四边形。但是，从《吴普本草》对其他本草书的处理方式，以及后世本草学知识的继承方式等来看，我认为它恐怕是可以概括的。在三国时期，以这个四边形为核心，形成了向西至青海、西藏，向南甚至到达越南的药物的广大交易圈（图 3–1）。

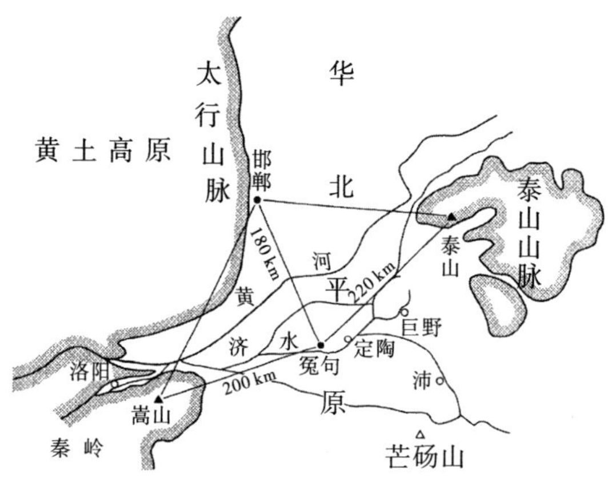

图 3–1　本草四边形

表 3–7 将产地名的出现频率按地区汇总。其中，魏国的地名频率占 70%，较表 3–4 的产地数的比例更高。之所以没有用药物数量来表示出现频率，是因为存在就一种药物而列举同一地区数

① 译者注：原图存在一些问题。如将“黄土高原”误作“黄土平原”。关于秦岭使用了旧称“北岭”。“泰山”和“泰山山脉”标注成了“太山”和“太山脉”。本次翻译均予以修正。

个产地名的情况。表 3–7 更强有力地支持著者为魏国人的这种推论。至于著者是三国时期的人，这一点可以从地名上得到证明。

表 3–7 产地名的不同地区出现频率

产地名	频率（次）
山东	32
河南	13
河北	8
四川	8
陕西	6
甘肃	6
山西	4
陕西・甘肃	3
江西	2
越南	2
湖北	1
安徽	1
浙江	1
湖南	1
广东	1
广东・广西	1
青海	1
青海・西藏	1
不明	5
合计	97

出产誉石（下品）的魏兴，是魏设置的郡（陕西省安康市）。在同为魏国所置的郡中，还有淮木（上品）的产地平阳（山西省临汾

市）与羊踯躅（下品）的产地淮南（安徽省寿县）。晋代后来将淮南改为南梁县，所以《吴普本草》应是那之前的著作。沙参（上品）的产地般阳（山东省淄川区）是汉代设置的县，但在晋代废止了。隶属于蜀的石胆（上品）产地羌道（甘肃省西固区），也是置于汉代而废于晋代的县。另一个石龙刍（上品）的产地梁州（陕西省汉中市）系蜀置，西晋因袭，在东晋被废除了。《吴普本草》的著者显然是三国时期的人，并且恐怕是魏国人，就这样得到了证明。认为其作者仍然像流传的那样，系华佗弟子吴普，大概是合理的。顺便说一下，华佗的故乡沛国距离药物产地中心之一的冤句，并不太远。

《吴普本草》认真仔细地记载药性，并通过它保留了当时存在的很多本草书的书名。试举两三例如下。

狗脊：《神农》苦，《桐君》《黄帝》《岐伯》《雷公》《扁鹊》甘无毒，《李氏》温。

桔梗：《神农》《医和》苦无毒，《扁鹊》《黄帝》咸，《岐伯》《雷公》甘无毒，《李氏》大寒。

此外，还有未明确记载书名的本草书。

牛膝：《神农》甘，一经酸，《黄帝》《扁鹊》甘，《李氏》温，《雷公》酸无毒。

所谓“一经”是指某本草书，而该书含有两种或两种以上的文本。这一点可以从下面的例子中看出。

贯众：《神农》《岐伯》苦有毒，《桐君》《扁鹊》苦，一经甘有毒，《黄帝》咸酸，一经苦无毒。

但在《吴普本草》的记载中，看不到“子仪”的名字。

我在本章的开头写到，如果没有确立适用于所有药物的某种共同原理，那么，就还不能称之为本草。《吴普本草》的药性记载表明，汉代建立的本草共同原理，就是五味、寒温乃至毒性。关于这一点，后面会详加分析。这里想提出来作为问题讨论的，是《神农》《黄帝》《岐伯》《扁鹊》《医和》《雷公》《桐君》《李氏》这八部本草书。

《神农》，无疑就是同时代的嵇康引用的名为《神农》的书。《黄帝》不明。《岐伯》虽亦不明，但在《吴普本草》中引用有其两条佚文。

矾石：《岐伯》，久服伤人骨。（《太平御览》卷九百八十八，另外，《政和本草》卷三《矾石》作“岐伯云”）

狗脊：《岐伯》、一经，茎无节，根黄白，如竹根，有刺根，叶端圆赤，皮白有赤脉。（《太平御览》卷九百九十）

不用说，从一两例就推出一切是危险的。但是，至少从这一点来看，《岐伯》与一经似乎都在植物学记载方面取得了令人瞩目的成果。《吴普本草》也在很大程度上沿袭了其记载（着重号部分）。

茎节如竹有刺，叶圆赤，根黄白，亦如竹根，毛有刺。（《太平御览》卷九百九十）

顺便说一下，根据《黄帝内经》的记载，岐伯是黄帝的臣子，然而在医术上，岐伯是黄帝的老师。

《扁鹊》和《医和》也都情况不详。扁鹊是《史记》列传中记载的春秋战国时期的名医，医和则是见于《左传》中昭公元年（公元前 541 年）的秦国名医[①]。刘宋诗人谢灵运（385—433 年）著有《山居赋》并自注。（〔 〕内为自注）

本草所载，山泽不一。雷桐是别，和缓是悉。〔……雷公、桐君，古之采药，（医和？）医缓，古之良工。〕

接着在列举“参核六根，五华九实”等草木药后，自注云：“凡此众药，事悉见于神农。”（《宋书·谢灵运传》）据此，则直到谢灵运生活的时代，不仅有《雷公》《桐君》传世，《医和》也有传世。另外，似乎还存在冠名医缓的本草书。医缓是在《左传》成公十年（公元前 581 年）中出现的秦国名医[②]。另一点应该注意的是，与和、缓两位医师不同，雷公、桐君被视为采药者。同时让我们记住，对谢灵运而言，本草书的内容最终都悉见于《神农》中。

关于《雷公》一书的问题，已经由冈西为人大体解决了[③]。这里我们再次梳理一下问题。《隋书·经籍志·医方》著录“神农本草四卷〔雷公集注〕”（〔 〕内为原注）。《吴普本草》所云《雷公》，原本是《神农本草》的集注吗？还是雷公集注《神农本草》，系后人汇集以雷公为首的诸家学说而作注的《神农本草》呢？谓

① 参照山田慶兒『夜鳴く鳥——医学・呪術・伝説』，第 164 頁。
② 同①，第 32-33 页。
③ 岡西為人：『本草概説』，創元社，1972，第 38-39 頁。

之“《雷公药对》二卷”的书，见于《旧唐书·经籍志·医术》。据《新唐书·艺文志·医术类》，该书系北齐徐之才（其传见于《北齐书》卷三十三，《北史》卷九十）所撰。具有启发性的是《集注本草》的序录。据陶弘景云，自神农氏以来，药物知识一直是口口相传的，但是，

至于桐、雷，乃著在于篇简。此书应与《素问》同类，但后人多更修饰之尔。

在将匹敌医学中《素问》的古典位置给予本草的桐君、雷公两人的著作后，又云：

有《桐君采药录》，说其花叶形色。《药对》四卷，论其佐使相须。

从文脉看，此“《药对》四卷”应是雷公的著作。

冈西为人这样解决问题。《雷公药对》有四卷本的旧本与徐之才经手修订的两卷本两种。早于徐之才的陶弘景所看到的，当然是旧本。正如陶弘景序录所云“论佐使相须”，《药对》是记录畏恶的书。所谓畏恶，是在《新修本草》本文之后，陶弘景注之前的部分中出现的一类文字。例如：

细辛：曾青、枣根为之使。得当归、芍药、白芷、芎䓖、牡丹、藁本、甘草共疗妇人，得决明、鲤鱼胆、青羊肝共疗目痛。恶狼毒、山茱萸、黄耆，畏硝石、滑石，反藜芦。（《政和本草》卷六）

甘草：术、干漆、苦参为之使。恶远志，反大戟、芫花、甘

遂、海藻四物。(《政和本草》卷六)

这种畏恶之文，是陶弘景之前的古注。他摘录它们，然后一并记载在序录中。但在古注的前面，他做了如下这样的叙述：

《神农》本经相使，正各一种，兼以《药对》参之，乃有两三，于事亦无嫌。

由此可见，记录“两三”药物的畏恶之文即古注，是根据《雷公药对》撰写的。因此，冈西为人给出这样的结论：

可以推定，本文后面的古注，是陶弘景之前的某些人，从《药对》中摘录出来加以引用而命名为《雷公集注》[①]。

总之，冈西为人设想，《集注本草》原封不动地继承了《雷公集注》《神农本草》直接在正文后面安排雷公畏恶之文的形式。顺便说一下，唐代《新修本草》是敕撰本草的肇始。

我认为，冈西为人以上的解释，在大脉络上是对的。但是，我还想再做点补充。冈西为人认为《雷公集注》是后人从《药对》摘录引用而来的。那么，既然称为集注，则《药对》本身是采用了集注的形式，还是也对《药对》之外的著作进行了引用，二者必居其一。这关系到初期本草的性质。另外，在《嘉祐本草》引用的书中有《药对》，其解题云：

北齐尚书令、西阳王徐之才撰。以众药名品君臣、佐使、性毒、相反及所主疾病分类而记之。凡二卷。旧本草多引以为据。

① 岡西為人：『本草概説』，創元社，1972，第39頁。

其言治病用药最详。

关于《桐君》，在《隋书·经籍志》中记载有“《桐君药录》三卷”。唐志沿袭该记载。《本草纲目》卷一对《桐君采药录》注云：“桐君，黄帝时臣也。”这不用说是后世的传说。在多纪元胤《医籍考》中，记载有出处不详的下面这个说法：

僧圆至曰：桐君山在严州。有人采药，结庐桐木之下，指树为姓，故山得名。

严州是唐朝的州名，因此僧圆至大概是唐朝人。桐君山可能是杭州西南部的浙江省桐庐县的某座山。姑且不论传说的真伪，在认为桐君是采药者这一点上多纪元胤与谢灵运一致。

《桐君药录》的成书年代较晚。因为，正如陶弘景在序录中特别提到“说花叶形色”一样，它在植物学记载方面非常卓越。恐怕即便是在东汉，也是其后期的著作。关于其内容，幸好陶弘景的注与《太平御览》[①]引用了数条，从中可以窥其一端。

天门冬：《桐君药录》又云，叶有刺，蔓生，五月花白，十月实黑，根连数十枚。（《政和本草》卷六）

续断：按《桐君药录》云，续断生蔓延，叶细，茎如荏大，根本黄白有汁。七月、八月采根。（《政和本草》卷七）

水萍：《药录》云，五月有花，白色。（《政和本草》卷九）

据《隋书·经籍志》记载，梁代还有两部名为《药录》的书，即

① 译者注：此处的“《太平御览》”疑有误，应为“《政和本草》”。

“《徐滔新集药录》四卷,《李当之药录》六卷”。但是，在陶弘景注中，没有可断定是前者的引用。在引用后者的场合，通常采用别的表达。水萍条中所说的“药录”，可以认为是指《桐君药录》。

苦菜:《桐君录》云，苦菜，三月生扶疎(疏)，六月花从叶出，茎直黄，八月实黑，实落根复生，冬不枯。今茗极似此。西阳、武昌及庐江、晋熙皆好。东人正作青茗。茗皆有浡饮之宜人。凡所饮物有茗及木叶、天门冬苗并菝葜，皆益人，余物并冷利。又巴东间，别有真茶，火煏作卷结为饮，亦令人不眠。(《政和本草》卷二十七)

该条的节略亦见于《太平御览》中。

茗:《桐君录》曰，西阳、武昌、晋陵皆出好茗。巴东别有真香茗，煎饮，令人不眠。(《太平御览》卷八百六十七)

又曰，茶花状如栀子，其色稍白。(《太平御览》卷八百六十七)

薰草:《药录》云，叶如麻，两两相对。(《政和本草》卷三十)

占斯：按《桐君录》云，生上洛。是木皮状如厚朴，色似桂白，其理一纵一横。(《政和本草》卷三十)

正如我后面将要论述的那样，在《神农本草经》中看不到如此精湛的博物学记载。虽然不过是寥寥数例，但是,《桐君药录》确实勾勒出了东汉本草的博物学发展轨迹。

陶弘景序录在言及《桐君采药录》《雷公药对》之后云:

魏晋以来，吴普、李当之等，更复损益。

据掌禹锡注所引《蜀本草》注，李当之是“华佗弟子，修神农旧经，而世少行用”。在隋志记载的作为梁代现存书中，除《李当之药录》六卷外，还著录有《李当之本草经》一卷。在新旧唐志中，则只记录有《李氏本草》三卷。它们之间的关系不明。冈西为人认为，存在被认定为李氏书的多种药书[①]。不管怎样，《李氏》在《吴氏》之前写成，是没有问题的。

与《桐君药录》一样，《李当之药录》的佚文在陶弘景的注和《太平御览》[②]中也可以找出十余条。

戎盐：李云，戎盐，味苦臭。是海潮水浇山石，经久盐凝著石，取之。北海者青，南海者紫赤。又云，卤咸，即是人煮盐釜底凝强盐滓。(《政和本草》卷五)

紫葳：李云，此是瞿麦根。今方用至少。(《政和本草》卷十三)

白棘：李云，此是酸枣树针。今人用天门冬苗代之，非是真也。(《政和本草》卷十三)

陶弘景对以下内容的评论，证明陶弘景注所说的李，就是李当之。(〔 〕内为陶弘景的评语)

溲疏：李云，溲疏，一名杨栌，一名牡荆，一名空疏。皮白中空，时时有节，子似枸杞子，冬月熟，色赤，味甘苦。末代乃无识者，此实真也。非人篱援之杨栌也。〔李当之此说，于论牡

① 岡西為人：『本草概説』，創元社，1972，第 40 頁。
② 译者注：此处的“《太平御览》”疑有误，应为“《政和本草》”。

荆乃不为大乖，而滥引溲疏，恐斯误矣。〕(《政和本草》卷十四)

这一条又一次被引用在牡荆的陶弘景注里，从中可知李当之的著作不是《本草经》而是《李当之药录》。

牡荆：《李当之药录》乃注溲疏下云，溲疏，一名阳栌，一名牡荆，一名空疏。皮白中空，时有节，子似枸杞子，赤色，味甘苦。冬月熟。俗仍无识者，当此实是真。非人篱域阳植也。〔按如此说，溲疏主疗与牡荆都不同，其形类乖异，恐乖实理。〕(《政和本草》卷十二)

这里应当注意的，是“《李当之药录》乃注溲疏下云”这种陶弘景的说法。它暗示，《李当之药录》采用了给《神农本草经》作注的形式，而这也与“修神农旧经”这种《蜀本草》的说法相符合。

发髲：李云，是童男发神化之事，未见别方。今俗中妪母为小儿作鸡子煎，用发杂熬，良久得汁，与儿服，去痰热，疗百病。而用发皆取其父梳头乱者尔。〔不知此发髲审是何物。……童男之理，未或全明。〕(《政和本草》卷十五)

马刀：李云，生江汉中，长六七寸。汉间人名为单〔音善〕姥〔音母〕，亦食其肉，肉似蜯。(《政和本草》卷二十二)

石蚕：李云，江左无识此者，谓为草根。其实类虫，形如老蚕，生附石。伧〔助庚切〕人得而食之。味咸而微辛。〔李之所言有理，但江汉非伧地尔。〕(《政和本草》卷二十二)

马陆：李云，此虫形长五六寸，状如大蛩，夏月登树鸣，冬则蛰。今人呼为飞蚿〔音玄〕虫也，恐不必是马陆尔。(《政和本草》

卷二十二）

苋实：李云，即苋菜也。（《政和本草》卷二十七）

酸草：李云，是今酸箕，布地生者，今处处有。〔然恐非也。〕（《政和本草》卷三十）

占斯：李云，是樟树上寄生树，大衔枝在肌肉。今人皆以胡桃皮当之，非是真也。（《政和本草》卷三十）

另外，在《太平御览》中还有一条《李当之药录》的引文。

槟榔：《李当之药录》曰，槟榔，一名宾门。（《太平御览》卷九百七十一）

《李当之药录》在唐代已经失传。它之所以出现在北宋编纂的《太平御览》中，是因为《太平御览》是以北齐的《修文殿御览》和唐朝的《艺文类聚》等为基础，加以增补、修订而成的。

另外，在唐代编纂的第一部敕撰本草书《新修本草》（《唐本草》，659年）的苏敬注中，也引用了数条《李氏本草》的内容。（〔 〕内为苏敬注）

茯苓：《季氏本草》云，马刀为茯苓使。〔无名马间者，间字草书似刀字，写人不识，讹为间尔。陶不悟云是马茎，谬矣。〕（《政和本草》卷十二）

“季氏”系“李氏”之误。这在《太平御览》引《吴氏本草》的记述中有很多例子（如卷九百八十七的紫石英、石钟乳等）。陶注（陶弘景注）否定畏恶里记载的“马间，为之使”，认为“按药无马间，或是马茎，声相近故也”，而苏注（苏敬注）是对陶注的反驳。由此可知，《李氏本草》是根据《药对》记载畏恶的，而《药对》成书于东汉的事实，也基本可以得到确认。

棘刺花：李云，用棘针天门冬苗，一名颠棘，南人以代棘针。（《政和本草》卷十三）

梓白皮：今见《李氏本草》《博物志》，但云饲猪使肥。（《政和本草》卷十四）

伏翼：《李氏本草》云，即天鼠也。又云，西平山中别有天鼠，十一月、十二月取。主女人生子余疾，带下病无子。（《政和本草》卷十九）

天鼠屎：《李氏本草》云，即伏翼屎也。（《政和本草》卷十九）

鲍鱼：《李当之本草》亦言，胸中湿者良。……又云，穿贯绳者，弥更不惑。（《政和本草》卷二十）

在《新修本草》新增的药草本文中，有一条引用了李当之的叙述。

女萎：《李氏本草》云，止下，消食。（《政和本草》卷八）

李时珍评论“吴氏、陶氏本草中散见”的《李氏药录》为“颇有发明”（《本草纲目》卷一）。这种发明不像是《桐君》那样的博物学记述，而更像是民间药物使用与误用，以及关于药物习俗等的记述。陶弘景对其记述，有时会表现出激烈的反应，而这绝不曾针对过《桐君》。与其说是对博物学的记述，不如说是对今天所谓民俗学记载的反映，因此，李当之与陶弘景在天资和兴趣上的不同，才看起来才格外有趣。另外，在明陶宗仪《说郛》

卷一百零六中，收录有晋李当之《药录》的辑本。但是，它其实除开始处的“槟榔，一名宾门”一条外，整本书只不过是对《太平御览》中引用的《本草经》《吴氏本草》《列仙传》《神仙传》《抱朴子》内容的轻率拼凑。

陶注引用的本草书，大体上限于《桐君药录》与《李当之药录》两种。此外，也散见后来隋志记载其书名的《芝草图》等。《集注本草》序录论述了《药对》所占的位置。除这几部著作之外，在陶弘景的序录中受到高度评价的本草书还有一部，即吴普的著作。为了让大家了解经过讨论后写成的《吴普本草》，其记载究竟是怎样的，我们引用一条见载于《太平御览》中的佚文看看。这是一例完全随机选择的、非常普通的记载。

《吴氏本草》曰，壮蒙，一名紫参，一名众戎，一名音腹，一名伏菟，一名重伤。《神农》《黄帝》苦，《季氏》小寒。生河西山谷或宛（冤）句商山。圆众生，根黄赤，有文。皮黑中紫。五月华紫赤，实黑，大如豆。三月采根。（《太平御览》卷九百九十）

另外，在《太平御览》卷九百八十五引《吴氏本草》中记载有丹砂“畏磁石，恶咸水”，在卷九百九十引《吴氏本草》中，记载有藷藇（薯蓣）“恶甘遂”，在卷九百九十五引《吴氏本草》中记载有“畏牡蛎、白薇”等。它们与《集注本草》中的畏恶，文字完全相同。《吴普本草》也是模仿《李当之本草》，根据《药对》记载畏恶。

陶弘景以这些书籍为基础，运用“读书万余卷，一事不知深以为耻”（《南史》卷七十六）的造诣与亲身观察，校定《神农本草经》，撰写《神农本草经集注》。

四、《神农本草经集注》的编纂

在《神农本草经集注》确立本草书的原型后，从唐代《新修本草》开始的、冈西为人所谓的主流本草，到宋代《政和本草》为止，都在不断地增补新注与新药。但是，作为原则，它们没有对之前文本的内容施加改动。结果在《政和本草》中，它之前的本草书随时代推移，像考古学遗物那样层累地被完整保存下来，原封不动地得到记录。让我们参考冈西为人的说明，来看一个实例①。

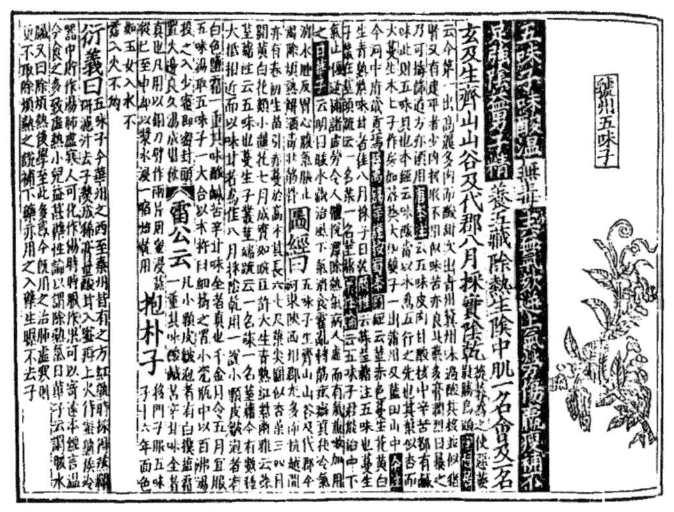

图 3-2 《政和本草》的记载体例②

① 冈西為人：『本草概説』，創元社，1972，第 54-56 頁。

② 引自《政和本草》，（金）晦明轩本，南天书局影印本 1976 版第 185 页。

图 3–2 是《政和本草》卷七对五味子的记载。开头，在大字中，黑底白字（所谓白字文）属于《神农本草经》，剩余的黑字文属于《名医别录》。白字文也称为本经文，黑字文也称为别录文，这两部分构成正文。在小字注中，紧随正文之后，陶隐居注之前的，是畏恶之文，摘编自《药对》。接下来，“陶弘景注”部分属于《神农本草经集注》，“唐本注”部分属于敕撰《新修本草》（苏敬等，659 年）。再往下，“今注”部分属于敕撰《开宝重定本草》（刘翰等，974 年，《开宝本草》），从“臣禹锡等谨按蜀本”至“日华子”部分属于敕撰《嘉祐补注本草》（掌禹锡等，1061 年，《嘉祐本草》）。然后，最前面的图与从“图经曰”到“抱朴子”这部分，属于《经史证类备急本草》（唐慎微，1092 年，《证类本草》）。“图经”即敕撰《图经本草》（苏颂等，1062 年），“雷公”即《雷公炮炙论》（南朝刘宋雷敩）。最后，“衍义曰”是金代张存惠在敕撰《政和新修经史证类备用本草》（曹孝忠等，1116 年，《政和本草》）的晦明轩本（1204 年）中增加的内容。“衍义”即《本草衍义》（寇宗奭，1116 年）。在这里能看到，《集注》《新修》《开宝》《嘉祐》《图经》《证类》《政和》等一路下来的主流本草，一边吸收《雷公》《衍义》等冈西为人所谓的支流本草，消化其全部本草成果，一边伴随着时代发展，向着一个巨大的知识体系不断成长的身姿。本草这种累积的、层叠的继承发展模式，在思考《集注本草》之前的初期本草形成的过程时，无疑也是具有启发性的。这里要说的是，当我说“集注本草”或集注本时，它是指在《证类本草》（这里用《政和本草》）中收录和传布的文本。

陶弘景在序录中，讲述了他对本草历史的认识以及《神农本草经集注》的编纂经纬。引文为敦煌本序录[①]。

旧说皆称神农本草经。余以为信然。……但轩辕以前，文字未传。……至于桐、雷，乃著在于篇简。此书应与《素问》同类，但后人多更修饰之尔。秦皇所焚，医方、卜术不预，故犹得全录。而遭汉献迁徙，晋怀奔迸，文藉焚縻，千不遗一。今之所存，有此四卷，是其本经。所出郡县，乃后汉时制，疑仲景、元化等所记。又有《桐君采药录》，说其花叶形色；《药对》四卷，论其佐使相须。魏晋以来，吴普、李当之等，更复损益。或五百九十五，或四百三十一，或三百一十九，或三品混糅，冷热舛错，草石不分，虫兽无辨，且所主治互有多少。医家不能备见，则识智有浅深。今辄苞综诸经，研括烦省，以神农本经三品合三百六十五为主，又进名医副品亦三百六十五，合七百三十种。精粗皆取，无复遗落。分别科条，区畛物类。兼注铭世用、土地所出，及仙经道术所须，并此序录，合为三卷。

总之，据陶弘景的说法，始于神农的本草，首次由桐君、雷公记录成文字，但后人对它做了修改。虽然免于秦始皇焚书，但是，遭遇东汉末（献帝）、西晋末（怀帝）的动乱，文献散佚，今仅

---

① 敦煌本序录的引文，出自上山大峻編《敦煌本本草集註序録·比丘含注戒本》（龍谷大学善本叢書一六，法蔵館，1997）。另外，在引用《神农本草经集注》的场合，对原文得到保存的序录，标记为《集注本草》，而就编入《证类本草》中而得以保存的正文，则标记为“集注本草”。因为后者不是陶弘景文章的原貌，后人对其进行了加工。另外，《证类本草》中有《大观本草》和《政和本草》两个版本，这里使用后者。

存四卷。另有《桐君采药录》和《药对》，魏晋以后，吴普、李当之等又对它们进行了增删。结果如何呢？药物的数量、三品的分属、药性、动植物和矿物的类别、适应证等，皆极为混乱，以致不能当作医师的常备之书。于是，陶弘景广泛查阅诸种文献，进行研究整理，在《神农本草经》的药物中增补《名医别录》的药物，加以注解，与序录合为三卷。关于三卷的构成，据接下来所述，上卷为序录，中卷含玉石、草木之三品三百五十六种，下卷有虫兽、果、菜、米食之三品一百九十五种，以及有名无实、有名未用的药物一百七十九种，合计收录七百三十种。顺便说一下，定论认为，旧本四卷，由序录、上药、中药、下药各一卷构成[①]。

陶弘景在撰著《神农本草经集注》三卷之后，又将其用大字书写，作成七卷本。在《隋书·经籍志》中，记录有如下梁、隋两代保存的《神农本草》。(〔 〕内为原注)

《神农本草》八卷（1）〔梁有《神农本草》五卷（2)、《神农本草属物》二卷（3)、《神农明堂图》一卷（4)、……《陶隐居本草》十卷（5)、……《陶弘景本草经集注》七卷（6)。〕

《神农本草》四卷〔雷公集注〕(7)

《神农本草》三卷（8）

这些著作，在唐代大多遭到淘汰。在《旧唐书·经籍志》中，只记载如下两种。

① 《陶隐居序》掌禹锡注："韩保昇又云，神农本草，上中下并序录合四卷。"

《神农本草》三卷（9）

《本草集经》〔陶弘景撰〕（10）

“集经”，可能是“集注”或“集注经”之误。另外，在《新唐书·艺文志》中，也仅见下面三种。

《神农本草》三卷（11）

《雷公集撰神农本草》四卷（12）

《陶弘景集注神农本草》七卷（13）

冈西为人对它们做了这样的解释①：

（1）也许合并了（2）（3）（4），但均不详。（6）（8）为陶弘景的校定本，（5）大概是这二者的合并本。如果是这样，那么，流传到陶弘景时代的《神农本草》应是（1）（2）（3）（7）。（7）的四卷本才是他使用的旧本。根据它做成的，是三卷的定本（8）。后来给三卷本加上注而制作成七卷本的，是（6）。（10）（13）与（6）相同。另外，（9）（11）与（8）相同，（12）与（7）相同。

根据冈西为人的解释，陶弘景改订《神农本草》四卷〔《雷公集注》〕，做成“《神农本草经》三卷”的定本。当时他还抄录“《名医别录》三卷〔陶氏撰〕”并入正文。又“苞综”诸种本草

① 岡西為人：『本草概説』，創元社，1972，第45–47頁。另外，参照中尾万三『漢書芸文誌より本草衍義に至る本草書目の考察』（京都薬学専門学校薬窓会，1928）第43–44頁。

书，补正记述。再给三卷本加注，著成“《本草经集注》七卷”①（书名均据隋志）。但是，只要仔细阅读序录，就知道三卷本已经是集注本，七卷本只不过是将它大字书写而已。②虽然这么说，但恐怕不能将隋唐志中记载的“神农本草（经）三卷”看成是集注本。如果是这样，那么在《神农本草》中有三卷、四卷、五卷、八卷诸本，在《集注本草》中有七卷、十卷诸本。顺便说一下，冈西为人认为，虽然《神农本草经集注》的构成不清楚，但是在森立之等的复原本《重辑神农本草经集注》(1848—1852年，稿本)中，是卷一序录，卷二玉石三品，卷三草木上品，卷四草木中品，卷五草木下品，卷六虫兽三品，卷七果菜米食三品与有名未用，恐怕是妥当的。

陶弘景用于校定的文本，按冈西为人的说法，是雷公集注的四卷本，这大概没有问题。雷公集注《神农本草》以后称为旧本，陶弘景校定之前的其他文本，皆称为古本。这里我想提出来讨论的，是下面这样的问题：陶弘景究竟是怎样加工旧本的？《名医别录》是怎样的书籍？其他的本草书是如何在陶弘景的集注本中得到利用的？

---

① 岡西為人:『本草概説』,創元社,1972,第45-47頁。另外,参照中尾万三『漢書芸文誌より本草衍義に至る本草書目の考察』(京都薬学専門学校薬窓会,1928年)第50-51頁。

② 参照高橋真太郎「神農本草に就いて」(『日本医史学雑誌』一三二〇号,1943)、渡辺幸三「陶弘景の本草に対する文献学的考察」(『東方学報』京都第二十冊,1951)、廖育群《陶弘景本草著作中诸问题的考察》(《中华医史杂志》二二卷二号,1992)、真柳誠「三卷本《本草集注》と出土資料」(『日本医史学雑誌』三九卷一号,1993)。

具体可以看出的陶弘景对旧本的加工，第一，是序录的修订部分。下面引用冈西为人的解说。

序录部分朱书前述《神农本草》旧文十二条，每条后以“右本说如此”开头，大字墨书自注。接下来，作为“合药节度”，用凡例风格叙述药物产地、采取时日、分两、制剂、贮藏、调制、服法、配剂等涉及用药全体的总论性事项。再接下来，揭载不同病症的用药名称及诸毒的解毒法。最后，列载一百四十一种药物的畏恶。[①]

除旧文序录外，其余全是陶弘景所撰，一并作为序录收载在集注本中。冈西为人所说的旧文十二条，正确地说应该是十条。至于陶弘景是否对其进行过修改，后文将进行讨论。

第二，是畏恶之文。在集注本中，它紧跟在别录文之后被注记。本经文没有畏恶或“佐使相须”的记载。然而，据上一节所引用的陶弘景说明，在《神农本草》中是有记载的，但仅限于“相使正各一种”，而《药对》却“乃有两三”。陶弘景将列举两三种药物的后者的记述，运用到注中，并删去了本经文这方面的内容。

第三，疑似古本或旧本序录一部分的佚文超过十条，主要是由试图复原《神农本草》的人所搜集。它们不见于现存的集注本序录中，应是在某个时期被删除了。在从《博物志》、《抱朴子》（东晋），经《水经注》（北魏）、《北堂书钞》、《意林》（唐）等，再到

① 岡西為人：『本草概説』，創元社，1972，第48頁。

《太平御览》(北宋)的长时期范围内的书籍中，人们发现了这些佚文。其出典可能是古本，也可能是旧本。如果是这样，那么在佚文中也许就包含了经陶弘景之手，在校定之际从旧本中被删除的内容。增补、删除和修正，这就是校定时陶弘景进行的工作。

那么，接下来我们把工作转移到具体分析现存《神农本草》及其佚文上，以此发现陶弘景增补、删除和修正的痕迹。首先，将《集注本草》敦煌本序录的白字文提出来讨论。它虽然仅有十条，但在简洁的记述中能抓住药物疗法的要领，文句清晰明了，令人感受到作者非凡的能力。与最后将探讨的、疑似序录佚文的文句，有天壤之别。这暗示陶弘景或在他之前有人进行过加工。

1. 上药一百二十种为君。主养命，以应天。无毒，多服、久服不伤人。欲轻身、益气、不老、延年者本上经。

中药一百二十种为臣。主养性，以应人。无毒有毒，斟酌其宜。欲遏病补虚羸者本中经。

下药一百二十五种为佐使。主治病，以应地。多毒，不可久服。欲除寒热、邪气，破积聚，愈疾者本下经。

三品合三百六十五种，法三百六十五度。一度应一日，以成一岁。倍其数，合七百三十名。

2. 药有君臣佐使，以相宣摄。合和者宜用一君、二臣、三佐、五使。又可一君、三臣、九佐使也。

3. 药有阴阳配合，子母、兄弟，根茎、花实，草石、骨肉。有单行者，有相须者，有相使者，有相畏者，有相恶者，有相反者，有相杀者。凡此七情，合和当视之，相须、相使者良。勿用相恶、相反者。若有毒宜制，可用相畏、相杀。不尔，勿合用也。

4. 药有酸、咸、甘、苦、辛五味，又有寒、热、温、凉四气，及有毒、无毒。阴干，暴（曝）干，采造时月，生熟，土地所出，真伪，陈新，并各有法。

5. 药有宜丸者，宜散者，宜水煮者，宜酒渍者，宜膏煎者，亦有一物兼宜者，亦有不可入汤酒者。并随药性，不得违越。

6. 凡欲治病，先察其源，先候病机。五脏未虚，六腑未竭，血脉未乱，精神未散，服药必活。若病已成，可得半愈。病势已过，命将难全。

7. 若毒药治病，先起如黍粟，病去即止。不去倍之，不去十之。取去为度。

8. 治寒以热药，治热以寒药，饮食不消以吐下药，鬼注、蛊毒以毒药，痈肿、疮瘤以疮药，风湿以风药，各随其所宜。

9. 病在胸膈以上者，先食后服药。病在心腹以下者，先服药后食。病在四肢血脉者，宜空腹而在旦。病在骨髓者，宜饱满而在夜。

10. 夫大病之主，有中风、伤寒、寒热、温疟、中恶、霍乱、大腹水肿、肠澼下痢、大小便不通、贲豚上气、咳逆、呕吐、黄疸、消渴、留饮、癖食、坚积、症瘕、惊邪、癫痫、鬼注、喉痹、齿痛、耳聋、目盲、金疮、踒折、痈肿、恶疮、痔瘘、瘿瘤、男子五痨（劳）七伤、虚乏羸瘦、女子带下、崩中、血闭、阴蚀、虫蛇蛊毒所伤。此者大略宗兆。其间变动枝叶，各依端绪以取之。

冈西为人评价说，该序录说明中国的药物疗法技术，“在汉代已达到成熟的阶段”[①]。我也认为就内容而言，的确如此。《武威汉代医简》虽然是东汉前期的著作，但是，其中能看到多种药材混合在一起的具有复杂组成的药物。例如，治疗慢性咳逆上气的一种药，将柴胡、桔梗、蜀椒、桂、乌喙、姜制成粉末混合，再以白蜜调制成樱桃大小的丸。另一种药则使用十种药材来煎汤。[②]很难认为，连任何理论根据也没有就能进行这样的调配，或者反过来说，这样的调配没有唤醒任何理论上的关注。

以《黄帝内经》形式流传今天的医学基础理论，恐怕在东汉前期就已经形成了。不过，因为医学理论是与针灸疗法结合在一起形成的，《黄帝内经》本质上是针灸医学书，所以，其中关于药的记述极少，更谈不上有什么药学理论。但是，其中存在可能成为药学理论基础的要素。例如，序录4中提到的五味即是。食物的五味与身体及疾病的关系，是《黄帝内经》著者们关注的问题之一。作为一个例子，我们来读一下《太素》卷二《调食》(《灵枢》卷八《五味》)。

黄帝曰：谷之五味，可得闻乎?

伯高曰：请尽言之。五谷：粳米甘，麻酸，大豆咸，麦苦，黄黍辛。五果……。五畜……。五菜……。五色……。凡

① 岡西為人：『本草概説』，創元社，1972，第30頁。

② 《武威汉代医简》，第12-13页。

此五者，各有所宜。五宜所言，脾病者宜食粳米饭、牛肉、枣、葵……。五禁：肝病禁辛……。辛散，酸收，甘缓，苦坚，咸濡。毒药攻邪，五谷为养，五果为助，五畜为益，五菜为埤。气味合而服之，以养精益气。

关于“毒药”见于此处的理由，杨上善解释说：“毒药俱有五味，故次言之。”另外，《素问》卷七《宣明五气》(《太素·调食》) 云：

五味所入，酸入肝，辛入肺，苦入心，甘入脾，咸入肾，是谓五入。

如果将它们汇总，则形成表 3–8。在所列举的谷、果、畜、菜中，有几个最终被《神农本草经》列入药物中。就五谷来说，麻指胡麻，属于上药。大豆，在此指大豆黄卷 (豆芽)，属于中药。黄黍，如果可以认作是黍米，则属于中药。显然，根据五行分类原理对五味与食物，乃至五脏及其疾病等关系的把握，能够给本草提供一个理论基础。在东汉，即使出现了将该原理普遍应用于药物的尝试，也绝不奇怪。该序录整体上完全可以看成是汉代药物学发展的顶峰，但这绝不意味着后人就没有加工。

表 3–8　基于五行的分类与相互关系

五行	木	火	土	金	水
五味	酸	苦	甘	辛	咸
五脏	肝	心	脾	肺	肾
五色	青	赤	黄	白	黑
五谷	麻	麦	粳米	黄黍	大豆

续表

五果	李	杏	枣	桃	栗
五畜	犬	羊	牛	鸡	猪
五菜	韭	薤	葵	葱	藿
五宜	肝病	心病	脾病	肺病	肾病
五禁	脾病	肺病	肾病	肝病	心病
五入	筋	骨	肉	气	血

如果将该序录原封不动地看成旧本，立刻会察觉到序录 1 末尾的文句，“倍其数，合七百三十名也”。掌禹锡注云：

本草例，《神农本经》以朱书，《名医别录》以墨书。《神农本经》药三百六十五种，今此言倍其数，合七百三十名。是并《名医别录》副品而言也，则此一节别录之文也。当作墨书矣。盖传写寖（同“浸”）久，朱墨错乱之所致耳。

认为序录的黑字文系别录文，这是因为陶弘景的注不用小字而用大字书写所产生的误解[①]。但是，如果将“别录之文”改为“陶弘景之文”，那么，即使在今天也能当作定说。冈西为人也将这一节从旧本序录中删除[②]。但是，这果真是由传写之误产生的朱墨错乱吗？恐怕不是。在我看来，这反而是陶弘景增补《名医别录》后对序录进行加工的确凿证据。

① 岡西為人：『本草概説』，創元社，1972，第 50-51 頁。

② 同①，第 29 页。

奇怪的地方还有一处，即序录4的“药有酸、咸、甘、苦、辛五味，又有寒、热、温、凉四气，及有毒、无毒”这一段文字。在本经文中，虽然有药物的五味与四气的记述，但是，没有毒之有无的记载。而在《吴普本草》所引本草书中，《神农》《黄帝》《岐伯》《扁鹊》《医和》《雷公》《桐君》及一经，记载五味与毒之有无，但原则上不述及四气。相反，《李氏》只记载了四气，全然没有提到五味与有毒、无毒。不过，在附子中可见“苦，大毒”，麦门冬中可见“甘”。但是，这些可视为传写之误。虽说如此，在《神农》以下诸书中，也存在例外。因为它们记述了二十二种药物的四气。将它们进行整理，则结果如下。

A
- 不与《神农》并记（1）
  - 独立的记载（1）–1…………一例
  - 与他书并记（1）–2…………一例
- 唯有《神农》记载（2）…………九例
- 《神农》与他书并记（3）…………九例
- 《神农》与《李氏》并记（4）…………二例

其中，（1）–1是下品的马刀，“《扁鹊》：小寒，大毒”。（1）–2是中品的石龙芮，“《扁鹊》《李氏》：大寒”。在下品、中品里，除《扁鹊》的这两例以外，就只有生大豆的“《神农》《岐伯》：生熟均寒”的记载。相反，例外均集中在上品里，它们全与《神农》相关。例如在（2）中的人参，“《神农》：甘，小寒”；在（3）中的细辛，“《神农》《黄帝》《雷公》《桐君》：辛、小温”，或蕤核，“《神农》《雷公》：甘、平、无毒”；在《吴普本草》中出现的《神农》

记载有一百一十二例，其中二十例，即近 18% 述及四气，因此，不能作为例外简单地舍弃。恐怕只能考虑为，《神农》在药性方面，虽然始终以五味和有毒无毒的记述为主，但是，也在某种程度上已经开始走向四气的辨别。问题是如何看待（3）。

在《吴普本草》中，药性按照五味（T）、毒的有无（P）和四气（C）这三要素记载。为究明记载的原则，我们调查了数种本草书之间某要素共同而别的要素不同的场合下是如何记述的，结果发现四种模式。如果不需要区别有毒 P^+、无毒 P^-，则直接写作 P。

B
(1)′ T–T · P ………………九例（五例不包括《神农》）
(2)′ P–T · P ………………三例（一例不包括《神农》）
(3)′ T · P^+–T · P^- ……… 四例（两例不包括《神农》）
(4)′ T · C–T · P ………… 六例（在 T · C 方面，三例包括《神农》，三例仅有《神农》）

(1)′式，如“《桐君》《黄帝》《医和》: 甘。《扁鹊》: 甘，无毒”（石钟乳），或“《神农》《岐伯》《雷公》: 辛、有毒。《黄帝》: 辛”（蜀漆）。(2)′式，如“《神农》《桐君》: 苦，有毒。《岐伯》《雷公》: 有毒”（甘遂）。(3)′式，如“《雷公》《桐君》: 苦，无毒。《黄帝》: 苦，有毒”（牡丹）。(4)′式，如“《神农》: 甘，小寒。《岐伯》《黄帝》: 甘，无毒”（人参），又如“《神农》《岐伯》《雷公》: 甘，平。《扁鹊》: 甘，无毒”（太一禹余粮）。据此可知，药性首先根据 T（五味）得到记载。当 T 相同的时候，或另一方没有 T 的记载的时候，记载 P（毒的有无）或 P^+、P^-。(1)′、(2)′、(3)′的半数不包含《神农》。

关于T与P的记载，在《神农》与其他本草书之间，看不出有什么不同。但是，带有C(四气)的（4）′的T·C，全是有关《神农》的记载。在《神农》之外的一种或几种书中，决不单独记载C。在罗列几种书的时候，《神农》必定出现在第一个位置上。A（3）的九例即是。

高达十八例的A的（2）（3）显示，C的记载构成《神农》的一个特征。由此马上产生一个疑问，（3）的情况是否受到了《神农》记载的影响？更具体一点说，如果主要指标T的记载在《神农》和其他本草书中是一致的，那么在并列记述几种书后，是原封不动地记载了《神农》的药性T·C吗？在九例中有五例是“甘、平”，也增强了这种疑问。但是，反过来看“甘、平”的记载例子，其中的三例属于T·C–T·P型，以区别“甘，无毒”，这恐怕是自觉的辨别意识在发挥作用。另外，在与《神农》并列记载的本草书中，《雷公》出现六次，《岐伯》四次，《桐君》两次，《扁鹊》《黄帝》各一次。如果加上不与《神农》并记意义上的（1）的情况，则《扁鹊》有三次。那么，至少《雷公》与《岐伯》的频度是不容忽视的。如果这样来看，大概可以认为，在《雷公》《岐伯》等书中开始出现四气记载的萌芽，而在《神农》中这种记载已经达到了某种程度的比重。不过，关于四气的记载，《神农》与其他本草书哪一个时间更早，从这里无法判断。

不管怎样，它们仍然只是显示了四气记载的萌芽或先驱性动向，而完成决定性转变的是李当之。他抛弃了此前的五味与有毒、无毒的记载，全面切换到四气的记载上。正如序录8所论述的“疗寒以热药，疗热以寒药”那样，这是通过与病理学理论结合而产生的药性知识。东汉末到魏晋时期，是整个汉代形成且在多方面发展的医学被重新组织和体系化的时期。东汉后期成书的《难经》与《伤寒杂病论》，以及三国魏王叔和的《脉经》和西晋皇甫谧的《针灸甲乙经》等，都是留存到今天的相关成果。在这样的时代潮流中，李当之带来了药性记载上的一场小革命。不难想象，李当之之后的本草书，不管是保留了还是放弃了毒性的记载，都会效仿他写入四气。《吴普本草》也留下了自己的记载，虽然仅有两例，即：茵芋“微温，有毒”，蓍实“苦酸，平，无毒”。如果大胆从这里推论，那么，在传统的记载方式中加入李当之的方式，确立了药性记载新方向的，恐怕正是吴普。

至少吴普看到的《神农》中的药性记载，其主体是五味与毒之有无，四气还停留在有限药物的辅助性记载上。我假定，在陶弘景到手的旧本中关于药性的记载，也大体沿袭了《神农》。陶弘景对这个文本进行了根本性的改订。他从本经文中移走有毒、无毒的记载，挪到别录文中，代之以四气。如果以图 3–2 为例，则“五味子。味酸，温”是本经文，“无毒”是别录文。当时，他主要依据什么来写入四气的呢？答案不是《李当之本草》。因为，在《吴普本草》中能看到的李氏四气记载的五十六例中，与本经文一致的仅有七例，只占 12.5%。他恐怕是整理和选择性地采用了《吴普本草》及之后的本草书。另外，若论《神农》与本经文的关系，则记载一致的是十例，不一致的是十一例，这表明并不是旧本中有记载的就全盘照录。

序录4采取将“酸、咸、甘、苦、辛五味”与“寒、热、温、凉四气”并列，再加上“有毒、无毒”的句式。我认为，这种叙述与将五味和四气放在本经文中，毒之有无放在别录文的集注本才是相称的。如果是旧本的序录，那么有毒、无毒与四气的位置大概是反过来的。可以认为，陶弘景确实对包括序录8在内的现存序录的白字文进行了加工。

下面我们从序录转到药物记载的讨论。首先要解决《名医别录》是什么的问题。唐高宗问参与《新修本草》编纂的于志宁，“本草、别录，何为而二”。于志宁回答说：“别录者，魏晋以来，吴普、李当之所记，其言花叶形色，佐使相须，附经为说，故弘景合而录之。”(《新唐书》)这是“《神农本草》三卷、《雷公集撰神农本草》四卷、《吴氏本草》六卷(吴普)、《李氏本草》三卷”和“《桐君药录》三卷、徐之才《雷公药对》二卷”等与“《名医别录》三卷”(新唐志)同时存世，也是参与本草修订的人的证言。其中一定有值得倾听的东西。

关于《名医别录》的作者，一说是陶弘景[①]。但是，隋志仅记作“陶氏撰”，而在新旧唐志中未记录撰者姓名，故不能从图书目录来确定其作者。毋宁说，认为这不是陶弘景著作的意见更有说服力。据冈西为人介绍，持这种观点的多纪元简的立论，是以《新修本草》注引用的《别录》为依据的。例如：

《别录》云：首生男乳，疗目赤痛、多泪，解马肝牛肉毒。

① 请参阅李时珍《本草纲目》卷一《历代诸家本草》。

合豉浓汁服之神效。又取雀屎去目赤努肉。(《政和本草》卷十五《人乳汁》)

《别录》云：子主射工及疰气发无常处，丸服之。或捣为末，醋和涂之，随手有验。(《政和本草》卷二十七《芥》)

这些引文又被“唐本注”引用，当然与集注本中的黑字文不一致。因而，所谓的别录文，即便取自《别录》，但也不是《别录》的全文。多纪元简认为，这个事实表明，隋志中所说的陶氏不是陶弘景。冈西为人认为，仅凭这个，还不能说《别录》不是陶弘景的著作。但是，冈西为人指出，暗示这个事实的证据，在陶弘景注中比比皆是。这里仅引用两则冈西为人所举的例子。

按，本经有女萎无萎蕤(玉竹)，别录无女萎有萎蕤，而为用正同。疑女萎即萎蕤也。(《政和本草》卷六《女萎萎蕤》)

本经云利丈夫，别录云久服阴痿，于事相反。(《政和本草》卷十四《雷丸》)

冈西为人做出如下的结论：恐怕在陶弘景之前，已经存在称作《名医别录》的书。他从中选取要点，仿照本经文，作成黑字文。他认为，陶弘景除三百六十五种“名医副品”外，还在本经品(被记载在本经文里的药物)中增加了黑字文，并且将别录品中的一百九十四种以“有名未用”而挪到卷末，也说明了当时的情况。[1]

---

① 岡西為人：『本草概説』，創元社，1972，第 34-37 頁。

冈西为人提出的证据，未必是决定性的。如果《别录》是单纯的编纂性书物，而编者又几乎不修订内容，那么，很可能会出现与《本经》相矛盾的文字。话虽如此，我仍倾向于和冈西为人相同的推论。我认为，《别录》是将魏晋以后著名医师的数种本草书与处方集汇总在一起的，一种药物药方便览。据于志宁云，其内容乃“吴普、李当之所记”。让我们根据《太平御览》所引《吴氏本草》，来验证其言论的可信性。下面先引用《吴普本草》，接着再引用对应的《集注本草》的文字。〔 〕内为别录文。首先来看防风。

《吴氏本草》曰：防风，一名回云，一名回草，一名百枝，一名蕳根，一名百韭，一名百种。……或生邯郸、上蔡。……二月、十月采根，日干。琅邪者良。(《太平御览》卷九百九十二)

防风。……一名铜芸，〔一名茴草，一名百枝，一名屏风，一名蕳根，一名百蜚。生沙苑川泽及邯郸、琅邪、上蔡。二月、十月采根，暴干。〕(《政和本草》卷七)

接下来看沙参。

《吴氏本草》曰：白沙渗(参)，一名苦心，一名识美，一名虎须，一名白参，一名志取，一名文虎。……生河内川谷，或般阳渎山。……三月采。(《太平御览》卷九百九十一)

沙参。……一名知母，〔一名苦心，一名志取，一名虎须，一名白参，一名识美，一名文希。生河内川谷及冤句、般阳渎山。二月、八月采根，暴干。〕(《政和本草》卷七)

再看一下王孙。

《吴氏本草》曰：黄孙，一名王孙，一名蔓延，一名公草，一名海孙。……生西海川谷及汝南城郭垣下。(《太平御览》卷九百九十三)

王孙。……〔一名黄孙，一名黄昏，一名海孙，一名蔓延。生海西川谷及汝南城郭垣下。〕(《政和本草》卷九)

下面是此前也曾言及的矾石。在它的记述中，含有矾石可以说是决定性的证据。

《吴氏本草》曰：矾石，一名羽砠，一名羽泽。……生河西或陇西或武都、石门。采无时。岐伯（曰）：久服伤人骨。(《太平御览》卷九百八十八)

矾石。……〔岐伯云：久服破人骨。〕……一名羽碮（矾石别名），〔一名羽泽。生河西山谷及陇西、武都、石门。采无时。〕(《政和本草》卷三)

连对《岐伯》的引用也与其他书重合，这是很难想象的。虽然只举了四例，但是它们充分证明，《吴普本草》的的确确包含在《别录》中，同时，《别录》也收录了其他的本草书，而陶弘景从《别录》中选择材料，撰成了黑字文[①]。不用说，在某些情况下黑字文也可能与《吴普本草》中的文字几乎完全不一致。例如：

《吴氏本草》曰：狼牙，一名支兰，一名狼齿，一名犬

① 《吴普本草》附录《关于〈吴普本草〉若干问题的研究》，第94–97页。

牙，一名抱牙。……或生冤句。……消疥癣。(《太平御览》卷九百九十三)

牙子。……主……疥瘙……。一名狼牙，〔一名狼齿，一名狼子，一名犬牙。生淮南川谷及冤句。〕(《政和本草》卷十)

再举一例：

《吴氏本草》曰：芫华，一名去水，一名败华，一名儿草根，一名黄大戟。……三月、五月采华。(《太平御览》卷九百九十二)

芫花。……一名去水，〔一名毒鱼，一名杜芫。……二月三日采花，阴干。〕(《政和本草》卷十四)

虽然没有资料究明这些记述是否出自李当之的著作，但是，就《李当之药录》与《吴普本草》一样被收录进《别录》中这一点来说，没有理由怀疑于志宁说的话。

那么，《新修本草》注引用的《别录》文字，也是《吴普本草》或《李当之药录》中的一部分吗？还是《别录》也收录有吴普、李当之著作之外的书呢？这个问题关系到如何理解当时的本草书的性质。仅从《集注本草》的本经文、别录文和《太平御览》所引《吴氏本草》来看，没有像《新修本草》注所引《别录》[1]那样的，关于药的调配法与给药法的具体记述。它们大概被看成是与本草书不同的处方集的领域。如果是这样，那么考虑《别录》也采录了吴普、李当之以外的著作，岂不是很自然吗？《新修本草》区别记载了“李云”与“别录云”，也似乎暗示了这一点。虽说如此，这到底不过是推测。可信的是，《神农本草经集注》通过整合《本经》与《别录》，提炼了从东汉到魏晋的本草成果的精髓。这大概正是陶弘景自觉要做的事情。即使假定《别录》的内容仅限于《吴普本草》与《李当之药录》，那么，这两部书理应也充分利用了《神农》以来的本草书成就。

下面我们转入本经文的讨论。森立之在复原《神农本草经》时，建立了“每条之体例，一依《太平御览》”的原则。他认为《太平御览》所引《本草经》有“旧本之面目”。即在“药名下直接列一名，次举气味，次记产地，次录主治。”（《重辑神农本草经序》）而集注本的记载始于药名，继之以气味、主治、一名、产地，最后是采取的时间、部位（叶、子、根等）、处理法（阴干、曝干等），是调换了旧本的顺序。下面我们来看看他的依据。

（一）一名。《证类本草》黑字文（别录品）中的鸬鹚屎被这样

① 唐本注所引《别录》如下。（〔 〕内为卷数）〔五〕石灰，〔七〕络石、天名精、旋花、地肤子、石龙蒭，〔八〕石龙芮，〔九〕艾叶、恶实，〔一一〕芒根、女青，〔一二〕槐实，〔一四〕梓白皮，〔一五〕人乳汁，〔一七〕白马茎、黄犍牛、牡狗阴茎、虎骨，〔一八〕猪卵、獭肝，〔一九〕白鸭、雀卵、燕屎，〔二〇〕蠡、鳝鱼，〔二一〕露蜂房、蚱蝉、白僵蚕、蜚蠊，〔二二〕蝦蟇、蜘蛛、白头蚯蚓、田中螺汁、蜣螂，〔二三〕藕实茎、大枣、梅实、柿，〔二五〕赤小豆，〔二七〕白瓜子、芥、荏子，〔二九〕芸台。冈西为人在《本草概说》中写道：“惜苏敬之引用仅四十余条，且多虫兽部分，故窃以为唐代亦无《名医别录》之完本。”虫兽部分占四十四条中的二十一条，引用卷数涉及三十卷中的二十卷。

记载：

鸬鹚屎。一名蜀水花。去面黑皯、黡志。（《政和本草》卷十九）

森立之认为，《新修本草》亦同，它与《太平御览》的记载顺序一致。可见现存文本将一名置于本经文的条文末，是《新修本草》编纂者苏敬所改动。该条偶然未经校改，所以能够让我们看到旧本的面目。

的确，在《太平御览》所引《本草经》中，只要有一名的记载，一定紧接在药名之后书写。这是否为旧本的顺序仍需要探讨，目前姑且认为是这样的。在这种场合下，改动顺序的就不是苏敬，而是陶弘景了。《太平御览》卷九百五十《水蛭》有如下引文：

《本草经》曰：水蛭，一名至掌，味咸，治恶血、瘀结、水闭，破凝积，利水道。

陶弘景《集注本草经》曰：水蛭，味咸苦、平，微寒，有毒，一名蚑，生雷泽池泽。

而集注本的记载是这样的：（〔 〕内为别录文，下同）

水蛭。味咸〔苦〕，平〔，微寒，有毒〕。逐恶血、瘀血、月闭，破血瘕、积聚、无子，主利水道〔，又堕胎〕。〔一名蚑，一名至掌。生雷泽池泽。五月、六月采暴干〕。（《政和本草》卷二十二）

比较两者可知，除若干字句的异同与省略外，《太平御览》

将《本草经》与陶弘景《集注本草经》作为不同的书对比并列记述。而且，除“味咸”外，在选择内容上避免记载重复。那么，《本草经》的一名出现于药名之后，而《集注本草经》却写在产地前、省略的主治后，这显然是经由陶弘景改动的。虽然只有一例，但是几乎可以称得上是决定性的证据。这里的另一个问题是，接在《本草经》药名后的“一名至掌”，在集注本中被当作别录文。如果《本草经》是陶弘景校订以前的旧本，那么，则是他将之移至别录文中。或者可以说，当一名在本经文与别录文中是相同的时候，可以假定陶弘景删除了其中一方。但是，在这种情况下，反过来也可以假定，《本草经》包含有《别录》的内容，即便是局部性的。从据称是吴普、李当之著作的《别录》内容来看，非常有可能是旧本根据它们增补本经文，陶弘景又重新加以辨别。从后面述及的例子来看，我认为这个设想是合理的。

（二）气味。在集注本中，有毒、无毒的记载只存在于黑字文中，白字文中没有。但是，在干漆与白头翁的条文中，气味后有白字文的无毒二字。《太平御览》所引《本草经》的白头翁，情况也一样。

> 干漆。味辛、温，无毒〔、有毒〕。(《政和本草》卷十二)
>
> 白头翁。味苦，温，无毒〔、有毒〕。(《政和本草》卷十一)
>
> 《本草经》曰：白头翁，……味苦，温，无毒。(《太平御览》卷九百九十)

作为参考，引用《吴氏本草》的条文如下：

《吴氏本草》曰：白头翁，……《神农》《扁鹊》：苦，无毒。（《太平御览》卷九百九十）

森立之认为，《本经》《别录》均有有毒、无毒的记载，而陶弘景在用朱、墨分开书写时，将其记载相同者皆按照墨字规则书写。只有这两条，因为《本经》记载无毒，而《别录》记载有毒，所以不得不朱、墨两书。

森立之这个解释的前半部分，即认为《本经》与《别录》的任一方里都有毒之有无的记载，这是完全正确的。但是，若记载相同则遵从黑字规则的这种后半部分的解释，是不正确的。据《吴普本草》记载，在诸本草书之间，有毒、无毒的记载不一致情况很少。在九十三例记载中，仅发现九例。因此，《本经》与《别录》记载一致，可以说是理所当然的。在这种情况下，陶弘景取《别录》而舍《本经》，其中一个原因大概是《本经》的记载不够全面。在《吴普本草》的九十三例中，《神农》存在有毒、无毒记载的，只有四十九例。

问题是，《本经》没有记载有毒、无毒的场合，以及记载与《别录》不同的场合。再以《吴普本草》为例。吴氏独特的记载仅有三例。它们是茵芋有毒、蓍实无毒、牛黄无毒。这些均不见载于《神农》等本草书中。如果认为《别录》由《李当之药录》与《吴普本草》构成，那么，因为前者没有毒性的记载，所以可以期待《吴氏本草》的记载被原封不动地吸收进了别录文中。事实上，茵芋与蓍实正是如此。但是，牛黄在别录文中被认为有小毒。这可能是在吴氏之外另有依据。另外，《吴普本草》中的虎掌，《神农》《雷公》作无毒，《岐伯》《桐君》作有毒，而在别录文中作有大毒。《吴氏本草》中的大黄，《神农》《雷公》作有毒，《扁鹊》作无毒，而在别录文中作无毒。在这两种情况下，都排斥《神农》的记载。

从这些例子中可以得知，《别录》虽然以吴普、李当之的著作为主要内容，但是，也采录了其他的书。这样考虑更容易理解。

（三）来源。森立之指出，《太平御览》所引《本草经》，在气味下面通常有“生山谷”等用语，在主治后面也有“生太山”等文字。前者应是朱书原文，后者应是墨书原文。《新修本草》编纂之际，苏敬一改此种体裁，直接在主治下记录“生太山山谷”等用语。下面举一个例子。

《本草经》曰：太一禹余粮，一名石脑，味甘，平。生山谷。治咳逆上气、症瘕、血闭、漏下，除邪。久服，能忍寒暑，不饥，轻身，飞行千里，若神仙。生太山。（《太平御览》卷九百八十八）

正如森立之所说的那样[①]，可以认为这是《太平御览》引《本草经》的标准叙述形式。当然也存在偏离这种形式的叙述，但是不能说有很多。与它相对应的集注本的文字如下：

太一余粮。味甘，平〔，无毒〕。主咳逆上气、症瘕、血闭、

① 森立之在《重辑神农本草经》序中写到，关于产地，“御览气味下，每有生山谷等语，必是朱书原文。主治末，亦有生太山等字，必墨书原文。”

漏下，除邪气〔……〕。久服，耐寒暑，不饥，轻身，飞行千里，若神仙。一名石脑。〔生太山山谷。〕(《政和本草》卷三)

根据森立之的看法，一名与来源这两者，均在编纂《新修本草》的时候被改动。但是，我已经证明了，改变“一名”顺序的是陶弘景。如果是这样，恐怕也可以假定，改动来源记载的也是陶弘景。不用说，在假定是陶弘景改动的场合，在（一）的一名最后指出的情况，也完全适用这里。

简而言之，陶弘景在撰写注本时，对本文进行了如下改动：（1）将一名移至本文末。（2）整合来源记载。（3）修改若干字句，变动主治的记述顺序等。将“治”改为“主”也是举措之一。（4）删除不标准的记述，即药名、气味、主治、产地之外的记述，但若干玉石药属于例外。我们将它们称为改订的原则。

下面展示一个实例。

《本草经》曰：玄参，一名重台。味苦，微寒。生川谷。治腹中寒热、女子乳，补肾气，令人目明。生河间。(《太平御览》卷九百九十一)

玄参。味苦，〔咸，〕微寒〔，无毒〕。主腹中寒热、积聚、女子产乳余疾，补肾气，令人目明。〔……〕一名重台〔……生……河间川谷。……〕(《政和本草》卷八)

这里移动了一名，整合了来源，增补了“积聚”，将“治”改为“主”。其他字句的省略、异同，可以看成是《太平御览》抄录时产生的。这是一个标准的例子，但也屡屡出现药物没有一名的情况。下面看一个主治记述的变更。

《本草经》曰：石斛，一名林兰，一名禁生。味甘，平。生山谷。治伤中、下气、虚劳，补五脏、羸瘦。久服，除痹，（？）肠胃，强阴。出陆安。（《太平御览》卷九百九十二）

石斛。味甘，平〔，无毒〕。主伤中、除痹、下气，补五脏、虚劳、羸瘦，强阴，〔……〕。久服，厚肠胃，轻身，延年，〔……〕。一名林兰，〔一名禁生，……。生六安山谷水旁石上。……〕（《政和本草》卷六）

在《集注本草》中，“久服”后面紧接着的，是神仙术的内容。

《本草经》曰：玉泉，一名玉沣。味甘，平。生山谷。治藏（脏）百病，柔筋强骨，安魂，长肌肉。久服，能忍寒暑，不饥渴，不老，神仙。人临死服五斤，死三年，色不变。生蓝田。（《太平御览》卷九百八十八）

玉泉。味甘，平〔，无毒〕。主五脏百病，柔筋强骨，安魂魄，长肌肉，益气，〔……〕。久服，耐寒暑，不饥渴，不老，神仙，〔轻身，长年。〕人临死服五斤，死三年，色不变。一名玉札（或为“玉沣”传写之误）。〔生蓝田山谷。……〕（《政和本草》卷三）

在石斛中，将除痹与强阴从久服中移除，而挪至一般主治中，这一定是因为陶弘景断定它们不是神仙术的东西，或至少不是神仙术独特的东西。如果是这样，那么在集注本的改动方面，还可以举出第（5）个原则，即将“久服”的内容统合到神仙术的内容中。这个情况说明，它是尝试划清药物学与神仙术之间界限的陶弘景的有意图的改订。

在迄今引用的例子中，《太平御览》所引《本草经》的主治，完全不引用别录文。事实上，这是关于本经品的一般说法。在《太平御览》所引《本草经》中，也有专门引用别录文的。例如：

《本草经》曰：升麻，一名周升麻。味甘，辛。生山谷。治辟百毒，杀百老殃鬼，辟温疾、鄣稚、毒蛊。久服，不夭。生益州。（《太平御览》卷九百九十）

〔升麻。味甘，苦……。主……解百毒，杀百精老物殃鬼，辟瘟疫、瘴气、邪气、蛊毒。久服，不夭，……。一名周麻。生益州山谷。……〕（《政和本草》卷六）

因此，可以认为，看不到别录文的主治，并不是旧本中没有，而是《太平御览》的采录方针造成的。木香的例子可以证明这一点。

《本草经》曰：木香，一名木蜜香。味辛，温，无毒。治邪气，辟毒疫、温鬼，强志，主气不足。久服，不梦寤、魇寐，轻身，致神仙。生永昌山谷。（《太平御览》卷九百九十一）

木香。味辛〔，温，无毒〕。主邪气，辟毒疫、温鬼，强志，……〔……主气不足，……。〕久服，不梦寤、魇寐，〔轻身，致神仙。一名蜜香。生永昌山谷。〕（《政和本草》卷六）

“主气不足”是别录文。

另外，我想再举两三个集注本的改订例子。首先，有时会删除一名。“熊脂：一名熊白”（《太平御览》卷九百八十），“卤咸：

一名寒石。……大盐：一名胡盐”（《太平御览》卷八百六十五、卷九百八十八）等即是。另外，作为删除不标准记述的例子，将朴消中写有的“山谷之阴有咸苦之水，状如芒消而麁（粗）”（《太平御览》卷九百八十八），改为“有咸水之阳”（《政和本草》卷三），然后接续在产地名后。在生大豆中，删除了药名之后的“张骞使外国，得胡麻、大豆。或曰戎菽”一句（《太平御览》卷八百四十一）。

也有一些例外的情况，尽管写着“《本草经》曰”，也不能立即断定是旧本。举一例如下：

> 《本草经》曰：菊有筋菊、白菊、黄菊。花一名节花、一名傅公、一名延年、一名白花、一名日精、一名更生、一名阴威、一名朱嬴、一名女菊。（《太平御览》卷九百九十六）
>
> 《吴氏本草经》曰：菊华，一名女华，一名女室。（《太平御览》卷九百九十六）

将此二者汇总，形成集注本如下的记述：

> 菊花。……一名节花，〔一名日精、一名女节、一名女华、一名女茎、一名更生、一名周盈、一名傅延年、一名阴成。……〕（《政和本草》卷六）

但是，在《太平御览》引《本草经》中，紧接在一名后，记载有：

> 菊有两种。一种紫茎，气香而味甘美，叶可作羹，为真菊。一种青茎而大，作蒿艾气，味苦不堪食，名薏，非真菊也。

这实际上是附加在本经文后的陶注，而本经文未说菊有两种。

在分明是旧本的文字，却又接着引用陶注的例子中，还有前面所举的木香。《太平御览》引《本草经》，在“生永昌山谷”之后，接着加上“陶隐居云，此即青木香也。永昌不复贡，今皆从外国舶上来云。……”作为来源的说明。另外，《本草经》的这段文字，在一名出现于药名之后这点上符合旧本，但在主治前没有“生山谷”这点，又令人想到集注本。这里作为一个疑问留下来。

下面是别录品的一个例子。

《本草经》曰：曾青生蜀郡名山。其山有铜者，曾青出其阳。青者铜之精，能化金铜。(《太平御览》卷九百八十八)

与别录文(《政和本草》卷三)相同的，只有“能化金铜”一句。这可能也是《别录》之文吧。下面再引另一个别录品。

《本草经》曰：元青，春食芫华，故云元青。秋为地胆。地胆黑，头赤。味辛，有毒。主虫毒、风注。秋食葛华，故名之为葛上亭长。(《太平御览》卷九百五十一)

主治与集注本同文(《政和本草》卷二十二。“唯虫”作“蛊”，“注”作“疰”)。其主治之外的记载，可能属于《别录》，或是后人的文字。《政和本草》卷二十二《地胆》引《图经本草》云：“三四月，芫花发时，乃生多。就花上采之。……此虫，四月、五月、六月为葛上亭长，七月为斑猫，九月、十月为地胆。随时变耳。”再举一个特殊的例子，在《太平御览》卷九百四十三《玳瑁》中，引用的“《本草经》云”，竟然是唐刘恂《岭表录异》卷上记载的故事[①]。

如果只是“《本草》曰”的话，就更需要注意。例如，《太平御览》卷一千《海藻》所引用的，总觉得像是《嘉祐本草》注，大概为宋代增补。《太平御览》卷九百十一《鼷鼠》所引用的，则是陶注。在一并引用陶注的场合，一般通过标示书名陶弘景《集注本草经》或陶弘景《本草经》，来表明出典为集注本。

陶弘景《集注本草经》曰：白颈蚯蚓（蚓），一名土龙。生蜚谷平土。白颈者是其老大耳。（《太平御览》卷九百四十七）

“白颈者”以下是陶弘景注。顺便说一下，集注本（《政和本草》卷二十二）中单记作“生平土”，可能是“蜚谷”脱字了。在同样的例子里，还有《太平御览》卷九百四十七《螔（蛞）蝓》、卷九百四十八《蝼蛄》、卷九百五十一《地胆》等。在《太平御览》卷九百九十九《芙蕖》中，只引用陶注，称“陶隐居本草注曰”。

可以这么认为，虽然有若干例外，但是《太平御览》所引《本草经》，像森立之设想的那样，是对陶弘景校定之前旧本的抄录。那么陶弘景没有采录进集注本中的文章佚文，有没有得到保存呢？实际上，能推测是佚文内的东西仅有少量存在。它们就是《太平御览》等书从《神农本草》《神农本草经》《神农经》中引用的文句。在《太平御览》卷九百五十五《桑》、卷九百六十《辛

① 《政和本草》卷二十《玳瑁》引《图经本草》，也引用了这段话，但文章后半部分节略了。

夷》、卷九百六十七《桃》、卷一千《地榆》中，它们被并记成“本草经”，按另一种书看待。能认定是正文的不过数条，但是，从中能推测陶弘景舍弃了什么，又是如何处理的。值得一提的是，这些引用限于《太平御览》的地、珍宝、羽族、木、果、百卉各部，药部一个也没有。这说明在《太平御览》编纂时，某种评价发挥了作用。

下面逐条举出原文，并加上必要的注。

1《神农本草》曰：常山有草，名神护。置之门上，每夜叱人。（《初学记》卷五《恒山》）

常山即恒山，是与嵩山和泰山等并列的五岳之一，位于河北省曲阳县西北部。在《太平御览》卷三十九《恒山》的引文中，将该草的名字写作“神农”[①]。在《政和本草》的“有名未用”别录品中，有神护草。

〔神护草，可使独守叱咄人。寇盗不敢入门。生常山北。八月采。〕（《政和本草》卷三十）

在“有名未用”的药物中，有陶注的为十五种，神护草也是其一，它们可能本来都是别录品。

2《神农本草经》曰：取鸡卵煅黄白浑杂者熟煮，及尚软，随意刻作物，以苦酒渍数宿，既坚，内着杓中。佳者乱真矣。此世所常用，作无不成。（《太平御览》卷八百零八）

---

① 译者注：原书作“神农”，疑有误，当作“玄草”。

这是假琥珀的制法。“殈”与“毈”同。《说文解字》云，“卵不孚也”。通过中断鸡蛋孵化而腐败，加工成蛋黄蛋白混杂状态。“苦酒”即醋，“数宿”即数晚，“着”即著。“内着杓中”是怎么做，不十分清楚。

另外，《博物志》也引用了该段文字。

2′《博物志》:《神农本草经》曰，鸡卵可以作虎魄（琥珀）。法取茯苓、鸡殈卵黄白浑杂者熟煮之。及尚软，随意刻作物形。以苦酒数宿，既坚，内着粉中。假者及乱真。此世所恒用，作无不成也。（《太平御览》卷九百一十八）

在《博物志》中，“杓”作“粉”，并使用茯苓。这些地方与《太平御览》卷八百零八所引不同。《博物志》只有宋代辑本留存，这里我们也加以引用。

2″《神农本草经》云，鸡卵可作琥珀。其法取伏卵段黄白浑杂者煮。及尚软，随意刻作物，以苦酒渍数宿。既坚，内著粉中。佳者乃乱真矣。此世所恒用，作无不成者。（《博物志》叶本、卷四）

伪琥珀的记述，还能追溯到更久远的年代。

《吴氏本草》曰：丹鸡卵可作虎（琥）珀。（《太平御览》卷九百二十八）

这恐怕是蹈袭《神农》记述的表达。抓住这一点，中尾万三暗示《吴普本草》或许是《神农本草》的注本[①]。确实，像《李当之药

① 中尾万三：『漢書芸文誌より本草衍義に至る本草書目の考察』，京都薬学専門学校薬窓会，1928，第 49 頁。

录》那样，吴普的著作大概也采取了给《神农》作注或做增补的形式。于志宁云“附经为说”，支持了这一点。陶弘景删除旧本的文句，仿效吴普，只将下面简单的一句留在本经文中。

鸡子：……可作虎魄（琥珀）。（《政和本草》卷十九《丹雄鸡》）

不仅如此，用今天的话讲，陶弘景还注明伪琥珀不产生静电的现象，并将要点写进陶注里。

鸡子作虎魄（琥珀），用欲瞂卵黄白混杂者，煮作之，亦极相似。惟不拾芥尔。（同上）

另外，在别录品的琥珀注中也写道：

亦有煮瞂鸡子及青鱼枕作者，并非真。惟以拾芥为验。（《政和本草》卷十二）

关于青鱼枕，别录文云：“头中枕蒸取干，代琥珀用之。”（《政和本草》卷二十一）

由此产生两个重要的推论。第一，陶弘景校定本经文时删除旧本文字的例子，除伪琥珀制法外，大概还有其他的内容。第二，陶弘景执笔撰写集注时，把从旧本中删掉的内容放进注释中的例子，应该还有。就第一个推论来说，以下列举的《太平御览》引《神农本草》中，有一个实例。而第二个推论，已由冈西为人得出。他在鸡卵、琥珀之外，还给出了一个实例。冈西为人说，“此等诸条，虽被旧经采录，然陶弘景或视为与治病无关之物而从本文中删除，仅在注中记录”，然后，他举出了钩吻的陶注[①]。

又有一物，名阴命。赤色著木，悬其子。生山海中。最有大毒，入口能立杀人。(《政和本草》卷十)

正如后面详细论述的那样,《博物志》卷四所引《神农经》在指出“药物有大毒不可入口鼻耳目者，入即杀人”后，举出了以钩吻为首的五种药物。钩吻以外的四种不见于集注本中。其“三曰，阴命〔著赤色木，悬其子山海中〕”。陶弘景仅将阴命写在了注中。

这些例子暗示，通过对文章的筛选，有可能挖掘出埋没在陶注中的旧本内容。例如，下面这样的文章即是如此。这是牛黄的陶注。

旧云：神牛出入鸣吼者，有之。伺其出角上，以盆水承，而吐之，即堕落水中。今人多皆就胆中得之。(《政和本草》卷十六)

段落中存在漏字、混乱，意思不是很清楚。据《图经本草》云，有牛黄的牛，毛有光泽，眼有神，时而鸣吼，又好照水。“人以盆水承之，伺其吐出乃喝迫，即堕落水中。”陶注传达的内容，与《太平御览》所引《吴氏本草经》，或《政和本草》所引《吴氏》相关。

《吴氏本草经》曰：牛黄，牛出入鸣吼者，有之。夜视有光走牛角中，死，其胆中，如鸡子黄。(《太平御览》卷九百八十八)

① 岡西為人：『本草概説』，創元社，1972，第25-26頁。

《吴氏》云：牛黄无毒，牛出入呻者，有之。夜光走角中，牛死，入胆中，如鸡子黄。(《政和本草》卷十六)

牛黄是牛的胆囊结石。我曾推测，《吴普本草》具有《神农》的注或增补这样的性质。如果是这样的话，那么，这也应该是根据《神农》的记载而来的。

3《神农本草》曰：蔷薇，一名牛膝，一名蔷麻。(《太平御览》卷九百九十八)

《吴普本草》记载："蔷薇，一名牛勒，一名牛膝，一名蔷薇，一名出枣。"(《太平御览》卷九百九十八)集注本载："营实。……一名墙薇，一名墙麻，一名牛棘，〔一名牛勒，一名蔷蘼，一名山棘〕。"(《政和本草》卷七)

4《神农经》曰：玉桃。服之长生不死。若不得早服之，临死日服之，其尸毕天地不朽。(《齐民要术》卷十，《太平御览》卷九百六十七)

《齐民要术》系北魏贾思勰所撰，当然没有与集注本有关的记载。《抱朴子·内篇·祛惑》云，昆仑山的"玉李、玉瓜、玉桃，其实形如世间桃李，但为光明洞彻而坚。须以玉井水洗之，便软而可食。"《神农经》这段文字系神仙术性质的记载，属于例外。它或许是由魏晋人增补的。不管怎样，玉桃大概与神护等一道，在旧本中构成一类，又一道被从集注本中删除。

5《神农本草》曰：桑根白皮是今桑树根上白皮。常以四月

采，或采无时。出见地上，名马头。勿取，毒杀人。(《太平御览》卷九百五十五)

同时引用的《本草经》记载：

桑根旁行出土上者名伏蛇，治心痛。(同上)

就出地上之根来说，两书的药效相反。集注本做了如下处理：

桑根白皮。……〔采无时。出土上者，杀人。〕(《政和本草》卷十三)

别录文对《神农本草》与《本草经》进行了折中：

6《神农本草注》曰：血藕实茎，一名水芝。所在池泽皆有，生豫章、汝南郡者良。苗高五六尺，叶团青，大如扇。其花赤，名莲荷。子黑，状如羊矢。(《太平御览》卷九百九十九)

与之相应的集注本的记载如下：

藕实茎。……一名水芝丹，〔一名莲。生汝南池泽。〕(《政和本草》卷二十三)

《太平御览》同时以“陶隐居本草注曰”的形式，引用陶注中记载的刘宋时代逸事，说明《神农本草注》不是陶弘景注。这个注或许是《雷公集注》。

7《神农本草》曰：辛夷，生汉中、魏兴、凉州川谷中。其树似杜仲树，高一丈余，子似冬桃而小。(《太平御览》卷九百六十)

《太平御览》同时引用的《本草经》，只有一名。而在集注本中，只有下述这点是共同的。

辛夷。……〔生汉中川谷。〕(《政和本草》卷十二)

这里的魏兴（陕西省安康市），是三国魏所置的郡，梁废。因此，这应是那期间写成的文章。

8《神农本草》曰：合欢，生豫州、河内川谷。其树似狗骨树。(《太平御览》卷九百六十)

《太平御览》未引用《本草经》《吴普本草》，并与集注本记载全然不符。

9《神农本草经》曰：地榆，苦，寒，主消酒。生冤句。(《太平御览》卷一千)

《太平御览》同时引用的《本草经》记载："地榆止汗气，消酒，明目。"在集注本中，则记载为：

地榆。味苦，〔甘，酸，〕微寒〔，无毒〕。……止汗，……〔消酒，……。生桐栢（同"柏"）及冤句山谷。〕(《政和本草》卷九)

在这种场合下，《神农本草经》的文字与别录文结合，在本经文中完整地得到利用。

尽管题为《神农本草》，但可以看成是所谓的《本草经》的例子，还有一个。

10《神农本草》曰：鸩，生南郡。大毒，入五脏烂杀人。(《太平御览》卷九百二十七)

《太平御览》没有引用《本草经》。集注本则记载为：

〔鸩。鸟毛有大毒，入五脏烂杀人。……一名鵋日。生南海。〕(《政和本草》卷三十)

关于别名，《吴氏本草》记载有“运日，一名羽鸩”。

《太平御览》从《本草经》[①]《神农本草》《神农本草经》中引用的药物记载就这么多。它们当中，或许也有在旧本中已被删除的古本《神农》的内容。

关于在集注本编撰过程中陶弘景做出了怎样的贡献，我一直试图尽可能进行了究明。在这当中，《神农本草经》与《李当之药录》《吴普本草》等本草书的关系，也在某种程度上浮现出来。这里我将再一次返回到《吴普本草》，通过对气味记载的分析，来推断当时存在的各本草书之间的关系。

五、初期本草的分析

在试图通过比较分析以《神农》为首的初期本草，来探求它们的相互关系时，给定的资料只有《吴普本草》的药性记载。而且，因为毒的有无在诸书间无明显差别，所以线索几乎就只剩下五味与四气。在以下的分析中使用孙氏辑本，而表中的“本经”指集注本的本经文。

本经品三百五十二种中的上、中、下品数及其百分比，如表3-9所示。《吴普本草》佚文保留下来的有一百七十种。其中，

① 译者注：原书作《神农经》，疑有误。据上下文改为《本草经》。

五十三种没有药性（五味、四气、毒之有无）的记载，能够成为比较对象的，只有一百一十七种。表 3–10 呈现了各书中有药性的药物记载数[①]。上品、中品、下品的分类依据本经品的分类。但是，在药物数上，本经与其他书未必一对一对应。例如，在本经中当作一种的五色石脂，在《吴普本草》中被分成五种记载等。除去在统计上无意义的《医和》、一经、《吴普》，其余各书的上品、中品、下品的比例，如表 3–11 所示。从中可知，虽然药物记载数差别很大，但是比例变化不大。在《李氏》中，除去估计是窜入的两例外，其余的都没有五味和毒之有无的记载。相反，在从《神农》到《桐君》等各书中，四气的记载很少。因而，关于五味，主要是本经与《神农》《黄帝》《岐伯》《扁鹊》《雷公》《桐君》的比较。关于四气，则主要是本经与《李氏》的比较。

表 3–9　本经品数

	上品	中品	下品	总计
药物数（种）	142	114	96	352
百分比（%）	40.3	32.4	27.3	100

表 3–10　初期本草书记载的药物数

	上品（种）	中品（种）	下品（种）	总计（种）	占本经的百分比（%）
本经	55	33	29	117	100
《神农》	53	31	26	110	94.0

① 译者注：原书此处写作“药性记载数”，疑有误，现增补译为“有药性的药物记载数”。

续表

	上品（种）	中品（种）	下品（种）	总计（种）	占本经的百分比（%）
《黄帝》	20	18	12	50	42.7
《岐伯》	25	16	18	59	50.4
《扁鹊》	25	11	11	47	40.2
《雷公》	43	21	16	80	68.4
《桐君》	17	11	12	40	34.2
《李氏》	25	17	13	55	47.0
《医和》	1	2	1	4	3.4
一经	3	1	5	9	7.7
《吴普》	2	0	3	5	4.3

表 3-11　上品、中品、下品的百分比

	上品（%）	中品（%）	下品（%）
本经	47.0	28.2	24.8
《神农》	48.2	28.2	23.6
《黄帝》	40.0	36.0	24.0
《岐伯》	42.4	27.1	30.5
《扁鹊》	53.2	23.4	23.4
《雷公》	53.8	26.3	20.0
《桐君》	42.5	27.5	30.0
《李氏》	45.5	30.9	23.6

首先来讨论五味。表 3-12 至表 3-15 呈现了五味的记载数与每部书的五味的比例。其记载数与表 3-10 不一致是因为，第一，省略了只记载毒之有无的场合；第二，如果像下药贯众的

“《黄帝》：咸，酸”这样记载了二味，则将其计算了两次。在图示的时候，甘、苦、辛、咸、酸的顺序，只是为了获取有特征的形状而做的排序，没有特别的意思。图 3–3 是用图形来表示其百分比。

表 3–12　全体药物的五味记载

	甘（%）	苦（%）	辛（%）	咸（%）	酸（%）	记载总计
本经	34（28.1）	46（38.0）	32（26.4）	3（2.5）	6（5.0）	121
《神农》	29（27.9）	34（32.7）	29（27.9）	5（4.8）	7（6.7）	104
《黄帝》	14（29.8）	13（27.6）	10（21.3）	6（12.8）	4（8.5）	47
《岐伯》	14（26.9）	11（21.2）	11（21.2）	10（19.2）	6（11.5）	52
《扁鹊》	13（32.5）	13（32.5）	4（10.0）	4（10.0）	6（15.0）	40
《雷公》	22（29.3）	28（37.3）	11（14.7）	3（4.0）	11（14.7）	75
《桐君》	14（33.3）	12（28.6）	12（28.6）	3（7.1）	1（2.4）	42

表 3–13　上品的五味记载

	甘（%）	苦（%）	辛（%）	咸（%）	酸（%）	总计
本经	27（47.4）	17（29.8）	9（15.8）	1（1.8）	3（5.3）	57
《神农》	21（44.7）	12（25.6）	10（21.3）	2（4.3）	2（4.3）	47
《黄帝》	5（29.4）	6（35.3）	4（23.5）	2（11.8）	0（0）	17
《岐伯》	9（45.0）	5（25.0）	2（10.0）	2（10.0）	2（10.0）	20
《扁鹊》	9（47.4）	3（15.8）	3（15.8）	2（10.5）	2（10.5）	19
《雷公》	16（41.0）	13（33.4）	4（10.2）	0（0）	6（15.4）	39
《桐君》	9（42.9）	4（19.0）	8（34.1）	0（0）	0（0）	21

表 3–14　中品的五味记载

	甘（%）	苦（%）	辛（%）	咸（%）	酸（%）	总计
本经	7（20.0）	16（45.7）	7（20.0）	2（5.7）	3（9.6）	35
《神农》	6（19.4）	11（35.5）	7（22.6）	2（6.5）	5（16.1）	31
《黄帝》	5（27.8）	6（33.3）	2（11.1）	2（11.1）	3（16.7）	18
《岐伯》	2（13.3）	2（13.3）	4（26.7）	4（26.7）	3（20.0）	15
《扁鹊》	2（18.2）	4（36.4）	0（0）	1（9.1）	4（36.4）	11
《雷公》	3（13.6）	9（40.9）	2（9.1）	3（13.6）	5（22.7）	22
《桐君》	3（30.0）	5（50.0）	0（0）	1（10.0）	1（10.0）	10

表 3–15　下品的五味记载

	甘（%）	苦（%）	辛（%）	咸（%）	酸（%）	总计
本经	0（0）	13（44.8）	16（55.2）	0（0）	0（0）	29
《神农》	2（7.7）	11（42.3）	12（46.6）	1（3.8）	0（0）	26
《黄帝》	4（33.3）	1（8.3）	4（33.3）	2（16.7）	1（8.3）	12
《岐伯》	3（17.6）	4（23.5）	5（29.4）	4（23.5）	1（5.9）	17
《扁鹊》	2（20.0）	6（60.0）	1（10.0）	1（10.0）	0（0）	10
《雷公》	3（21.4）	6（42.9）	5（35.7）	0（0）	0（0）	14
《桐君》	2（18.2）	3（27.3）	4（36.4）	2（18.2）	0（0）	11

我们来注意观察和比较一下图 3–3 的折线形状及其模式。本经与《神农》具有极为相似的模式。这说明，集注本的本经文毫无疑问是以《神农》为基础形成的，也暗示现在进行的比较在方法上是有效的。《黄帝》下品中甘与苦的比例与《神农》相反，似乎与《神农》的模式大相径庭，但是，从上品、中品来判断，毋宁说应该考虑成属于相近的模式。描绘出与《神农》相异模式的，是《岐伯》与《扁鹊》。《岐伯》明显相对独立，但是《扁鹊》

和《雷公》《桐君》存在相近关系，而且《雷公》与本经接近。在它们当中，《神农》《雷公》《桐君》虽然经后人之手改订，但是从南北朝一直流传至隋唐。关于本草书的成立，我在这里提出一个假说。最初出现的本草书是《神农》，其他的书是在其影响或刺激下产生的。如果将此假说作为前提，那么可以通过对五味的模式分析来推测七种本草书的关系（图 3-4）。实线表示在其影响下产生，在内容上也关联很深；虚线表示虽受其影响而产生，但在内容上没有那么深的联系；点线表示其关系是间接的。

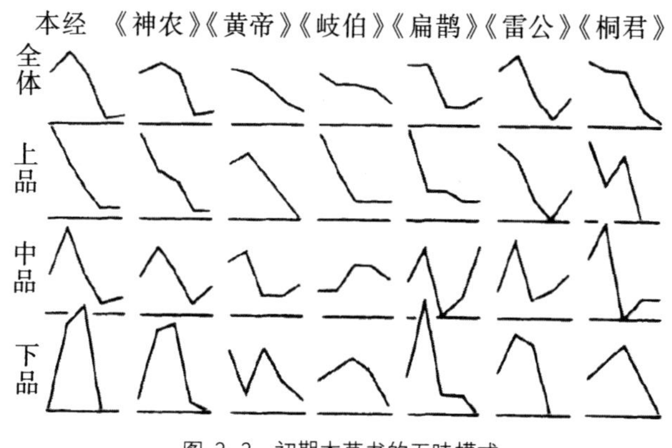

图 3-3 初期本草书的五味模式

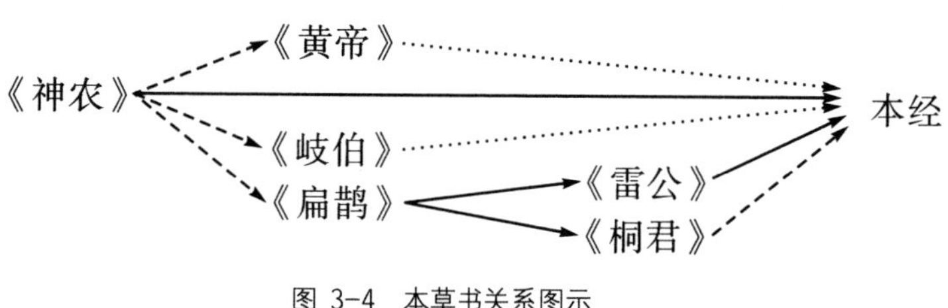

图 3-4 本草书关系图示

不只是医师群体才留下冠以黄帝之名的书籍。在《汉书·艺文志》中可以看到，方术家的许多领域也有黄帝书（表 3-16）。

但是，以医经为首的医学领域独自就占到四成以上，这还是很有代表性的。这与名为神农的书局限在农术（杂占家中有农事占的书）、兵术（阴阳家为兵法家之一）和医术（包括养生术）形成对照。顺便说一下，称太一（泰壹）的书范围更加狭窄，被限定在兵术与广义的占星术（含占气等）里。这里需说明的是，在表 3-16 中，经方的《神农黄帝食禁》七卷分别被计算在《神农》与《黄帝》中。

表 3-16　方术家书名

诸家	书名		
	《神农》	《黄帝》	《太一》
道		4	
农	1		
小说		1	
阴阳	1	1	1
天文		1	1
历谱		1	
五行		2	2
杂占	1	1	1
医经		2	
经方	1	2	
房中		1	
神仙	1	3	1
总计	5	19	6

本草家与本草学及其著作的出现，不能不刺激到医师们。正如已经论述的那样，初期的本草家是采药者，但是，不久之后，医师中也产生了本草家。事实上，在东汉末，名医华佗的弟子中就出现了李当之、吴普两位本草家。不过，没有必要将以黄帝为首的书，与医学的黄帝学派、扁鹊学派等直接联系在一起。即便

这样做了，也并不能导出有效的结论。莫如说，这里希望注意的是，本经与《神农》显示了极为近似的模式，由此间接证明了《吴普本草》在资料上的高可信度；而《扁鹊》《岐伯》具有与它们相异的模式；《桐君》则位于两者之间。由此能够推测本草中也存在若干个流派。

下面我们转入对四气的分析。因为一直跟随陶弘景称为四气（寒、热、温、凉），所以今后也打算这样称呼。但是准确地讲，在这里应该称为二气。在初期本草中，热、凉缺如，寒、温则各自再被三分。具体地讲，就是分为大寒、寒、小寒、平、小温、温、大温七个阶段。在本经中，不说小温而说微温。另外，本经记有一例“大热”，可能是大温的误记。表 3–17 是四气的记载数。在两种气被并记的场合，则算进它们两方。如果将七个阶段整理成寒、平、温三个阶段，则形成表 3–18。从该表可以看到，在《李氏》中，天平极大地倾向寒的一方，而在本经中，重心转移向平，寒与温大体保持平衡。

表 3–17　四气的记载数　　单位：例

	大寒	寒	微寒	平	微温	温	大温	总计
本经		27	13	50	6	27	1	124
《神农》	1	1	7	10	4			23
《黄帝》					1			1
《岐伯》				2	1			3
《扁鹊》	1		1	1				3
《雷公》		1	2	2	2		1	8

续表

	大寒	寒	微寒	平	微温	温	大温	总计
《桐君》					2			2
《李氏》	21	3	18	2	8	4		56
《吴普》	1			1	1		1	4

表 3–18　三阶段整合　　单位：例

	寒	平	温	总计
本经	40	50	34	124
《神农》	9	10	4	23
《黄帝》			1	1
《岐伯》		2	1	3
《扁鹊》	2	1		3
《雷公》	3	2	3	8
《桐君》			2	2
《李氏》	42	2	12	56
《吴普》	1	1	2	4

为了突显这种倾向的变化，我们尝试制成下面这样的表。取本经的记载作为基准，与它一致的记作 0。比之向大温偏向一个阶段的，记作 +1；向大寒偏向一个阶段的，记作 –1。依此类推，记作 +2、–2……结果如表 3–19 所示。从这里可以知道的是，第一，与本经一致的很少；第二，连《神农》也负向倾斜；第三，在偏差中，±1 最多；第四，不仅是《李氏》，初期本草全体均负向倾斜。如整合成 –、0、+ 三个阶段来看，那么，这样的倾向会更明显（见表 3–20）。

表 3–19　与本经记载的偏差

	−6	−5	−4	−3	−2	−1	0	+1	+2	+3	合计
本经							124				124
《神农》				2	3	4	11	2	1		23
《黄帝》						1					1
《岐伯》							2		1		3
《扁鹊》				1	1		1				3
《雷公》					2	2	2	1	1		8
《桐君》						1			1		2
《李氏》	1	5	2	7	7	17	7	9		1	56
《吴普》						2	1	1			4

表 3–20　三级段整合

	−	0	+	合计
本经		124		124
《神农》	9	11	3	23
《黄帝》	1			1
《岐伯》		2	1	3
《扁鹊》	2	1		3
《雷公》	4	2	2	8
《桐君》	1		1	2
《李氏》	39	7	10	56
《吴普》	2	1	1	4

应该注意的是，在初期本草书中，没有一本显示出与本经相同的倾向。其中，《李氏》舍弃五味与毒之有无的记载，全面改为四气，更是与本经大相径庭。这有力地说明，本经的四气记载，依据的不是包括《李氏》在内的初期本草书，而是晋代以后

才写成的本草书。

有关毒之有无的记载，这里也试着简单地进行分析。正如在表 3–21 中能看到的那样，有毒、大毒集中于下药，大部分上药、中药是无毒的。与五味和四气的场合不同，由于没有作为基准的书，因此不能通过比较本草书之间的记载而总结出特性。尽管如此，还是可以指出三点。第一，记载上的差异极少。在几种书之间记载有分歧的只有下药七例，中药、上药各两例，合计不过十一例。第二，《神农》和《雷公》的记载完全一致。这再次暗示了在《神农本草》的历史中《雷公》的重要性。《雷公》从一开始就可能是《神农本草》的注本。如果以《神农》《雷公》两书作为基准，寻找与其不同的记载，那么《扁鹊》有三例，《黄帝》两例，《岐伯》《桐君》《医和》各一例。第三，《扁鹊》呈现出稍稍特异的倾向。仅《扁鹊》与一种或几种书的记载分歧就有六例，占总数的一半以上。这或许暗示《扁鹊》带入了新的要素。虽说如此，却也不能从毒性的记载中得出太多的推论。

表 3–21　毒性的记载　　单位：例

	无毒				有毒				大毒	总计
	上药	中药	下药	合计	上药	中药	下药	合计	下药	
《神农》	16	15	4	35		2	12	14	1	50
《黄帝》	13	14		27	1	2	8	11		38
《岐伯》	14	8	2	24	1		10	11	1	36
《扁鹊》	16	10	3	29	1		2	3	2	34
《雷公》	27	14	4	45		2	11	13		58
《桐君》	11	10		21	1		10	11		32

续表

	无毒				有毒				大毒	总计
	上药	中药	下药	合计	上药	中药	下药	合计	下药	
《医和》		2	1	3						3
一经			1	1			2	2		3
《吴普》	2			2			1	1		3

最后留下来的一项任务，是通过分析疑似《神农》序录佚文的文字，进而从内部探讨本草起源这一核心问题。当说到疑似序录时，我头脑中想到的当然是敦煌本序录十条。

六、《神农》序录佚文中的线索

在数量很少的佚文中，有三则文章片段采用了太一小子或太一子与神农之间的师授形式。这里隐藏着若干有助于解明本草起源的线索。首先，引用其文章，（ ）内为原文，改订的字记入〔 〕内。

1《神农本草》曰：神农稽首再拜问于太一小子，为众子之长，矜其饥寒劳苦。（其画）〔昼〕即弦（矣）〔矢〕逐狩，求食饮水，夜则岩穴饮处，居无处所。小子矜之，道时风雨，殖种五谷，去温燥隧，随逐寒暑，不忧饥寒风雨疾苦。（《北堂书钞》卷一百五十八。〔 〕内据顾尚之辑《神农本草经》卷一校改）

《北堂书钞》是隋虞世南在秘书省的北堂，钞录群书而成的类书。神农是传说中第一位将农业传授给人民的圣王。《周易·系辞传》云："包羲氏没，神农氏作。斫木为耜，揉木为耒，耒耨之利，以教天下。”《吕氏春秋·开春论·爱类》云：“神农之教曰，士有当年而不耕者，则天下或受其饥矣。女有当年而不绩者，则天下或受其寒矣。”据说这位神农向太一小子乞教。稽首，是跪坐后将头触地的极恭谨的礼节。在这里，是弟子向老师乞求传授奥义的礼仪。

太一小子之名，全然不见于其他书中。小子即孩童，或年轻人。太一小子大概是太一神小儿子一类的意思。众子，在这里是指天神眼中的诸子，即一般民众。文中云，太一小子调节气候，种植五谷，将人民从生活的苦难中解救了出来。要产生这样的想法、具有说服力且能够被接受，那么太一神的信仰必须在成为此书读者的人们中间得到确立。这无疑是在太一被定位为国家祭祀体系的最高神，其祭祀逐渐常规化的过程中产生的。谬祀的太一坛最初建成于元光二年（公元前133年），武帝在甘泉筑坛亲祭太一，是二十年后的元鼎五年（公元前112年）。因此，可以考虑该文章的写成日期，绝不可能早于公元前112年。值得一并回顾的是，向武帝进言太一祭祀并促成其下定决心的，是最早的候神方士使者公孙卿。下面的文章将大幅后移这个年代。

2 神农稽首再拜，问于太一小子曰：凿井出泉，五味煎煮，口别生熟，后乃食咀。男女异利，子识其父。曾闻上古之时，人寿过百，无殂落之咎。独何气之使〔然〕邪？太一小子曰：天有九门，中道最良，日月行之。名曰国皇，字曰老人。出见西方，长生不死，众曜同光。神农从其尝药，以救人命。（《路史·后纪》

卷三注引唐马总《意林》。〔 〕内为根据 2′ 做的校改）

由《太平御览》的引用可知，该段落系《神农本草》之文。

2′《神农本草》曰：神农稽首再拜，问于太一小子曰：曾闻〔上〕古之时，寿过百岁，而〔无〕殂落之咎。独何气使然耶。太一小子曰：天有九门，中道最良。神农乃从其尝药，以救人命。（《太平御览》卷七十八。〔 〕内为据 2 校补）

据《四库提要》云，梁朝庾仲容取周秦以来诸家杂记凡一百七十家，摘其要语编纂了“《子钞》三十卷”。唐朝马总对之复加增减，作成《意林》五卷。

神农所问的五味，在这里指一般食物。生熟，指生的东西与煮过的东西。所谓“子识其父”是怎样的隐喻，不详。殂落，是死亡的意思。重要的是太一小子的回答：“天有九门，中道最良，日月行之。”天有九门，虽然是听起来很陌生的说法，但是毫无疑问它意指月行九道论。《汉书·天文志》云，“日有中道，月有九行”“中道者，黄道也”。该志关于它的说明如下：

月有九行者：黑道二，出黄道北；赤道二，出黄道南；白道二，出黄道西；青道二，出黄道东。立春、春分，月东从青道；立秋，秋分，西从白道；立冬、冬至，北从黑道；立夏、夏至，南从赤道。然用之，一决房中道。青赤出阳道，白黑出阴道。若月失节度而妄行，出阳道则旱风，出阴道则阴雨。

关于汉代九道论，流传下来的内容仅此而已。其准确的意思仍不清楚。但可以肯定，它是关于月球轨道相对于黄道倾斜所引起现象的说明。据能田忠亮的研究，“虽然因年份不同而稍有差异，但无论何时，满月在中天最高照耀，是在冬至前后。而在夏至前后，满月比其他时节在更低点照耀。而满月在赤道附近南北照耀，是在春秋二分的时候。”据说，这种因季节不同而变化的月道与黄道合称九道。[①] 所谓“用之，一决房中道”，是星占的方法。房为二十八宿之一，在《史记·天官书》中属于东宫苍龙的房宿。司马贞索隐所引纬书《春秋说题辞》云，“房、心为明堂，天下布政宫”；所引纬书《尚书运期授》云，“房，四表之道”。东汉宋均说道：“四星间有三道，日、月、五星所从出入也。”其含义在《晋书·天文志》中得到详细阐述。

房四星为明堂，天子布政之宫也，亦四辅也。下第一星，上将也；次，次将也；次，次相也；上星，上相也。南二星君位，北二星夫人位。又为四表，中间为天衢，为天关，黄道之所经也。南间曰阳环，其南曰太阳；北间曰阴间，其北曰太阴。七曜由乎天衢，则天下平和；由阳道则旱丧；由阴道则水兵。

在房之四星中，中间的二星是天之大道的关所，黄道行走其中。黄道南侧两星之间，叫阳环。北侧两星之间，叫阴间。阳环外是太阳，阴间外是太阴。这是四表。根据日、月、五星通过其中的一个，来占问国家的事变。

① 参见能田忠亮「漢代論天考」（『東洋天文学史論叢』，恒星社，1943）第269頁。另外，参照薮内清『中国天文曆法』（平凡社，1965）第300-302頁。

与《晋书·天文志》所云大体相同的文字，在《宋书·律历志》中引作“刘向论九道云”，在《新唐书·历志》中引作“洪范传云”。将九道论与刘向，特别是与《洪范传》结合在一起的这种后世观点，是很可疑的。因为《后汉书·律历志》载汉安二年（143年）边韶的上言证明，“其后刘歆研机极深，验之春秋，参以易道，以河图帝览嬉、洛书乾曜度推广九道”。刘歆的三统历采用九道论一事，可以从《后汉书》贾逵论历（永元四年，92年）中记载的认为，每隔一百七十一年复归“十一月合朔旦冬至”这种学说符合“春秋、三统九道终数”的说法中得到确认。刘歆是采纳纬书《河图帝览嬉》《洛书乾曜度》（即《洛书甄曜度》）中的九道论，来进行三统历计算的。

《河图帝览嬉》云：

黄道一。青道二，出黄道东；赤道二，出黄道南；白道二，出黄道西；黑道二，出黄道北。月，春东从青道，夏南从赤道，秋西从白道，冬北从黑道。（《礼记·月令疏》）

另外，在《河图括地象》中记载有“天有九道”（《太平御览》卷三十六）。而《河图龙鱼》在与《汉书·天文志》相同的文字后面，补充写道：

天有四表，月有三道。圣人知之，可以延年益寿。（《太平御览》卷四）

这显示，将九道占术和延年益寿结合的思想在纬书中已经产生了。《河图龙鱼》暂且不谈，《河图帝览嬉》是三统历之前的书。那么，刘歆是在什么时候通过增补太初历来制作三统历的呢？

据《汉书·律历志》记载，太初历制定（公元前104年）后，第一个全面论述历法的人似乎是刘向。成帝时，他“总六历，论是非，作五纪论”。所谓六历，是流传至汉代的六种古历，即“黄帝、颛顼、夏、殷、周及鲁历”，均将一年的日数定为三百六十五又四分之一日，是所谓的四分历。顺便说一下，在中国历法中是用分数表示余数。太初历在一年天数的余数上取385/1539，但是，到东汉时在纬书的影响下又回到四分历。继刘向之后，刘歆“作三统历及谱，以说春秋”。他在羲和、京兆尹职上，“治明堂、辟雍”，“典儒林、史卜之官，考定律历，著三统历谱”（《汉书》卷三十六）。王莽效仿周代制度，建明堂、辟雍、灵台，是在元始四年（4年）。秉承王莽之命的刘歆等人，在那里召集众专家，谋划统一“律”与度量衡。

至元始中，王莽秉政，欲耀名誉，征天下通知钟律者百余人，使羲和刘歆等典领条奏，言之最详。（《汉书·律历志》）

不用说，这是发生在本草作为学问的一个领域始获公认的元始五年（5年）的事情。从那里进行的尝试与项目来看，其时间应是相当长的。大概可以认为，“历”即三统历得到制定，也是在这个时候。三年后王莽即位，建立新朝，任刘歆为国师。

谶纬思想肇始于战国末，极其隆盛于西汉末到东汉，产生了许多著作。其嚆矢是被称为谶记、图谶的，预言未来事件和王朝命运的书籍的出现。[①]下面举两个与当前主题相关的例子。齐人公孙卿所持札书有如下记载：

> 黄帝得宝鼎宛朐，问于鬼臾区。鬼臾区对曰："黄帝得宝鼎神策，是岁己酉朔旦冬至。得天之纪，终而复始。"于是黄帝迎日推策，后率二十岁复朔旦冬至。凡二十推，三百八十年，黄帝仙登于天。(《史记·封禅书》)

"朔旦冬至"，是初一早晨正值冬至的吉日，该吉日约每二十年一轮转。另外，

> 初，成帝时，齐人甘忠可诈造天官历、包元太平经十二卷，以言汉家逢天地之大终，当更受天命。天帝使真人赤精子，下教我此道。(《汉书》卷七十五《李寻传》)

甘忠可死后，其弟子夏贺良等人的建议打动了哀帝。哀帝根据他们的说法，改建平二年（公元前5年）为太初元将元年，自号陈圣刘太平皇帝。不过，两个月后因"反道惑众"，夏贺良等人伏诛(《汉书》卷十一《哀帝纪》)，事件得以平息。正如在这些例子中能看到的那样，图谶的预言思想与预知国家大事的占星术相结合，最终与经书相对，被称作纬书。

在《请禁绝图谶疏》中，东汉天文学家张衡（78—139年）做了这样的论述。

---

① 参照杉本忠「讖緯説の起源及び発達」（『史学』第一三卷第二·四号，1934）、陈槃《秦汉间之所谓"符应"论略》（《国立中央研究院历史语言研究集刊》第一六本，1947）以及能田忠亮「漢代論天考」（『東洋天文学史論叢』，恒星社，1943）。另外，关于谶纬说与天文学的关系，参照薮内清『中国の天文暦法』，第26-35頁。

刘向父子，领校秘书，阅定九流，亦无谶录。成、哀之后，乃始闻之。……则知图谶成于哀、平之际也。(《后汉书》卷五十九《张衡传》)

张衡认为，谶纬书出现于哀帝（公元前 6—公元前 1 年在位)、平帝（公元 1—公元 5 年在位）时期，这种观点很重要[①]。《汉书·王莽传》记载“甘忠可、夏贺良谶书”被收藏于宫廷图书馆的兰台，也是发生在建平二年。王莽在哀帝时期崭露头角，在平帝时期手握大权。越来越深陷于谶纬思想的王莽的登场，无疑加速了“哀、平之际”的这种趋势。

刘向、刘歆父子的立场稍有些微妙。他们支持太初历，而刘歆还制定了三统历。但是，与谶纬说相结合的却是四分历。薮内清认为:“信奉没有成为官历的四分历的人，试图结合汉末兴起的谶纬来重振颓势。”[②]刘向“总六历，论是非”，可能也与四分历派的这一动向不无关系。他指斥甘忠可的谶书是“假鬼神罔上惑众”(《汉书》卷七十五)。刘歆也判定夏贺良等的书“不合五经，不可施行”(《汉书》卷七十五)。虽说如此，他们的思想绝非与谶纬说水火不容。相反，根据福永光司的研究，在他们心中流淌着“对神仙道教世界的强烈向往与全身心的憧憬”[③]，而他们的“神仙谶纬思想与信仰”[④]也不能不给王莽以极大的影响。

刘歆从《河图帝览嬉》《洛书乾曜度》中吸收了月行九道论。

---

① 参照顾颉刚《秦汉的方士与儒生》（上海群联出版社，1955）“第十九章谶纬的造作”。

② 参见薮内清『中国の天文暦法』，第 26 頁。

③ 福永光司：『道教思想史研究』，岩波書店，1987，第 207 頁。

④ 同③，第 312 页。

这两部纬书比三统历的编纂早不了多少时间，恐成于“哀、平之际”。提倡九道论的一定是四分历派的天文学者，大概是在哀、平之前的成帝时期。在纬书中登场的九道论，因得到刘歆的支持，被整合进三统历的月行计算而急速地提升了其权威。而且九道论产生的成帝时期，正是刘向最活跃的时期。产生将九道论与刘向《洪范传》相结合的传说，也不是没有缘故。

那么，究竟为什么《神农》要在序录中提出与本草无关的九道论呢？我在前面做过这样的论述。在元始五年之前，就已经有了本草的文本。但不清楚是口传，还是采取了书籍的形式。可以确定的是，在元始五年，本草的知识被写成文字并公开发表了。现在，可以将该推论再向前推进一步。那时得到撰著并公开的本草书，就是《神农》，或至少是其原型。之所以称为原型，是因为可以想象到东汉末后人已经对其进行了加工。但是，这里假定文本没有产生太大的差异，故只称《神农》。

刘歆恐怕在整体上主持并指导了元始五年的“学术大会”。许多天文、图谶的专家也参加了该大会。本草家从大会中听到了占星术和九道论等内容，并知道刘歆支持九道论。那些认为有必要在本草的起源与功效方面建立某种超越权威的本草家们，在这里找到了合适的根据。他们引入九道论，显然是在迎合刘歆。他们的天文知识不过是一知半解听来的一点点口耳之学，有力地旁证了这一点。

太一小子在“天有九门，中道最良，日月行之”之后，接着又说，“名曰国皇，字曰老人”。从上下文脉来看，中道即黄道的名称叫国皇，字曰老人。何谓国皇呢?《汉书·天文志》云："国皇星，大而赤，状类南极。所出，其下起兵。兵强，其冲不利。"《太平御览》卷八百七十五引《春秋考异邮》云："国皇大而赤，类南极。见则兵起，天下急也。"《晋书·天文志》云"类南极老人星"，属于妖星之一。妖星，在这里指彗星。国皇，一般被认为从岁星（木星）之精中产生。《晋书·天文志》引《河图》云："岁星之精，流为天掊、天枪、天猾、天冲、国皇、反登、苍彗。"它们皆为根据出现之际的形状、颜色、位置和运动等得以区别的彗星。国皇是预告兵乱的妖星性质彗星，而老人星是恒星，即龙骨座的 α 星（αCar）。据《史记·天官书》云，"狼比地有大星，曰南极老人。老人见，治安。不见，兵起。常以秋分时候之于南郊。"狼，也称天狼，是大犬座的 α 星（αCMa）。裴骃《史记集解》云："晋灼曰，比地，近地也。"《晋书·天文志》云："老人一星，在弧南，一名南极，常以秋分之旦见于丙，春分之夕而没于丁。见则治平，主寿昌。常以秋分候之南郊。"弧，是相当于大犬座的尾巴及后足等部位的星座。古代希腊人的大犬，在古代中国人的意象中，是弓矢瞄准狼的样子。老人星是吉利之星，在阴历八月举行祭祀。据《后汉书·礼仪志》云："是月（仲秋之月）也，祀老人星于国都南郊老人庙。"把中道、国皇、老人星混在一起，只能说在天文学上是不伦不类的。但是，对《神农经》著者来说，需要的是词语之间意象上的联系。以让人联想到皇帝的国皇为中介，"治平则见，见则主寿"（《太平御览》卷八百七十二引《春秋元命苞》）的老人星被结合进九门、中道中。我已经提到过，在纬书中有这样一种观念，如果认识九道就能“延年益寿”。如果能够将药物引导到长寿上，对本草家来说事情就解决了。又云：“出见西方，长生不死。”所谓出见西方，大概是从南极老人属于《史记》所说的西宫，即后来的西方七宿之星所产生的一种误解。或许也有可能是与彗星的国皇弄混了。最后又云“众曜同光”。在武帝祭祀太一的祝辞中，能看到“寿星仍出，渊耀光明”（《汉书·郊祀志》）。因此，它大概是模仿这类祝辞的一种表达。

《神农本草》的这段文字，唐突地用下面这句话结尾。“神农从其尝药，以救人命。”我读这段文字时，眼前浮现出一边拼凑贫乏的知识、仰承王莽和刘歆等人鼻息，一边磕磕绊绊地书写着文字的本草家身影。撰写《神农》的人们，在这之前应是与学问不太有缘分的采药者。

3《本草经》曰：太一子曰，凡药上者养命，中药养性，下药养病。神农乃作赭鞭钩䥫，从六阴阳，与太一升五岳四渎，土地所生草石骨肉心皮毛羽万千类，皆鞭问之，得其所能主治，当其五味，（百）〔一日〕七十余毒。（《太平御览》卷九百八十四。〔 〕内为据《淮南子·修务训》的校改）

3′《本草经》曰：太一子曰，凡药上者养命，中者养性，下者养病。（《艺文类聚》卷八十一《药》）

3″《神农》曰：上药养命，中药养性。（《嵇康集》卷三《养生论》）

这段文章包含性质相异的几个问题。第一，《太平御览》引用的《本草经》问题。虽然有若干的例外，但若记作《本草经》，则指陶弘景校定之前的旧本，这是此前得到的结论。《艺文类聚》是唐代类书之一，其所引《本草经》也与《太平御览》相同，所以可以考虑仍是旧本。嵇康的《养生论》暗示，尽管文字有若干异同，但《神农》可能也包含了大体同样内容的文字。

第二，仍是太一的问题。记作“太一子”的，大概就是太一小子。如果像开始推定的那样，认为《神农》的初稿成于元始五年，那么太一就有了新的意义。成帝即位后，匡衡等人试图用儒教重编国家祭祀。根据他们的建议，太一坛、后土坛被移至长安南郊、北郊，其后几经废止与恢复。在王莽登上权力宝座的时候，恢复了甘泉、汾阴的祭祀。王莽在政治上追随周代的理念，即位后又“兴神仙之事”，热衷炼金术，信奉谶纬说，毫不掩饰对黄帝登仙的憧憬。他在元始五年，即召集学者的那一年，两次上奏了太一、后土祭祀的改革方案（《汉书·郊祀志》）。由此复兴的南北郊祭祀，以及根据他的提案制订的祭坛结构与祭礼法式等，几乎原封不动地为东汉所继承。正是王莽赋予了天坛、地坛的祭祀以决定性的形态。在《神农》之所以抬出太一小子，就算不是唯一的话也是强有力的理由，可以认为是有着对王莽的“阿谀苟合”。

第三，是奉神农为开山鼻祖的契机存在于何处这个问题。《淮南子·修务训》云：

古者，民茹草饮水，采树木之实，食蠃蛖（一种农作物害虫）

之肉，时多疾病、毒伤之害。于是神农乃始教民播种五谷，相土地宜、燥湿、肥墝（亦作“硗”）、高下，尝百草之滋味、水泉之甘苦，令民知所避就。当此之时，一日而遇七十毒。

《本草经》中的“当其五味，一日七十余毒”，显然依据了《淮南子》的这段文字。本草家应是在“时多疾病、毒伤之害”“尝百草之滋味、水泉之甘苦”“一日而遇七十毒”一类的记述中，发现了与他们学问开山鼻祖匹配的人物形象。顺便说一下，除本草家的传说及引用其系谱的文献之外，再没有其他将神农作为医药始祖的故事。为树立其著作的权威，本草家以《淮南子》为线索，创造了神农传说。下面我们来读一读这个传说。

赭鞭的赭，是赤土色的红。鞭，是鞭子。鞭打，可能出于强制目的，是在咒术中屡屡使用的手段。钩䥫是镰，不用说是用于收割药物的工具。六阴阳，大概指《易》的六爻。也就是说遵照了《易》的原理。五岳指东岳泰山、南岳衡山、西岳华山、北岳恒山、中岳嵩山这五座大山。四渎指东之江、北之济、西之河、南之淮这四大河流。前面已经提到过了，宣帝时期，为祭祀它们，曾派使者“持节侍祠”。作为药物，除草、石外，又举出骨、肉、心、皮、毛、羽，毋宁说对动物药的强调格外引人注目。因为实际上《神农本草经》的动物药不足四分之一，所以可能存在必须要如此突出其特征的，诸如尚方和入海采药方士这样的容易让人混淆的人。神农鞭打万千种类的植物、矿物、动物，让它们交待“所能主治”，查明其五味与毒性。另外，神农追问主治、五味与毒性，也与《吴普本草》中《神农》的记述一致。寒、温的记载是后世附加的东西，在这里也得到确证。

关于药的神农起源传说，西晋皇甫谧《针灸甲乙经》序云：

上古神农始尝草木而知百药。

其《帝王世纪》云：

炎帝神农氏长于姜水，始教天下耕种五谷而食之，以省杀生。尝味草木，宣药疗疾，救夭伤之命，百姓日用而不知。著本草四卷。（《太平御览》卷七百二十一。另外，“百姓日用而不知”是《易·系辞传》中的文字）

这些记述表明，在这个时代，神农发明药物的故事已经超越本草世界，得到更广泛的接受。出现鞭打故事的，是东晋干宝的《搜神记》。

神农以赭鞭鞭百草，尽知其平毒、寒温之性，臭味所主，以播百谷，故天下号神农。（《搜神记》卷一）

这段文字提出了赭鞭故事出现的年代问题。因为，皇甫谧没有提及，而在干宝的书中开始可以看到，这一情况暗示，其出现可能是在西晋末至东晋初。但从平毒、寒温、臭味一类说法来看，毋宁说干宝讲的这个故事依据了古本《神农》。

不管怎样，这个传说在唐代经由司马贞在《史记》中补写的《三皇本纪》而载入史册。

炎帝神农氏，……斲（指砍、削）木为耜，揉木为耒，耒耨之用，以教万人，始耕。故号神农氏。于是作蜡祭，以赭鞭鞭草木，始尝百药，始有医药。

蜡祭为阴历十二月举行的祭祀，合祭百神。在结束全部一年的农活，且祭祀了诸神之后，利用农闲期整备医药。顺便说一下，《太平御览》卷九百八十四引任昉《述异记》记载：

成阳山中有神农鞭药处，一名神农原，一名药草山。山中有紫阳观，世传神农于此辨百药也。

4《抱朴子》曰：神农〔四〕经曰，上药令人身安命延，升〔为〕天神（仙），遨游上下，使役万灵，体生毛羽，行厨立至。又曰，五芝及饵丹砂、玉札、曾青、雄黄、〔雌黄·〕云母、太〔乙〕(一) 禹余粮，各可单服之，皆令人飞行长生。又曰，中药养性，下药除病，能令毒虫不加，猛兽不〔犯〕（死），恶气不行，众〔妖并辟〕(袄辟屏)。(《抱朴子·内篇·仙药》,《太平御览》卷九百八十四。〔 〕内为《抱朴子》文，(）内为《太平御览》文)

4′《神农经》曰：上药令人身安命延。又云，饵五芝、丹沙（砂）、曾青、云母、太一禹余粮，各以单服，令人长生。中药养性，下药除病。(《太平御览》卷六百六十九)

该条文字确凿无疑地证明，葛洪《抱朴子》所云“神农四经”，是经神仙道教徒之手增订的文本。

5《神农经》曰：上药养命，谓五石之练形，六芝之延年也。中药养性，〔谓〕合欢蠲忿，萱草忘忧。下药治病，谓大黄除实，当归止痛。夫命之所以延，性之所以利，痛之所以止，当其药应

以痛也。违其药，失其应，即怨天尤人，设鬼神矣。（叶本《博物志》卷四《药论》）

这段文字，通常全部作为《神农经》的内容而得到引用。然而《神农经》中的文字，仅有“上药养命，中药养性，下药治病”。其余的文字姑且不管是否出自张华之手，都是后人的解说。五石作为药物的使用，可追溯至西汉前期。据《抱朴子·内篇·金丹》（另见《太平御览》卷九百八十八）记载：“五石者，丹沙（砂）、雄黄、白凡（矾）、曾青、磁石也。”但是，“练形”这种表达是新的。在《庄子》等书中说养形。在西晋左思《吴都赋》（《文选》卷五）中，记载有仙人桂父“炼形易色”，与此均属较早的例子，最终成为道教徒爱用的词语。例如，在《抱朴子》中记述有“愿闻真人守身、炼形之术”（《抱朴子·微旨》）。“五石之炼形”，可以视为晚至晋代的表达。六芝或本经上品的赤、黑、青、白、黄、紫芝，皆有“延年”的记载。“合欢蠲忿，萱草忘忧”，正如陶弘景注（《政和本草》卷十三《合欢》）指出的那样，是见于嵇康《养生论》中的话语。“当归止痛”，也见于《答难养生论》中。合欢是本经中品，大黄是本经下品，与该段文字吻合。但是，当归是本经中品，萱草不见于本经、《别录》，而在唐代始被收录于本草书（《本草拾遗》等）。无疑，这是后人因袭嵇康《养生论》而写成的文字。在唐徐坚《初学记》卷二十七《萱》里，也以“张华《博物志》曰”的方式，引用了“《神农经》曰，中药养性，谓合欢蠲忿，萱草亡忧也”。而到了《文选》卷五十三《养生论》

的李善注，则变为了“《神农本草》曰，合欢蠲忿，萱草亡忧”。

6《神农经》曰：药物有大毒不可入口鼻耳目者，入即杀人。一曰钩吻〔卢氏曰，阴（也）〈地〉黄精不相连，根苗独生者是也。〕，二曰鸱〔状如雌鸡，生山中。〕，三曰阴命〔赤色著木，悬其子山海中。〕，四曰内童〔状如鹅，亦生海中。〕，五曰鸩〔羽如雀，黑头赤喙，亦曰，生海中蒟蒻，雄曰（蒻）〈鸩〉，雌曰蒟蒻也〕。（《博物志》卷四《药论》上。但是，正文与〔 〕内注的区别，依据指海本。另外，注中字的异同，（ ）内为叶本，〈 〉内为海本）

在此成为问题的是卢氏注。即便在《隋书·经籍志》中，也未记载名为卢氏的本草书或处方书。但是，正如已经论述的那样，陶弘景注云：

又有一物，名阴命。赤色著木，悬其子。生山海中。最有大毒，入口能立杀人。（《政和本草》卷十《钩吻》）

因此，它无疑存在于旧本中。如果是这样，那么认为卢氏注已经包含在《雷公集注》中，就是理所当然的。换言之，《雷公集注》必定是由《药对》《卢氏》等构成。既然称集注，那么也应收录《药对》之外的书。这里找到了它的一个证据。该段文章从附有卢氏注来看，或者从阴命、内童这样的失传药名来推断，可以考虑是《神农》中的文字。另外，据陶弘景云，钩吻是“初生，既极类黄精”，而卢氏注是“阴地黄精不相连”者。如不区别这两种，从中可窥见其记载的古老。

7《神农经》曰：药种有五物。一曰狼毒，占斯解之。二曰巴豆，藿汁解之。三曰黎卢，汤解之。四曰天雄、乌头，大豆解之。五曰班茅，戎盐解之。毒采害，小儿乳汁解，先食饮二升。（《博物志》卷四《药论》）

可以说，这段文字的确被包含在旧本中。这从陶弘景在敦煌本序录解毒项下记述的如下内容可知。

斑苗、芫青毒：用……戎盐，并解之。

狼毒毒：用……占斯，并解之。

巴豆毒：用……生藿汁，并解之。

藜芦毒：用……温汤，并解之。

乌头、天雄、附子毒：用……大豆汁，并解之。

陶弘景在这五种之外，还举出以野葛为首的多种毒药，并大幅增加解毒药的数量，旧本序录的文章面貌为之一新。

问题是，这段文字是否被收录进比旧本更早的《神农》古本中。首先，占斯是别录品，暗示它是成于后人之手的文字。狼毒、巴豆、藜芦皆是本经下品。藿，在《新修本草》注引的《别录》中，记载赤小豆之“叶名藿”（《政和本草》卷二十五）。大豆，是本经中品。天雄、乌头、附子，都是乌兜的别名，根据形状和采收时期进行区分。班茅即斑猫，是本经下品。戎盐也是本经下品。乳汁不用说是人的乳汁，属于别录品。这样，包含以《别录》为前提记述的文字，不管怎样，都应当是吴普、李当之之后的作品。末尾的“先食”自古就有两种解读，一是“食先”即饭后，二是“先于食”即饭前。这里按照《抱朴子·内篇·仙药》中的如下记述来解读。

按《中黄子服食节度》云：服治病之药以食前服之，服养性之药以食后服之。

8《养生略要》曰：《神农经》曰，五味养精神，强魂魄，五石养髓，肌肉肥泽。诸药，其味酸者，补肝养心，除肾病。其味苦者，补心养（痹）〔脾〕，除肝病。其味甘者，补脾养肺，除心病。其味辛者，补肺养肾，除脾病。其味咸者，补肾养（肺）〔肝〕，除（肝）〔肺〕病。故五味应五行，四体应四时。夫人性生于四时，然后命于五行。以一补身，不死命神，以母养子，长生延年，以子守母，除病究年。（《太平御览》卷九百八十四。〔 〕内为据文意校改）

《养生略要》不详。自称养生（性）的书，以东汉王充暮年所著《养性书》十六篇（《后汉书》卷七十九）为嚆矢。隋巢元方《诸病源候论》屡屡引用“养生方”，其中最为人们熟知的，有“张湛养生要集十卷”（《隋书·经籍志》），丹波康赖的《医心方》（984年）等保存有其佚文。它们均为魏晋以后的书。

这里相对于五石的五味，意指草药。《素问》卷三《六节藏象论》云：“草生五味。……天食人以五气，地食人以五味。”“养精神”，是医术从道家学到的养生思想。《庄子·刻意》云：“纯粹而不杂，静一而不变，淡而无为，动而以天行，此养神之道也。”养神在医术上转变成肉体性的东西。“阳气者，精则养神，柔则养筋”(《素问》卷一《生气通天论》);“养神者，必知形之肥瘦，荣卫血气之盛衰。血气者，人之神，不可不谨养”(《素问》卷八《八正神明论》)。在医学理论上，神与魂魄共同寄居于五脏中。“五脏，合神气、魂魄而藏之。”(《灵枢》卷三《经水》)“五脏所藏，心藏神，肺藏魄，肝藏魂，脾藏意，肾藏志。”(《素问》卷七《宣明五气》)不言而喻，神、魂、魄的任何一个都被考虑成是气，认为通过食物和药物能加以涵养和增强的根据就存在于此。另一方面，“髓者骨之充”(《素问》卷二十四《解精微论》)，是填满骨骼内部的东西，被认为联结到大脑。髓容易变得空虚。“肾者水也，而生于骨。肾不生，则髓不能满。”(《素问》卷九《逆调论》)产生髓的是肾。“肾生骨髓。”(《素问》卷二《阴阳应象大论》)如果是这样，养肾就等于养髓。这被认为是石药的功效。该段文字显然是以汉代的医学理论为前提，并试图将之发展为药物学。

“养精神，强魂魄”这种说法，与本经文中记载丹砂的“养精神，安魂魄”、人参的“安精神，定魂魄”等相通。在上品中，类似的说法很多，特别是“养精神”一语频繁出现。龙眼虽是中品，但据说也能“强魂”。关于髓，在本经文中屡见“补髓”(青石)，“补脑、髓”(青蘘)，“填髓、脑”(干漆)，“填骨、髓”(干地黄)等。“养髓”也应是同样的意思。与“肌肉肥泽”类似的说法有“长肌肉”(玉泉)、“肥健”(赤箭)、“悦泽”(柏实)等。

意指药物的“五石”的最早用例，出现在《史记·仓公传》中。根据淳于意的证言，齐王的侍医“自练五石服之”，后“疽发乳上”而死。在西汉文帝(公元前179—公元前157年在位)时期，一部分医师已经在服用石药。虽然不知道这里所谓的五石，与《抱朴子》中的五石是否相同，但是，发痈疽而死，是与后世服用五石散（寒食散）一类石药共同的症状。淳于意云，“石之为药精悍”，也称石药为“悍药”。在《素问·腹中论》中，也记载有“石药之气悍”，在其使用上持慎重态度。可以说，这是汉代医学对石药的一般看法。

五味的作用可归纳为表3–22。与表3–8相比较，就知道它是蹈袭《黄帝内经》中的学说，并加以发展的产物。它将五味“入”脏这种流通渠道，置换成“补”脏这种作用。而且不只是单纯补其脏，还依照五行相生的顺序，“养”其所生之物，“除”使其生之物引起的“病”。由此，让五味具有了三重作用。例如，如果用箭头表示相生关系，则肝（木）→心（火）→脾（土），而苦（火）补心，养脾，除肝之病。这里呈现了将药理学结合进生理学和病理学的基本思想。

表3–22　五味的作用

五行	木	火	土	金	水
味	酸	苦	甘	辛	咸
补	肝	心	脾	肺	肾
养	心	脾	肺	肾	肝
除	肾病	肝病	心病	脾病	肺病

“五味应五行，四体应四时”，是一种天人感应论。这种思想在西汉董仲舒（公元前179—公元前104年）的《春秋繁露》中获得明确的表达。“身犹天也，数与之相参，故命与之相连也。”（《春

秋繁露·人副天数》）在天与人之间，存在着数的对应关系，从中产生两者作用的共通性。两者的作用往往并行发生，并在其间产生相互作用即感应。董仲舒接着说："内有五脏，副五行数也。外有四肢，副四时数也。"这种想法也被医学理论吸收。"天有四时，人有四肢。天有五音，人有五脏。"（《灵枢》卷十《邪客》）虽然对五味的五行分类，甚至可以追溯到《管子》和《吕氏春秋》等，但是将人的四体、五味直接对应到"天有四时五行"（《素问》卷十《阴阳应象大论》），大概是从本草家开始的。

"以一补身"的依据，是《老子》三十九章的"天得一以清，地得一以宁，神得一以灵，谷得一以盈，万物得一以生，侯王得一以为天下贞"，二十二章的"抱一为天下式"，以及《庄子·庚桑楚》中的"老子曰：卫生之经，能抱一乎，能勿失乎"等。只有得一即道才能全生，这一直是道家的看法，但是，并不清楚此处所说的"一"指什么。与其说它是指形而上的道，不如说像是意指形而下的物，例如气。"不死命神"中的"命"或"神"，恐有一方系传写之误。母子，指相生关系的两行。例如，如果说金生水，那么，金则为母，水则为子。

站在五行相生说的立场论述五味的这段文字，揭示了魏晋本草家试图发展《神农》的方向。它很可能是某一个《神农》古本中包含的内容。

还有三则文字，由于是片段性的，故不清楚其处于怎样的文脉中。

9《神农本草》曰：春夏为阳，秋冬为阴。(《文选》卷十六《闲居赋》李善注)

10《神农本草》曰：春为阳，阳温生万物。(《文选》卷二十《关中诗》李善注)

恐怕还存在将万物的生长老死与四季对应起来论述的一段内容。

11《神农本草》曰：地有固活、女疏、铜芸、紫菀之族。(《水经注》卷六《涑水注》)

固活、女疏、铜芸，不详。紫菀，是本经中品。此外再没有研究的线索了。

在西汉时期，鼓吹服用不死药而登仙的方士有三派。一个是"冀遇海中三神山之奇药"(《史记·封禅书》)的入海求神采药方士一派，另一个是"化丹砂诸药齐为黄金"(《史记·封禅书》)的尚方方士一派。初期的本草家看起来与这两派方士没有直接的联系，但是，与神仙术的另一派——候神方士却存在密切的关系。本草能被公认为学问的一个领域，恐怕得到了候神方士一派的帮助。本草家当然也受到其思想的影响。不，更准确地说，强调与神仙世界的联系，意味着暂时为本草的存在提供正当性理由。特别是在"养命"的上药中，这种强调十分醒目。

这里我们来做个简单的统计。正如已经指出的那样，陶弘景在编撰《神农本草经集注》时采取的方针是，把他认为的与神仙术有关的记载，全部汇总在表示"久服"这种条件的话语后面。因此，我将本经文中记有"久服"的药物看成神仙药。另外，因为可以断定“久食”(六芝等)、“炼饵服之”(矾石等)、“炼服之”(雄黄),与“久服”在几乎相同的意义上被使用,所以也将其汇总进神仙药中,尽管只有数例。在这种场合下,桑寄生的“轻身通神”、丹雄鸡的“通神”等,因为没有“久服”这一条件而被从神仙药中移除,而干姜因“久服去臭气,通神明”则被计入其中。这导致了些许失衡的结果,但它们只是极少数的例外。本经上品、中品、下品中的神仙药数量与百分比,如表 3-23 所示。这些数值清楚地表明,三品分类在神仙思想中找到了它的根据。

表 3-23　本经上品、中品、下品神仙药数量占比

品类	药物总数(种)	神仙药数(种)	占比(%)
上品	144	116	80.6
中品	113	20	17.7
下品	102	3	2.9
全体	359	139	38.7

那么,本草家真的把神仙药视为长生不死的手段,并将药效的焦点放置于此吗?如果回顾一下接续在“久服”之后的记述,就会发现,它们实际上只是机械地重复着一些刻板的表达。最常见的是轻身延年、轻身不老、轻身耐老、轻身不饥、轻身益气,此外还有长年、增年、不夭,养精神、安魂魄、强志、不亡,补脑髓、强骨髓、益精、强阴,肥健、长肌肉、好颜色,或益智、耳目聪明、利九窍。偶尔也有不老神仙、飞行千里一类记述。而且,这些表达中的许多,在没有“久服”这种条件的场合下也

得到使用。在“久服”中，固有的表达仅有延年、不老等少数几个词。在我看来，本草家为了表示这是作用和缓，可长期服用的保健、强壮剂而使用了“久服”，并为了暗示其效果而使用了这些刻板的表达。虽然披着神仙思想的外衣，但是，他们另有自诩为本草真正的、存在的理由。在疑似《神农》的序录中，他们对之做了如下的说明。

12《神农》曰：百病不愈，安得长生。(《抱朴子·内篇·极言》)

这段文字至少包含在《神农四经》中。这一点由《抱朴子》下面的这句话间接得到证明。

《抱朴子》曰：神农不九疾，则四经之道不垂。(《抱朴子·外篇·广譬》)

葛洪认为，“草木延年而已，非长生之药可知也。”(《抱朴子·内篇·仙药》)“呼吸、道引，及服草木之药，可得延年，不免于死也。”(《抱朴子·内篇·金丹》)因此，他将本草定位在炼金术之下。葛洪本人也确实洞察到，《神农四经》的本来价值在治病领域，治病是本草家们的自我意识。“百病不愈，安得长生”，这句话正是本草家向神仙术方士发出的激进的独立宣言。

七、撰写《神农》的人们

如果概括一下讨论本草起源的历史学家们的一般性，那就是：后世称作《神农本草经》的本草书，原本为成于神仙术方士之手的长生不老技术书，系将神仙药整理分类和体系化的著作[①]。的确，一方面，《神农本草经》的显著特征是将药物按上、中、下的神仙术价值序列分类，定义上药养命，中药养生，并对约 80% 的上药，约 18% 的中药，约 39% 的全药物，用“久服则轻身延年，成不老神仙”一类的表达来总结。另一方面，据《汉书·郊祀志》记载，伴随着神祠的废止，本草待诏与候神方士使者副佐一同被遣返归家。毫无疑问，本草家与神仙术方士之间存在密切的联系，也因此才有了《神农本草经》为神仙术性质著作的看法。尽管如此，通过分析与本草起源有关的外部与内部资料，我的推论有所不同。撰写《神农本草经》的，不是神仙术方士，而是采药者。将其知识与技术开始自称为本草的他们，一边借助神仙术的“外衣”，正当化其存在，树立其权威，一边将治病的本草与长生的神仙术对置起来，谋求在知识领域中的独立。他们在元始五年（5 年）受王莽征召，执笔撰写并公布于世的这部著作，可能才是《神农本草经》的初稿或原型。

所谓《神农》，大概是其初稿或原型的原题名。我在分析中做出了一个基本假设，就是最早的本草书为《神农》。关于该假说的含义，有必要略加说明。正如《汉书·楼护传》记载有“诵本草”那样，元始五年以前也存在本草的文本。但是，不清楚是口传，还是已经有了书籍的形式。即使假定已是书籍，那也只是

① 参照中尾万三『漢書芸文誌より本草衍義に至る本草書目の考察』（京都薬学専門学校薬窓会，1928）第 14-20 頁，岡西為人『本草概説』（創元社，1972）第 15-18 頁，那琦《本草学》（台湾，1982）第 14-22 页。

药物的记载，大概没有相当于序录的部分，恐怕也未采用三品分类。被王莽征召的本草家，从会聚一堂的各个领域的方术士那里受到刺激，执笔撰写《神农》。他们从神仙术中想出分类的原理，从医学中汲取五味的药物学原理，来谋求其知识的体系化。其中极有可能利用了像楼护诵读那样的既存文本。但是，即便说具有学术价值的本草书在这时才成型，也不为过。最终成为古典的《神农》，无疑具备了凌驾于其他文本之上的卓越特征。

我的分析涉及多个方面，讨论的时代范围也从西汉中叶一直延伸到梁代。这里我简单地概括一下结论。

在神祠里谋求药物采集据点的采药者，在武帝以后，接近被派遣来的候神方士使者。也许是在他们的影响与帮助下，这些采药者不久成功进入方术士的圈子，以至获得本草待诏那样的身份。一举确立与宣传其存在与学问的机会，在西汉末的元始五年到来了。他们需要将本草尽可能作为一般化的知识体系公之于世。同时，尽可能要独占采药必备的具体知识的意志，或许也在其中发挥了作用。根据产地的自然环境、五味、毒之有无与主治来一般性地记述药物，既没有药物固有的博物学记载，也不专门指定产地名的本草书《神农》，就在这里诞生了。

本草家不仅论述具体的药物，还在序录部分论述了本草存在的根据、起源及原理。据其所说，本草存在的根据，存在于运行中道中的日月与那个时候产生的自然之气的状态中。天的最高神太一的儿子，即太一小子，认识了那个理想状态，然后垂教人民，将他们从病患中解救，使人们保持长寿。这种根据的提出，显然是向恰好同时提倡太一祭祀改革的王莽与采用月行九道论的刘歆谄媚。从他们说辞的背后可以窥见，通过攀附国家最高权力者与学问最高权威者，而在国家公认学问的一个角落确保其席位的这种可怜的“算计”。尽管如此，如果与神仙术方士对皇帝的油腻阿谀奉承相比，必须说本草家还算好一些。根据他们的主张，受太一小子之教后，神农向所有的动物、植物和矿物，追问主治、五味和毒性的有无。这就是本草的起源。通过敬奉三皇之一的神农为开山鼻祖，本草被置于中国文化或学问的正统。本草家从《淮南子》中得到启发，创作了这个起源传说或始祖传说。继起源传说之后，恐怕还有一段相当于校定本序录本经文的文字，其中应包含五味论和毒物及其解毒法等的记载，但详细情况不明。不过，从序录稚拙的文字中，能读出他们想要将本草确立为一门学问的意图。

《神农》的出现，不仅在采药者间，在医师间可能也引起了反响。与此同时，记述的范围也在扩大，各种药物的博物学特征与特定产地名等也得到记载。在东汉，由采药者与医师等写成的本草书屈指可数。其中尤为重要的著作，有通过“说花叶形色”而充实了博物学记载的《桐君采药录》，以及通过“论君臣相须”而建立了药物配伍原理的《雷公药对》。东汉本草书不容忽视的特征，大概是其都强烈地意识到《神农》的存在，并且很多是以该书为前提写成的。其中，也有采取为《神农》作注的方式的著作。在三国时期的魏国出现的两部本草书《李当之药录》与《吴普本草》，也不例外。作为东汉时期成果总结的这两部著作，不久被收录于《名医别录》中，再后来则成为陶弘景校定本正文的一部分。

《神农》这本书之后经过形形色色的人加工，在内容不断膨胀的同时，记述上的混乱也很严重。另外，书名虽然也曾被称为《神农四经》等，但最终固着为《神农本草》或《神农本草经》。汇集诸本草书观点，采取注释方式的四卷本《雷公集注》被撰写，并广为流传。陶弘景可能以此四卷本为底本，修订文句，增补后世知见，勘正错乱，并在正文里增补进别录文。他在注解方面保留《雷公药对》的畏恶之文，另撰详注，并加上长篇序录，编纂成三卷本《神农本草经集注》。后来又以大字书写，制作成《神农本草经集注》七卷。

本草形成的历史是一个漫长的过程。它以西汉末出现的《神农》为核心，后代成果像年轮一样层层叠加，最终渐渐长成一棵大树。正因如此，它从未脱离原初就具备的药物学这种性质。汉代建立的这种范式一直延续到最后。这是在中国传统学问的历史中，能够屡屡发现的显著特征。[①]

① 参照薮内清『中国文明の形成』第九章「漢代における科学技術」。

第四章

最初的临床医书

一、《五十二病方》的构成

《汉书·艺文志》将方技书（即医学书）分成医经、经方、房中、神仙四类进行记载。如果按照这种分类，那么，在马王堆汉墓出土的医书中，两种十一脉灸经及《阴阳脉死候》《脉法》属于医经，《十问》《合阴阳》《天下至道谈》《养生方》《杂疗方》属于房中和神仙，《却谷食气》《杂禁方》《导引图》属于神仙。记载五十二种疾病治疗方法的《五十二病方》与《胎产书》同为经方书，在出土医书中是篇幅很长的一篇。因为迄今未有西汉之前的经方书传世，所以《五十二病方》的发现是临床医学史研究上划时代的事件。

《五十二病方》的开头有目录，按记载顺序列举了五十二种病名。然后进入正文，记载病名及其治疗方法。有时在病名后也记载症状。因为病名不详，又无症状记载，有些甚至都不清楚是什么病的治疗方法。

《五十二病方》中病名的排列顺序，乍一看是任意的。虽然一些同类疾病的若干个病名被集中在了一起，但是看不出这里试图给出整体上的有序结构。夹杂的未知病名也加深了这种印象。可是，如果反过来考虑，无秩序地排列多达五十二种病名，若不是特意要这样做，是绝不会发生的。将一眼就看得出的同种类疾病放在一起，已经是刻意的行为。也许在整体看似没有太多秩序的图案背景里，实际上编织进了一种难以言表的体系。要是能从中提取出这隐藏的体系，则不仅使未知名称是指哪种类型疾病的推测成为可能，也能从疾病分类的角度，去探明临床医学的古代体系究竟为何物。

病名在目录和正文中各出现了一次，但其记载存在若干文字异同。现在比较两者后确定病名，并将它们归为若干个群列举如下。

Ⅰ 诸伤、伤痉

Ⅱ 婴儿索痉、婴儿病痫、婴儿瘛

Ⅲ 狂犬啮人、犬噬人、巢、夕下、毒乌喙、癰、蛭蚀、蚖

Ⅳ 尤

Ⅴ 癫疾

Ⅵ 白处、大带、螟病、□蠸、□

Ⅶ 痃、人病马不痫、人病□不痫、人病羊不痫、人病蛇不痫

Ⅷ 诸食病、诸□病

Ⅸ 瘁病、溺□沦、膏溺

Ⅹ 肿橐、瘨

Ⅺ 脉、牡痔、牝痔、朐痒

Ⅻ 疽病、□□、□烂、胻膫、胻伤、痂、蛇啮、痈、鬃、虫蚀、干瘙、身疕

ⅩⅢ □蛊、鬾

ⅩⅣ 马疣、癘、□篮[①]

Ⅳ群和Ⅴ群是只包含一种疾病的群。另外，在书的结尾处，能看到一条后来增补的“□篮”的治疗方法。不用说，它不包含在“五十二”种疾病里，在此予以省略。

归入同一群的疾病，被假定在某种意义上具有亲缘性。这里首先究明各群的亲缘性是什么，然后，再思考基于什么原理配列了这些群。

Ⅰ群：诸伤，指由带刃的器具等造成的切伤、刺伤、挫裂伤等外伤。伤痉，指由诸伤伤口感染引起的破伤风一类疾病。随意肌的强直性痉挛被记载为“身信（伸）而不能诎（屈）”。推断Ⅰ群指外伤及其引起的感染性疾病。顺带说一下，巢元方撰著的病理学书《诸病源候论》卷三十六《金疮病诸候经筋》中，对这些疾病的内容进行了汇总性记述。

Ⅱ群：婴儿索痉，其症状记载为肌肉强直，口噤，筋挛，身体不能伸展。《五十二病方》（文物出版社，1979年，以下简称《病方》）解释说，该病或是产妇罹患的子痫一类的病症（《诸病源候论》卷四十二《妇人妊娠病诸候下·妊娠痉候》），或是肚脐切口感染引起的新生儿破伤风（《千金要方》卷五上《初生出腹论》中所说的脐风）。

① 译者注：“□篮”疑为衍文。因为下文提到，它不在“五十二”种疾病里，应给以省略。

因为冠以“婴儿”这一词语，而且有三个类似的病名接续在一起，所以，我认为属于后者。婴儿病痫是小儿癫痫，其症状记载为身体发热，常常陷入意识不清，头部、后背等强直，腹胀。婴儿瘛是自身中毒，或其他原因引起的小儿强直性痉挛，呈现的症状有眼球上翻，胁痛，呼吸如哭声般微弱，大便不成形并呈绿色。推断Ⅱ群是伴随强直、痉挛的小儿疾病。新生儿破伤风收录在《诸病源候论》卷四十八《小儿杂病诸候四・中风痉候》中，剩下的两种疾病收录在《诸病源候论》卷四十五《小儿杂病诸候一》中。

Ⅲ群：从区分狂犬啮人和犬噬人来看，前者也许是狂犬病。如为狂犬病，那么，会引起痉挛、麻痹。很遗憾，在也许暗示其症状记载的段落里缺字过多。关于巢和夕下，也没有相关症状的记载，情况不明。毒乌喙是指附子中毒，轻则引起口唇、四肢发麻一类症状，重则引起麻痹一类症状。

仅从字形来看，蠆的解释有两种可能。一个是蠆、蠣，另一个是癘、厲。《说文解字》记载：“蠆（蠣），毒虫也。象形。”《庄子・天运》云：“其知憯（惨）于蠣蠆之尾。”王先谦《庄子集解》引王引之注曰：“蠣、蠆，皆蝎之异名。”另外，正如《说文解字》所云“癘，恶疾也”，《广雅・释言》所云“瘷，癘也”，都是后世所说的癞。关于癞，在Ⅵ群的螟病中会再次涉及。从治疗方法以及前后配列的病名来看，几乎可以确定，这里所说的蠆不是癘，而是蠣，是被蝎子蜇后引起的疾病。蝎子的腹部尾端末节有毒刺，人一旦被带有剧毒的蝎子蜇到，会引起四肢痉挛并伴剧烈疼痛。

吸食人血的蛭，看起来和它们稍稍异质。然而，在文中病名里能看到“蛭，蚀人胻股（膝）”的记述。在《诸病源候论》卷三十六中，继兽毒病诸候、蛇毒病诸候之后，杂毒病诸候将石蛭螫人候与蜂螫候、蝎螫候、虿螫候、蜈蚣螫候、蜞蜍著人候并列记载。巢元方曰：“石蛭著（螫）人，则穿啮肌皮，行人肉中，浸淫起疮。”将蛭、蝮蛇、蝎子、蜈蚣等按同类看待，这一点在唐代孙思邈的《千金要方》、王焘的《外台秘要》一类后世的经方书中，丝毫也没有改变。蚖，为蝮蛇一类的毒蛇。人一旦被其咬伤，毒液就会侵害神经中枢。毒乌喙以下的四种疾病，均没有症状的记载。

相较于未知的巢、夕下和毒乌喙，剩下的疾病，用巢元方的方式来说，全都是被看作“动物毒”类的疾病，而且是因其强毒性而短时间内发作的急性病。虽然乌喙是“植物毒”，但在毒性引发急性病这一点上，其与“动物毒”是一样的。不仅如此，在知道它们都有毒，进而知道疾病原因是什么，以及知道如何防范其疾病上，也是共通的。《病方》认为，“巢”是“臊”的假借字，指体臭。“夕下”，从其治疗方法来看，应为一种皮肤病。但是，如果认为，属于同一群的疾病在某种意义上具有亲缘性这种假设成立，那么，暂且不管其症状的轻重，巢和夕下也应是因动植物毒引起的，或者至少是被这么认为的急性病。顺便说一下，在巢元方咒术疗法的咒语里出现的“人星”，是星辰的名字。而根据唐代段成式《酉阳杂俎》卷十一《广知》的记载，有“识人星不患疟（疟疾）”的传言。在《诸病源候论》中，毒乌喙除被载入卷二十六《解诸毒候》外，又被记载进后面的卷三十六。

Ⅳ群：尤指疣。《说文解字》云：“肬，赘也。”肬赘经常象征无用之物、多余之物。《楚辞·九章·惜诵》云：“反离群而赘肬。”《庄子·大宗师》云：“彼以生为附赘悬疣，以死为决疣溃痈。”此外，肬赘也被用来隐喻“恶”。《太玄》卷六《割》云：“割其肬赘，恶不得大也。”王涯注云：“肬赘乃身之恶也，割之，不滋大也。”《诸病源候论》中，除卷三十一《瘿瘤等病诸候》中收录疣目候外，大概因为肬赘多发于小儿，故卷五十《小儿杂病诸候六》中也将之予以收录。

Ⅴ群：癫疾是精神疾病，但是，很遗憾该书没有记载症状。《诸病源候论》卷二《风病诸候下》有风狂病候和鬼邪候等，其中记述的疾病恐怕与之相当。

Ⅵ群：白处，在它的一个治疗法中，记作“白瘧”（“瘧”应该就是“处”），并记述有“白瘧者，白毋腠”。腠指皮肤表面的沟、褶皱、纹理等。《病方》认为，白处是一种皮肤色素消失的疾病，如白癜风之类。其病因不明，是一种慢性病。大带，也没有症状的记载，情况不详。从治疗方法来看，应是一种皮肤病。

螟病的螟，原本指啃食水稻等茎髓的螟虫，即髓虫。其症状记载：“螟者，虫，所啮穿者□，其所发毋恒处，或在鼻，或在口旁，或在齿龈，或在手指□□，使人鼻缺，指断。”《病方》认为，它是癞病的可能性极高。就其症状来说，的确考虑为癞也很合理。但问题是，古代人是否认为其病因源于虫。《论语·雍也》第六中记载有孔子探望染“疾”中的伯牛的故事。孔子自牖执伯牛之手，叹曰：“命矣夫，斯人也而有斯疾也。”据包咸的观点，“牛有恶疾，不欲见人，故孔子从牖执其手也”。据另一种观点，此恶疾为癞。针对《春秋公羊传·昭公二十年》里出现的“恶疾”，何休注云：“恶疾，谓瘖（喑）、聋、盲、病、疠、秃、跛、伛，不逮人伦之属。”这样的疾病也被称为“天疾”。《春秋谷梁传·昭公二十年》曰：“有天疾者，不得入乎宗庙。”癞被认为是这样的天生疾病。正因为是天生的疾病，孔子才会生出“命矣夫”这种感叹。汉代的医师们将之说明为由风引起的一种风病。《素问》卷十二《风论》曰，“风之伤人也，……或为疠风”，而不曾将其病因归于虫子。那么，这里记载的疾病到底是什么呢？已故的篠田统教授曾暗示，它可能是热带鞭毛虫病。这是一种因感染微生物引发的传染病。患者首先会产生皮肤障碍，不久会生出像树莓那样的疹子，之后皮肤和骨头会遭到破坏。成为病原的微生物，以蝇为媒介侵入皮肤。恐怕这一类的疾病统称为“螟病”。

□蠸，不详。《说文解字》记载：“蠸，虫也，一曰大螯也。”在意指毒虫螫刺或其毒的同时，也是虫的名称。它既叫守瓜，又叫瓜萤，是一种专吃瓜叶的、类似萤烛的甲虫。《病方》认为，“□蠸”可能是一种被毒虫螫到后的伤。如果按照我的假设，那么，它应该是属于Ⅵ群[①]的疾病。根据白处和螟病来推断，Ⅵ群总的来说属于慢性皮肤病。即使病因被认为是虫毒，□蠸也仍然

① 译者注：原文作者“Ⅲ群”，疑有误。据上下文改为“Ⅵ群”。

是一种慢性病。在《诸病源候论》中，白斑记载在卷三十一《瘿瘤等病诸候》的白癜候中，癞性的白斑记载在卷二《风病诸候下》的白癞候中。螟病相当于其中哪一个，仍不清楚。

Ⅶ群：痃，不详。《病方》对其的解释有两种观点。一种观点认为通“瘨”。《说文解字》云：“瘨，病也。”桂馥《说文解字义证》云：“病也者，头眩病。”看起来是一种头晕目眩的疾病。另一种观点认为，因字形相近，把“痎”字错写成了“痃”。《说文解字》云，“痎，二日一发疟也”，即三日疟。我赞同前一种说法，关于其理由，会在后文论述。人病马不痫等四种病名，虽然出现在目录中，但是，正文里只残存了类似人病马不痫的有很多缺字的最初五行文字，其余部分均缺失。虽然，人病马不痫被认为可能是一种痫病，但是缺少症状的记载，病名的意思也不是很清楚。正如《病方》指出的那样，给予我们暗示的是《千金要方》中的六畜痫。一般所谓的痫，是指发作性地失去意识并产生痉挛的癫痫。特别是被称为大发作的患者，会因失去意识而晕倒，或大声喊叫，从强直性痉挛逐渐变为剧烈狂躁的痉挛。所谓六畜痫，指马痫、牛痫、羊痫、猪痫、犬痫、鸡痫。《千金要方》卷五《六畜痫证候》云：“马痫之为病，张口摇头，马鸣欲反折。”而在卷十四中记载的，包含马癫的五癫之一的风癫，发作时叫声如羊。六畜痫大概是经由对疾病发作时叫声和动作等的联想而命名的。虽然没有确凿的证据，但是，这里仍将人病马不痫等四个病名，考虑成与六畜痫类似的癫痫名称。顺便说一下，《病方》认为“人病马不痫”可能是不使马痫发作的意思。但是，从句子结构来看，这种解释似乎不太合理。推断Ⅶ群属于伴有头晕和意识障碍的疾病。在《诸病源候论》卷二《风病诸候下》里，接连记载有风头眩候和风癫候。头眩和癫痫的关系，被认为是“风眩久不瘥，则变为癫疾”（风头眩候）。

Ⅷ群：诸食病、诸□病，也是全文缺失。从病名来看，《诸病源候论》卷二十一《呕哕病诸候》和《宿食不消病诸候》、卷二十六《蛊毒病诸候下》收录的各种饮食中毒候等，大概与之相当。

Ⅸ群：瘩病的瘩，也写成瘽、癃，是一种排尿异常疾病，后世称为“淋”。它的一个治疗法将其症状记述为，瘩有膀胱和尿道痛，且疼痛剧烈，小便时会越发疼痛（以下内容缺失）。文中也出现了血瘩、石瘩、膏瘩、女子瘩的病名，分别指血尿的排出物、结石的排出物、膏样尿的排出物，以及女性的淋样尿。溺□沦，《病方》认为可能意指小便白浊，但该书没有相关症状的记载。膏溺，前文已论及。可见，Ⅸ群是小便不利的尿道疾病。这类疾病收录进《诸病源候论》卷十四《淋病诸候》的诸淋候、石淋候、膏淋候、血淋候等病症中，以及卷四十《妇人杂病诸候四》的淋候、石淋候等病症中。

Ⅹ群：肿橐，指因象皮病引起的阴囊肿大。癞，也写成癀。在目录中出现有肠癞（原抄本中写作癀）。此处指腹股沟疝，是一种肠管等经过疝门，来到腹腔外的腹股沟中，而使阴囊肥大的疾病。据《千金要方》卷二十四《阴癞》记载，癞包含肠癞、卵胀、气癞、水癞四种。前两种难以治愈。可见，Ⅹ群属于阴囊肥大的疾病。

在《诸病源候论》卷五十《小儿杂病诸候六》的病瘄候和差瘄候中，对该病稍有论述。

Ⅺ群：脉，即脉痔，是肛门裂疮（裂痔）的一种。该病无症状记载。牡痔包含痔瘘和痔疮（疣痔）。它的一个治疗法记述到：牡痔有类似螺样的肉坠出，或形如鼠乳状，根部小而顶端大，中间有孔。而另一个治疗法则记述为：牡痔生在肛门边，大的如枣，小的如枣核。还有一个治疗法记述说，牡痔大小如枣核，时痒时疼。牝痔是肛门周围脓痈。《五十二病方》中记载了牝痔的三个不同症状。此外，虽然在目录中未出现，但在牝痔之后，附有一条血痔的治疗法。血痔即裂痔。朐痒，根据其症状记载，是痔瘘中从直肠到肛门伴有刺痛者。可见，Ⅺ群属于痔病。《诸病源候论》卷三十四《痔病诸候》中的诸痔候、牡痔候、牝痔候、脉痔候、肠痔候、血痔候，均属于该群。

Ⅻ群：疽病与后面的痈一样，都属于脓疡。通过称呼根深者称为疽，根浅者称为痈而予以区别。在治疗法中，可以看到嗌疽、烂疽、血疽、气疽、□疽一类名称。并且，除指示其发病位置的嗌（咽喉）疽之外，其他均有症状记载。但是很遗憾，该病症缺字较多。□烂，指烧伤。在其治疗法中，也有针对开水的烫伤。胻膫，指小腿的烧伤，没有记载其症状。胻伤，指小腿的外伤。在它的一个治疗法中，有化脓成痈情况下的外伤处置。放在这里而非Ⅰ群中，恐怕是视之为化脓性疾病。痂，指疥癣、皮癣，是一种寄生虫引起的传染性皮肤病。在其治疗方法中，能看到“产（生）痂”“干痂”，表明有湿性的和干性的。蛇啮归于此群而非Ⅲ群中，也可能是将伤痕的肿胀和化脓当作了问题。虽然没有症状记载，但据《本草纲目》卷三十六所述，它所用的药物桑汁，有止血、镇痛、消肿、解毒等功效。痈，也未提及其症状。但根据其位置的不同，区分为体痈、颐痈等。鬃，指漆（膝）疮，亦无症状记载。虫蚀，被认为是被虫咬伤所引起的皮肤一类疾病。在其治疗方法中，记载有“蟦，蚀口鼻”“蟦，蚀齿”，牙痛也包含在其中。蟦，是一种食禾苗叶子的虫。正如《病方》中所指出的那样，其情况与Ⅵ群螟很相似。然而，与螟病是一种渐进性的疾病不同，虫蚀的症状恐怕是短时间内出现的，或者是突然被察觉到的疾病。干瘙，虽然不清楚与干痂有什么不同，但它也属于疥癣，在它的一个治疗法中出现有“疥”字。疕，指湿疹、苔癣类疾病。《五十二病方》记述说“疕，无名而痒”。可见，Ⅻ群属于比较急性的皮肤病或化脓性外科病。在《诸病源候论》中，卷三十二《痈疽病诸候上》、卷三十三《痈疽病诸候下》、卷三十五《疮病诸候》（包括癣候、疥候至漆疮候）和《伤疮病诸候》的汤火疮候，以及卷三十六《金疮病诸候》的金疮成痈肿候等，处理了该主题。

ⅩⅢ群：□蛊，与目前为止讨论的疾病，在性质上有很大不同。根据《简明中医辞典》，在《诸病源候论》卷二十五《蛊毒病候上》、卷二十六《蛊毒病候下》里提到的疾病，属于像恙虫病、急慢性血吸虫病、重型肝炎、肝硬化、细菌性赤痢、阿米巴痢疾这样的几种危险病证。在其中很多都是细菌、阿米巴原虫、立克次氏体、血吸虫等微生物或寄生虫引起的疾病这一点上，请大家注意[①]。然而，问题是古人从哪里去寻找这些疾病病因。在《左传·昭公元年》“近女室，疾如蛊”的疏中，蛊毒被解释为“以毒药药人，令人不自知者”。据《诸病源候论》卷二十五《蛊毒候》所述，“凡蛊毒有数种，皆是变惑之气。人有故造作之，多取虫蛇之类，以器皿盛贮，任其自相啖食。唯有一物独在者，即谓之为蛊。便能变惑，随逐酒食，为人患祸。患祸于佗，则蛊主吉利，所以不羁之徒而蓄事之。又有飞蛊，去来无由，渐状如鬼气者，得之卒重。凡中蛊病，多趋于死。以其毒害势甚，故云蛊毒。”巢元方在下面列举了蛇蛊、蜥蜴蛊、虾蟆（蛤蟆）蛊、蜣螂蛊等一类名称，并详细记载其症状。自古以来，下蛊者常被处以磔等极刑。重要的是，人们相信，虽然引起疾病的直接原因（即病源）是变惑之气，但其背后的病因，是蛊主们的邪恶意志和行为[②]。不过，在《五十二病方》中，蛊没有症状的记载。

魅，《说文解字》云，“一曰小儿鬼”。段玉裁注引用《旧汉仪》中的文字云：“昔颛项氏有三子，死而为疫鬼。一居江水为虐鬼，一居若水为魍魉鬼，一居人宫室，善惊人小儿，为小鬼。”据《诸病源候论》卷四十七《小儿杂病诸候三》的被魅候记载：“妇人怀娠，有恶神导其腹中胎，嫉妒而制伏他小儿令病也。妊娠妇人，不必悉能制魅，人时有此耳。”虽然《五十二

① 参见《简明中医辞典》（人民卫生出版社，1979）第784页。另外，不论是马王堆第一号汉墓的女尸，还是凤凰山第一六八号汉墓（湖北省）的男尸，其血管内都发现了大量的血吸虫卵。

② 关于病因和病源，参考波平惠美子『病気と治療の文化人類学』（海鳴社，1984）第22-26頁。

病方》中没有魃的症状记载，但据巢元方所述，“喜微微下痢，寒热有去来，毫毛鬇鬡不悦，是其证也。”不管是人还是鬼，Ⅷ群被认为是邪恶生物的意志和行为引起的疾病。

ⅩⅣ群：马疣（尤），因为在它的一个治疗法中，有“疣其末大本小□□者”的记载，所以，它应是疣的一种。据余严研究，作为疣的一种寻常性疣赘，其形状依发生部位而不同。但是，生长在面部的大体呈乳头状[①]。马疣就是在《诸病源候论》卷三十一《瘿瘤等病诸候》中，继疣目候之后，被另行记载的鼠乳。鼠乳候云：“鼠乳者，身面忽生肉，如鼠乳之状，谓之鼠乳。”将马疣视为鼠乳，没有一点问题。该群中带马字的瘙，是被后世遗忘的病名。《说文解字》云，“瘙，目病。一曰恶气箸身也，一曰蚀创”，共列举了三种解释。顺便说一下，《广雅·释诂一》云，“瘙，创也”，《广韵》云，“瘙，牛马病”。因为其症状是“痈痛而溃”，“痈而溃”，“瘙者有牝牡，牡高肤，牝有空（孔）”，所以，推断它可能相当于《说文解字》《广雅》中的蚀创或说创。另外，文中还提到“面皰赤”，且在它的一个治疗法中记载，瘙如果长在右边，则烧马右颊骨而用之；要是在左边，就烧马左颊骨而用之。书中暗示瘙属于面部长粉刺的一类疾病。被称为寻常性痤疮的粉刺，是因皮脂堵塞毛囊而肿胀，引发炎症而变红，并时而因细菌感染而化脓的一种疾病。此处所说的瘙，大概可以考虑成化脓的粉刺。但是，在《诸病源候论》卷二十七《面体病

① 余严：《古代疾病名候疏义》，自由出版社，1972，第 9-10 页。

诸候》的面皰（疱）候中，却没有化脓场合下的记述。总而言之，XIV群可以说与面部赘生物有关。该群似乎又被认为与马有某种关系，这一点从刚才提及的瘺的治疗方法中可以窥见。但是，除此之外就都不清楚了。最后的“□箴”，没有症状的记载，内容不详。

在我看来，以上的分析强有力地证明了，属于同一群的疾病在某种意义上具有亲缘性这一假设的合理性。要是把满足这一假设的群叫做单位群，那么，毫无疑问，至少整合成单位群这种局部结构的意图，在这部著作中发挥了作用。那么，其整体结构是怎样的呢？存在某种决定群排列的一个或多个原理吗？或者将其称为病理学意象而不是原则可能更好。总之，是某种东西，它将全体组装成了复杂的积木，而非单纯的木块拼装。

不用说，期待疾病分类的严密体系，一开始就是不可能的。即便选择病因、症状、患部、治法中的哪一个指标来对这些杂多的疾病进行分类，在被分类的东西之间也无法避免割裂。问题是要检验，当选择了某种指标时，这里是否能够识别出包含若干个群的复合群的存在。如果认为能够，那么其指标是什么，进而复合群本身的配列又如何？当然，这一指标与古代中国人的疾病观和治疗观本身相关。赋予疾病和治疗方法的意义，会随时代和社会的变化而不同[①]。即使在现代人看来很奇怪，但对古代人来说，这样的联系却是自然而然的。我们以《诸病源候论》代

① 关于疾病的意义，请参照スーザン・ソンタグ的『隠喩としての病い』（みすず書房，1982），波平惠美子的「医療人類学」（『病気と治療の文化人類学』2，至文堂，1982）。

表后世的体系，一边与之比较，一边做进一步的分析。

正如在当今的医学体系中，与内科、外科及其他分科并列，有产科、妇科和儿科一样，《诸病源候论》也将妇人病（杂病和产前、产时、产后诸病）和小儿病（杂病）从其他疾病中独立出来，并在全部五十卷中，分配八卷给妇人病（卷三十七至卷四十四），六卷给小儿病（卷四十五至卷五十）。在妇人病中，杂病相当于今天的妇科疾病，其余的相当于产科疾病。暂且不论书中分配给它们多大的比重，在给予产科、妇科、儿科疾病以独立位置这一点上，像唐代《千金要方》和《外台秘要》这样的临床医书，也都没有改变。最早可追溯至西汉，据《史记·扁鹊传》记载，扁鹊过邯郸即为带下医，入咸阳即为小儿医。此外，在《汉书·艺文志》中，还著录有"《妇人婴儿方》十九卷"。在西汉，至晚在司马迁的时代（公元前100年左右），这些专门的分科就已经确立了。

不过，《五十二病方》却完全没有涉及产科疾病。如果仅凭这些材料进行大胆推测，那么可以认为，产科从那时开始就已经是独立的分科，还产生了专门的医生。《五十二病方》的作者可能既不是产科医生，也不擅长这一领域。与后世的体系性医书进行比较，产科疾病的缺失可以说是《五十二病方》的第一个特征。就妇科疾病来说，既记载了针对瘩病等两三种疾病的女子罹患场合下的处方，又给予了女子也使用同样药物（如狂犬啮人）的指示。当时人们已经清楚地认识到，女子存在与男子不同的疾病，而且同病也未必可以同治。然而，它们并没有汇总到一起。儿科疾病的场合则相反，三种疾病接续记载，汇总成一个群。

但是，列举的疾病局限在极有限的范围内。大概可以认为，无论妇科还是儿科，当时都处于分科形成的萌芽阶段。这是《五十二病方》的第二个特征。

《五十二病方》的记载，始于外伤。如果是后世的医书，外伤通常置于一般疾病的最后。在《诸病源候论》中，外科则被置于妇人病之前的卷三十六中。收录于该卷的，是兽毒、蛇毒、杂毒、金疮、腕伤等诸病，相当于《五十二病方》的Ⅰ群和Ⅲ群。它们都是由于患者不小心和疏忽而造成的，理应是可以避免的，或者说是不走运的疾病。不管是病理学还是生理学，如果要基于某原理来整合排序各种各样的疾病，并系统性地记述它们，那么，像这样不具有病理学或生理学上必然性的疾病，就只能接受补充性的待遇。例如，《诸病源候论》从“四时气”的风引起的疾病开始，向着包含志劳、思劳、心劳、忧劳、瘦劳这五劳的虚劳病，来推进其记述。风病是源于地球生存环境本身，主要为外因性疾病。而虚劳病来自生命自身的身心衰弱，主要为内因性疾病。如果站在这种病理学的立场上，即从病因论上看具有较高普遍性的疾病出发，向着更加限定的、特殊性更大的疾病去展开记述，那么，外伤无论如何也会被置于末尾。另外，《千金要方》在开头安排妊娠、出生的内容，然后记载小儿病，提出了一种伴随人孕育、生长过程的疾病生理学观点。在这种情况下，外伤也没有恰当的位置。外伤与相当于Ⅲ群的疾病一起，被安排在药物疗法末尾的备急卷中，大概是理所当然的。顺便说一下，《外台秘要》的结构接近《诸病源候论》。

在开头部分安排外伤，并从外伤出发的《五十二病方》的记述立场，既不是病理学（病因论的）的，也不是生理学的。它是感性的，而且是经验性的。将一种疾病联系到其他疾病，或者将一群疾病联系到其他群疾病，不是理论性的脉络，而首先是基于痛、痒等感觉的身体意象联想。当然，仅凭这些尚不能整序各种各样的疾病。其次，通过将患部位置的同一性和接近性、症状和病因的类似性或治疗法上的共通性一类的，既是经验性的同时又是极其日常的，连习俗和信念体系都包含进去而形成的关联性认识，斑驳地重叠在这种意象联想上，从而形成整体的结构。

外伤造成的疼痛，会唤起肢体强直和痉挛这种身体意象。戏剧性地将这种意象实体化的是破伤风。它以新生儿破伤风为中介，让人联想起伴有强直性痉挛的小儿疾病，进而与动物、植物中毒场合下的肢体强直、痉挛建立意象联系。虽然也包含了像蛭这样稍稍超出这种联系的例子，但是，在这里病因的类似性这一补充原理发挥作用，在意象联系的中断处架起了桥梁。在这种意义上，可以认为单位群Ⅰ群、Ⅱ群和Ⅲ群构成了一个由某种身体意象结成的大团块。这里称之为强直意象。我们将这种上位的团块命名为复合群，并且将Ⅰ群、Ⅱ群和Ⅲ群的团块称为复合群 A。

接下来配列的Ⅳ群的疣和Ⅴ群的精神疾病，在与前后的单位群之间，以及它们相互之间，均存在明显龟裂。从患部的位置、症状、病因的任一方面来看，都不存在类似性和共通性。不可否认，这两个群被置于这个位置上，是给人以《五十二病方》的整体结构缺乏统一性，或至少是这种印象的第一要因。但是，

Ⅳ群和Ⅴ群是被任意地安插到这里的吗?

如前所述，象征社会集团中的无用者、多余者，因而也用于隐喻身体之恶的疣，对于患者来说，肯定是承载了与如今完全不同的意义。虽然时代很靠后，但据《南史·后妃传下》的记载，梁武帝初见的丁贵嫔，左臂生有赤痣，而且身上长满了疣子。可是被纳入后宫后疣就消失了。不用说，疣的消失，象征着被后宫社会接纳，且被承认是其成员。尽管疣在医学上是轻度疾病，但却不容易治愈，可有时又会突然消失。暂且不论这样的特异性是不是原因，因为是被赋予了社会性意义的疾病，所以对于古代人来说，疣好像是应当忌讳的疾病。略微夸张地讲，对于古代人来说，“疣”这个词也许能带来接近如今“癌”这个词的反响，因为它是自我增殖的身体之恶。《五十二病方》记载了七个疣的治疗方法。

另外，癫疾被认为是鬼魂附体引起的精神疾病。《太平御览》卷七百三十九《癫》引用《风俗通义》佚文曰：“俗说卧枕户砌，鬼陷其头，令人病癫。”将癫疾的病因归于鬼魂的观念，即使在唐代也仍然如此。《千金翼方》卷三十《禁经下·禁邪病》曰：“凡鬼邪著人，或啼或哭，或嗔或笑，或歌或咏，称先亡姓字，令人癫狂。有此状者，名曰鬼邪。”此处记述的是癫疾的典型症状。《千金要方》卷十四《治诸横邪癫狂针灸图诀》，则更加一般性地做了如下记述：“论曰：凡诸百邪之病，源起多途，其有种种形相，示表癫邪之端而见其病。或有默默而不声，或复多言而谩说，或歌或哭，或吟或笑，或眠，坐沟渠，啖食粪秽，或裸形露体，或昼夜游走，或嗔骂无度。”这种鬼，有时被认为是缢首而死之人的鬼魂。《酉阳杂俎》卷十一《广知》曰：“自缢死绳主癫狂。”关于自缢死绳主治疟疾这一点，《千金翼方》卷十八《杂病上·痎疟》的下述记载给出了答案。其文曰：“戌时发者，自绞死鬼所为，治之左索绳，系其手脚腰头，即瘥。”无论怎样，被死者鬼魂附体的精神病患者，都是迈过了生者世界门槛的离群之人。头枕门槛而卧这种行为即是它的象征。

疣和精神疾病乍看没有什么联系，但实际上，这两种疾病隐藏着共同的社会性含义。两者都是脱离了正常范围的存在，并且是象征这类事物的疾病。不仅如此，这里还存在着治疗方法上的共同性，即咒禁法更优越。在疣中，七方中有高达六方是单独的咒禁法。而在癫疾中，二方中的一方是咒禁法，另一方由医术和咒禁的合成疗法构成。这表明，在没有适当医术疗法这一点上，两者是一样的。根据这两个共同点，我们将Ⅳ群和Ⅴ群整合成复合群 B。

事先说明一下，这种团块给人一种不稳定的印象。这是因为疾病种类的差距太大了。例如，在后世的《千金要方》中，疣附载在疥癣项下，且与痣等一起置于白癜风，即此处所说的白处之后。同时，癫和痫作为风癫总括成一类。这种整合方法，在比它更早的《诸病源候论》中也出现过。在隋唐时期，关于疾病分类的一定认识已经形成了。仿照这一认识，如果将Ⅳ群、Ⅴ群放在Ⅵ群之后，将包含白处的Ⅵ群和Ⅳ群的疣整合成复合群 B，将Ⅴ群的癫疾和包含痫的Ⅶ群整合成复合群 C，就会浮现出一个接近

《诸病源候论》《千金要方》分类的简洁体系。然而，这里存在的是它的早期阶段，且是到达它那里的一个历史性台阶。我所说的复合群（有时群也如此）都在后世的医书中被拆散和重组。这种复合群（有时也包括群）整合方法的不同，无疑表明了两个时代疾病观和治疗观的差异。

被推断属于慢性皮肤病的Ⅵ群，是始于色素消失，继而皮肤一点一点地变质，有时其破坏深达骨骼的疾病。富于暗示性的是，它包含两个以昆虫为病因的病名。昆虫会聚集在腐败物上。这恐怕是与身体一点点地腐烂这种意象结合在一起的疾病。在此称之为腐蚀意象。

Ⅶ群是伴有头晕目眩和意识障碍的疾病。虽然其记载大都缺损了，但是，从病名可以推断，它们被认为是与马、羊、蛇这样的动物有关的疾病。或许这些动物原本被看成了病因。它们的某种东西（比如魂）进入患者体内，患者为此发出类似动物的叫声，并做出类似动物的动作。如果这种推测成立，那么，Ⅵ群和Ⅶ群就是因动物（全体或者部分）进入体内而引发的疾病。不用说，它们与受动物、植物毒侵害的Ⅲ群是不一样的。因此，可以将它们看成单个的复合群。但是很遗憾，Ⅶ群的身体意象不明。在此，将Ⅵ群和Ⅶ群称为复合群 C 和复合群 C′ 。

Ⅷ群、Ⅸ群、Ⅹ群、Ⅺ群属于消化、泌尿系统疾病。它们都是与食物摄取到排出这一过程相关的疾病，而它们的器官则由食物在体内通过引起的身体意象连续性而得统合。这些疾病表现为，像是消化不良和腹泻这样的食物流动方式的异常，或者像痔这样的流动通路自身的异常。它们通常伴有疼痛，但这种情况下的异常，不会引起复合群 A 那样的四肢强直，倒是会让身体弯曲或蜷缩。这大概是因为，前者主要由皮肤刺激引起，而后者由身体内部刺激造成。我将这种场合下的意象称为弯曲意象。不言而喻，X 群的阴囊或生殖器官疾病，是由于患部与前后配置疾病的邻近性和器官功能的共同性而被排列在这里。可以将包括它在内的Ⅷ群至Ⅺ群，整合成复合群 D。

Ⅻ群的急性皮肤疾病或化脓性外科疾病，通过剧烈瘙痒、肿胀、化脓、溃烂等一连串由皮肤感觉构成的身体意象，形成了一个复合群 E。这里称之为糜烂意象。

XIII群是带着邪恶意志实施加害的生物所引起的疾病。基于其病因构成独立的复合群 F。

XIV群的面部疣和粉刺，虽然有迹象表明与马有关，但具体情况不明。或许颜面这一患部具有特殊的意义。这里视作复合群 G。

我将十四个群构造成了七至八个复合群，并在这里至少发现了四种身体意象，即复合群 A 的强直意象，复合群 C 的腐蚀意象，复合群 D 的弯曲意象，复合群 E 的糜烂意象（表 4-1）。支撑《五十二病方》结构的这四种意象关系，可以图示如图 4-1，其中箭头表示记述的顺序。强直 – 弯曲、腐蚀 – 糜烂这种对立的两组概念，构成了正交轴。在五十二种疾病中，竟有四十种疾病属于这四个基点。这种情况明确说明，在疾病分类，进而在临床医学体系化中，成为最主要指标的，是病理学意义上的身体意象。对于经由这些意象仍无法把握的疾病，则利用辅助性指标里的病因、疾病部位、治疗方法、患者的社会地位等，将它们安插进这四种基本意象中。即便在当时，这也决不能说是随机的。例如，被置于复合群 A 末尾的癰和蚖，使用了若干咒禁法，且在治疗方法这一点上，与接下来的复合群 B 具有共同要素。复合群 C 和 C′ 则在病因上是共同的。复合群 F 的一些疾病与复合群 D、E 有相似症状。

表 4–1 《五十二病方》的复合群

复合群	类群	意象
A	Ⅰ、Ⅱ、Ⅲ	强直意象
B	Ⅳ、Ⅴ	
C	Ⅵ	腐蚀意象
C′	Ⅶ	
D	Ⅷ、Ⅸ、Ⅹ、Ⅺ	弯曲意象
E	Ⅻ	糜烂意象
F	XIII	
G	XIV	

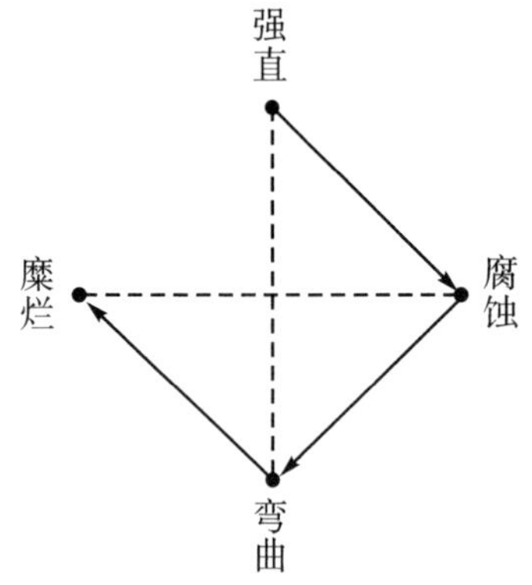

图 4–1 身体意象示意图

由此可知，《五十二病方》是出于对病理学身体意象为构成原理之体系的追求而编撰的，具有相当确定框架的书籍。当然，这还只是体系形成的一个过渡阶段，而且恐怕只是显示出其初期阶段的样态。尽管如此，正如和《诸病源候论》的对比所显示的那样，在这里已经能够发现《五十二病方》与隋唐时期大体完成的病理学体系有着很大程度重合的分类。《五十二病方》的构成清楚地证明，中国临床医学体系有意识的建立，最迟在此书的编撰时期，即大概在战国末就已经开始了，且后世的体系无外乎是其连续性发展的结果。

二、《五十二病方》的咒术疗法

《五十二病方》记载的治疗方法可分为两大类。一类是医术疗法，另一类是咒术疗法。所谓医术疗法，指使用药物内服、外用、洗涤、熏蒸、入浴、罨法、切开、切除等物理或化学的手段施于患者身体，并通过其物理或化学的效果来治疗疾病的技术。与之不同，咒术疗法在原理上，并不直接求助于物理或化学效果来治愈疾病。其效果和力量源泉，存在于其他地方。

在咒术疗法中，构成其治疗行为的要素均严格得到规定。行为的对象、时间、场所、状况、举止、语言、流程、顺序等，全部被限定。一旦弄错一个，例如弄错了顺序，就会无法达到期待的效果。这就是咒术疗法区别于医术疗法最基本的特征。

的确，在包含医术疗法在内的技术中，一般也对构成行为的要素进行特别规定。比如在医术疗法中，让患有某种特定疾病的、特定性别和年龄的患者，在特定时间以特定剂量服用，以特定种类和量的材料、按特定做法和顺序制作的药物。但是，在技术中特别规定行为要素，是为了选择就其目的来说的所谓最佳值，其中自然存在一定的选择范围。这是因为，最佳值常常不止一个，并且无论在什么场合下，都存在次佳解决方案。在这种选择范围中，存在两个不同的类型。一个是容许阈值的存在。比如，处方所开的某种草药，虽然以某地的某种场所野生的最好，但是，别的地方出产的也可以。在咒术疗法的场合却不是这样。比如，必须使用山岗上古井旁边生长的某种草。它被严密地予以特别规定，且不存在其他的容许阈值。另一个是存在部分替代的可能性。在构成技术行为的要素中，当然存在不可以替代的东西，但也包含可替代的。比如，如果没有某种药材，用别的药材也可以，药物服用饭前或饭后都可以等。与之不同，在咒术疗法中不存在部分替代的可能性。在某物没有而使用了别的东西的场合下，其行为整个就被置换成了别的行为。换言之，咒术疗法只存在整体替代的可能性。

在医术疗法中存在容许阈值和部分替代的可能性，是因为它一直依赖物理或化学的，换言之，依赖物质性的手段和效果。它们是物质本身的特性。当然，在咒术疗法中，也不少使用被认为具有治愈疾病力量的，或具有驱逐疾病力量的物品，即所谓的咒物。这种咒物有时是能够期待其物理、化学效果的东西，并且是在医术疗法中被作为药物来使用的。然而，即便如此，在这里也不是寻求与医术疗法所期待的相同效果。从原理上来说，其疗法可以通过不使用咒物的别的疗法来代替，比如念唱咒语。以物质性东西和非物质性东西的互换性或等价性作为前提，是咒术疗法的另一个基本特性。

原理不同的这两种疗法，在具体的治疗行为中常常结合在一起。因为期待效果的协同效应，所以它们被合并使用。其中，也有难以辨别到底是医术疗法还是咒术疗法的事例。古人没有像如今的我们这样来区别两者。在《五十二病方》中，医术疗法和咒术疗法的记载，从今天的视角来看被无序地混合排列着。尽管如此，两者之间仍存在明确区别。这一点看一下表4-2就能明白。如果使用分析《五十二病方》构成时的分类，那么，在不使用咒术疗法的疾病中，方数（被记载的治疗方法的数量。如果是使用药物的场合，则指处方数）有三个以上的，仅限于Ⅰ、Ⅲ、Ⅵ、Ⅺ、Ⅻ、ⅩⅢ这六个群。Ⅰ群是外伤，Ⅲ群是动植物毒引起的急性疾病，Ⅵ群是慢性皮肤疾病，Ⅺ群是痔，Ⅻ群是急性皮肤病、化脓性外科疾病，ⅩⅣ群是脸部的赘生物。这些疾病中的多数，都不依赖咒术疗法，而仅通过医术疗法进行治疗。在五十二种疾病中，因帛书的破损，有五种疾病的记载是完全缺失的。如果将它们剔除，那么66%的疾病已经离开了咒术的世界。

为了究明在中国古代临床医学中咒术疗法承载的一般性意义与占据的地位，有必要对现存唯一资料完整的《五十二病方》中的咒术疗法逐一进行具体分析[①]。然而，在这里我只想探讨咒术疗法适用于什么样的疾病，并间接推测其意义和地位。

表 4-2 仅使用医术疗法的疾病

分类	病名	方数（个）	分类	病名	方数（个）
E Ⅻ	痂	26	E Ⅻ	□□	2
E Ⅻ	疽病	16	E Ⅻ	胻伤	2
D Ⅺ	牝痔	9	G ⅩⅣ	马疣	2
E Ⅻ	虫蚀	9	A Ⅱ	婴儿索痉	1
E Ⅻ	干瘙	8	A Ⅱ	婴儿病痫	1
A Ⅲ	毒乌喙	7	A Ⅲ	夕下	1
A Ⅰ	伤痉	6	C Ⅵ	螟病	1
C Ⅵ	□蠸	4	C Ⅵ	□蠸	1
D Ⅺ	牡痔	4	C′ Ⅶ	疘	1
E Ⅻ	胻膫	4	D Ⅸ	溺□沦	1
A Ⅲ	狂犬啮人	3	D Ⅸ	膏溺	1
A Ⅲ	犬噬人	3	D Ⅹ	肿橐	1
C Ⅵ	白处	3	D Ⅺ	脉	1
G ⅩⅣ	瘨	3	E Ⅻ	蛇啮	1
A Ⅲ	蛭食	2			
C Ⅵ	大带	2			
D Ⅺ	朐痒	2	合计	31	128

① 作为其具体的尝试，山田慶兒（『思想』，1985 年，第 10 期，「夜鳴く鳥」第 1-26 頁）讨论了婴儿瘛的咒禁疗法。该文后来收录进山田慶兒『夜鳴く鳥——医学・呪術・伝説』。

表 4–3 是实施咒术疗法的疾病一览表。因为我的意图是突出咒术疗法的特征，所以，在此只列出被认为纯属咒术疗法的东西，而将并用医术疗法的，以及无法简单判别的，放入医术疗法中。此外，在文章缺损很大，不清楚是医术疗法还是咒术疗法的场合下，则不计算入方数中（表 4–2 也相同）。施治 16 种疾病的咒术疗法的方数是 49 个。咒术疗法约占《五十二病方》所有方数（289 个）的 17%。顺便说一下，表 4–4 列出了咒术疗法方数有 3 个以上的疾病。

表 4–3 实施咒术疗法的疾病

分类	病名	咒术方数（个）	全体方数（个）	咒术方数的比例（%）
A Ⅱ	婴儿瘛	1	1	100
B Ⅴ	癫疾	2	2	100
C′ Ⅶ	人病马不痫	1	1	100
F Ⅷ	□蛊	5	5	100
F Ⅷ	鬾	2	2	100
B Ⅳ	尤	6	7	85.7
A Ⅲ	巢	1	2	50.0
D Ⅹ	㿗	12	24	50.0
E Ⅻ	髼	3	7	42.9
A Ⅲ	瘽	2	5	40.0
A Ⅲ	蚖	3	11	27.3
E Ⅻ	痈	2	8	25.0
E Ⅻ	□烂	4	17	23.5
D Ⅸ	瘩病	3	27	11.1
E Ⅻ	身疕	1	13	7.7
A Ⅰ	诸伤	1	17	5.9
合计	16	49	149	32.9

表 4–4　咒术疗法方数 3 个以上的疾病　　单位：个

病名	咒术方数	全体方数
癞	12	24
尤	6	7
□蛊	5	5
□烂	4	17
鬏	3	7
蚖	3	11
瘩病	3	27

这些表暗示了如下事实。第一，成为咒术疗法对象的，未必是病理学意义上的重病。虽然存在像□蛊这样的危险疾病，但是，也包含了像鬏这样的一时性疾病。第二，如果除去方数为 1 个或 2 个的 5 种疾病，那么，其余的都是方数 5 个以上，且方数 10 个以上的有 6 种。如果与表 4–2 进行比较就会知道，方数普遍较多。这恐怕说明，使用咒术疗法的疾病，曾经是比较常见的、患病率高的疾病。第三，只要将表 4–3 中实施咒术疗法的疾病，特别是比例占到 50% 以上的疾病，与表 4–2 中仅有医术疗法的疾病中方数为 3 个以上的疾病进行比较，就会发现，除一例（A Ⅲ）外，这些分类都不一致，属于不同的群。该事实允许做出这样的推测，越是医术疗法尚未确立领域的疾病，对咒术疗法的依赖程度越高。

为了究明这意味着什么，有必要尝试更加深入的分析。以表 4–3 为线索，首先讨论在治疗方法上只使用咒术疗法的 5 种疾病。婴儿瘛是小儿的所谓抽风、强直性痉挛。正如《素问》卷十三《大奇论》记载为“痫瘛筋挛”这样，“瘛”与“痫”通用，并且，后来通称为“痫”。《诸病源候论》卷四十五《小儿杂病诸候一》的痫候曰：“痫者，小儿病也。十岁以上为癫，十岁以下为痫。其发之状，或口眼相引而目睛上摇，或手足掣纵，或背脊强直，或颈项反折。”这种抽风是如何发生的呢？让我们将通常引起人类疾病的超生物学意义上的生物或说鬼神的一种，称为“疫鬼”。根据中国古人的观念，有一种居住在空中，夜间如昆虫（或鸟）般扇着翅膀飞来，进入小孩体内的疫鬼。这个疫鬼喜食小孩的魂魄，从而引发小儿抽风。其治疗方法由将疫鬼从体内驱逐，并夺回魂魄的一连串咒术行为组成。

关于癫疾，西汉的医学已经产生了基于气的理论认识。据《素问》卷十三《奇病论》记载，癫疾“病名为胎病。此得之在母腹中时，其母有所大惊，气上而不下，精气并居，故令子发为癫疾也。”也就是说，癫疾被认作先天性疾病。然而，在民众中，因鬼魂附体引起精神疾病这种观念，存在很长时间。正如在分析《五十二病方》构成时我暗示的那样，它的癫疾病因论，恐怕也是基于这一观念的东西。正如《礼记·祭义》记载“众生必死，死必归土，此之谓鬼”那样，所谓鬼，是死者，同时也指我们所说的疫鬼。一般认为引起癫疾的，可能是上吊自杀的死者鬼魂。在《五十二病方》中记载的两个癫疾咒术疗法中，有一个咒术行为是尝试再一次确立被打乱了的内和外（或许是生者和死者、人类和鬼神）的世界边界。

在人病马不痫残存的片段记载中，没有任何推测病因的线索。只从病名来看，恐怕是癫痫，且可能在某种意义上将马视为病因。我只能确认，这是依据了不可靠根据的推测。

□蛊是中国的代表性妖术（sorcery）。蛊主通过加害他者来谋取自己的利益，其邪恶意志在这里发挥着作用。病因是蛊主，病源是所谓的变惑之气。在治疗法中，包含使用烧焦的蝙蝠和蛇等咒术。

魃被认为是小儿鬼引起的小儿病。病因是小儿鬼，病源是母亲的嫉妒心。按照现代的解释，它是一种营养不良引起的婴幼儿疾病。但是，当时人们通过驱鬼的咒术进行治疗。

在只实施咒术疗法的五种疾病里，明显存在某种共性。第一，作为病因，存在超生物学上的或生物学上的实体。除去□蛊的场合，它们恐怕都是疫鬼。在婴儿瘛、□蛊、魃中，它们狙击患者。而在癫疾、人病马不痫中，患者则恐怕是偶然接触到病因。这种不同，与后者很快被视作先天性疾病不无关系。第二，这些都被视为与精神息息相关的疾病。人们相信，癫疾和人病马不痫是所谓精神类疾病，而婴儿瘛是起因于魂魄丧失的疾病。□蛊则性质略有不同。但是，病因方面异样的精神状态，一定会给患者带来影响。曾经有一种疾病被叫做“蛊疾”，它是被美女蛊惑，且被夺走了魂魄的男性疾病。杜预注《左传》宣公八年“晋胥克有蛊疾”云，“惑以丧志”。正因为是妖术，所以蛊也终归不可能与精神无缘。第三，不用说，没有适当的医术疗法。

这些都清楚表明，咒术疗法处在如今精神医学所占据的位置上。虽然不能在这里详细论述，但咒术疗法屡屡揭示疾病和治疗的宇宙论意义。它通过一连串的行为宣告，所谓疾病就是自然秩序的扰乱，其恢复唯有治疗。与利用医术疗法就可以处置的疾病不同，也存在不追问人类生命的本体论意义，就不能寻找到治愈途径的疾病。与精神相关的疾病即是这样的疾病，而咒术疗法首先就关系到这种疾病。

接下来我们转到对咒术疗法占比 50% 以上疾病的讨论。疣，尽管病情很轻，但包含的社会性意义重大，这在其方数多达七个以上这一点上得到了反映。除去施灸疗法，其余都是使疣转移到什么上来予以消灭的咒术，而且，多为动作和咒语的组合。关于巢，前文已经推断是动植物中毒急性病的一种，其疗法是向着闪电念咒语。癞是腹股沟疝，在方数数量上，次于瘩病（尿道疾病），与痂（疥癣）并列。它的最佳治疗方法是疝门关闭术，当然，这有待近代医学的产生。癞有时因无法将内容物还纳回腹腔内，而必须进行紧急手术。在其咒术中，基于动作的和以咒语为中心的，各占一半。

将咒术疗法占比为 20% ～ 40% 的疾病也一并考虑，会更容易抓住其性质。髼与痈、□烂者属于同一个群，是急性皮肤病或化脓性外科疾病。它们的咒术行为虽然五花八门，但咒语很多。瘙、蚖是动植物毒性引起的疾病，疗法仍然以咒语为主。

尤（疣）和癞，当时并没有有效的医术疗法。填补其空白，无疑也是咒术疗法的一大功能。不仅如此，这些疾病不是任何人都会罹患的。髼、瘙、蚖正好相反。尽管存在谁都罹患的可能性，但却是轻易不患的偶发疾病。虽然存在像蚖这样的危险疾病，但只要注意就可以避免。即使粗心大意，也几乎都是一过性的。

痈和□烂，与咒术疗法占比10%左右的瘴病、身疕、诸伤等，倒不如视为同一类，都是发生频率较高的疾病。如果是极其常见的、易患的，且后面很难对付的疾病，那么，即使治疗方法很多，其中包含一成左右的咒术疗法，也不足为奇。例如，□烂的咒术的一半，旨在防止留下疤痕，而诸伤的咒术则为止血的咒语。

从以上简单的分析中，初步可以推导出以下结论。精神相关的疾病，没有适当医术疗法的疾病，只在特定人身上发生的疾病，偶发的一过性疾病，当然就个体而言，它们常常是重叠的。对于具备这样特性的疾病，咒术疗法承担着某种基本的，或说极其重要的治疗功能。通常，在咒术疗法中存在能够触动人灵魂的东西，这一定是因为它确实捕捉到了灵魂深处隐藏的东西。这个事实暗示着咒术疗法所开辟世界的广阔，甚至超越了医学世界。不过，这已经不是本书讨论的主题了。

古典

第五章
《黄帝内经》的形成

一、黄帝学派的论文集

《黄帝内经》是论述有关生理学、病理学、解剖学、诊断学和治疗方法的中国最古老的系统性医书，并且是中国医学理论的源头。它对后世的影响，不限于医学领域，还广泛涉及哲学领域。

该书籍的书名，出现在公元1世纪写成的文献目录《汉书·艺文志》的医经项下，记作《黄帝内经》十八卷。所以毫无疑问，它是在西汉或至迟在东汉初期前后被编集成书的。顺便说一下，在该文献目录医经项下，除《黄帝内经》外，还著录有其《外经》三十七卷、《扁鹊内经》九卷及其《外经》十二卷、《白氏内经》三十八卷及其《外经》三十六卷、《旁篇》二十五卷。很有特点的是，这些书籍被冠以黄帝、扁鹊、白氏这样的神话或实际存在人物的名字，而且其各自由内经和外经组成。内经和外经的区别有何意味？由于以上除《黄帝内经》之外的著作已全部佚失，或仅在后世的书籍中得到只言片语的引用，故不知其详。

但是，李约瑟认为，从古代书籍中时见内篇、外篇的区别可以推测，内经恐怕是具有医学上合理的、科学方面内容的著作，外经则是具有咒术的、宗教方面内容的著作[①]。另外，大概可以将黄帝、扁鹊、白氏三家的名字，看成尊他们为始祖的学派名称。我目前的工作假说是，西汉存在各种各样的医学学派，并且分化为三大系统，我认为《黄帝内经》是黄帝学派论文的集大成者。

关于《黄帝内经》中所收录的各篇论文写于何时、论文之间存在怎样的关系、它们何时被汇编到一起，目前仍不清楚。从将《黄帝内经》的成书年代置于战国，到认为是东汉初期，研究者们的见解也存在很大的分歧。但是，无论多数论文被汇编为《黄帝内经》这样一本书是在何时，可以确定的是这些论文既非由单一著者写成，也非写于同一时代。在论文之间，屡屡可以看到理论立场、观点和治疗方法的不同。同时，一篇论文时而继承和发展了其他论文的观点，时而反过来又进行批判，提出异说，这种情况也绝不少。另外，论文的形式、文体和使用的术语也不相同。这说明黄帝学派具有很长的历史，而且发展过程中形成了若干支派。如果我们着眼于这些方面，去分析《黄帝内经》中汇编的论文，理应可以弄清论文相互间的关系、先后关系和渊源等。即使无法知道各篇论文撰写的准确年代，至少理应能弄清楚其层序。不用说，究明《黄帝内经》的成书过程，同时也意味着究明

① Lu Gwei-Djen、Joseph Needham：*Celestial Lancets*，*A History and Rationale of Acupuncture and Moxa*，（3）Historical growth of the system，Cambridge University Press，1980，pp.271-272（山田慶兒訳『東と西の学者と工匠』下，河出書房新社，1977，第 118-120 頁）。

中国古代医学理论的发展过程。

如果要分析《黄帝内经》的成书过程，首先，文本会成为问题。现存《黄帝内经》的标准文本由《素问》和《灵枢》两部分组成。《素问》由唐代王冰编辑。王冰收集若干旧本，据此编成了新文本。但是，在编撰之际，他改变了书籍的结构，对文章进行了加工，又新增补了七篇大论。《灵枢》的由来不明。有一种说法认为，也可能是王冰编辑的。不管怎样，它们都不是体现古代原型的文本。我们需要的是更古老的、尽可能未经后人加工过的文本。所幸王冰之前的文本，虽不完整，却流传了下来。这就是杨上善编辑的《太素》。该文本虽然迄今被认为可能保留着《黄帝内经》的更古老形态，但是目前还缺乏详细的研究。

在此虽然不能深入进行文本比较，但是通过对比研究《太素》和《素问》《灵枢》的文体、用语、卷次构成，我得出的结论是：《太素》一方明显更接近古代原型。就文体而言，《太素》非常质朴，而《素问》《灵枢》则试图整齐化文字，很注意文学修饰。就用语来说，对于意义已经变得费解的古代用语，《素问》《灵枢》将它们改为通俗易懂的表述，而在《太素》中则原封不动地予以保留。更具决定性的是卷次结构。不论是《太素》，亦或是《素问》《灵枢》，各卷都分别由数篇论文构成，但是其构成的原理却完全不同。《太素》采取了虽然是朴素的、经验性的，然而却是与医学实践紧密联系的结构。与之不同，《素问》《灵枢》则立足于更加原理性的观点，并且为使全体尽可能保持理论上的整合性，进行了重组。王冰通过将七篇基础医学论文增补进《素问》中，想要完成这一意图，结果反而使得古代医学体系的全貌尽失。

这里举一两个例子进行说明。《太素》卷十三被命名为《身度》，收载了《经筋》《骨度》《肠度》《脉度》四篇文献。它们都是解剖学论文，而该卷集古代解剖学知识之大成。但是，在《灵枢》中，《经筋》《骨度》《脉度》被收载于卷四。《肠度》则被分为《肠胃》《平人绝谷》两篇而收载于卷六，分别与见载于《太素》其他诸卷中的论文汇编在一起。可以说《太素》卷十三是从形态论的观点得到了整理，而《灵枢》卷四、卷六则明显是从功能论的观点进行了编辑。另外，在《太素》卷八《经脉之一》中，能看到三篇论文，即卷首题为《经脉连环》的论文，以及《经脉病解》和《阳明脉解》。后两篇是卷首论文（在此姑且略称为《经脉》）的注释，而且是基于完全不同的立场或学说的注释。这个事实表明，《经脉》被看成了极其重要的古典论文，而且存在解释它的完全不同的立场。换句话说，黄帝学派内部至少存在过两个支派。《太素》将古典论文与其注释汇总在一卷中，其意图很明显。然而，在《素问》《灵枢》中则是七零八落的，《经脉》被收录进《灵枢》卷三，而《经脉病解》被题名为《脉解》收录进《素问》卷十三，《阳明脉解》则被收录进《素问》卷八中，这三篇间的相互关系被切断了。《经脉》是有关十二经络与每条经络相关疾病的记述，而《经脉病解》《阳明脉解》两篇是其疾病的病理学说明。但是，记述性的前者被收录进《灵枢》，而说明性的后者被收录进《素问》，且后者还被放置在了不同的卷中。

由此，它们之间理论上的不一致性也被掩盖了。的确，到王冰的时代，已经出现了大量优秀的临床医书，而《黄帝内经》则被看成是医学理论或基础医学书。在大学教育和医官资格考试中，《黄帝内经》也被当作这个领域的经书对待。但是，在黄帝学派论文最初被集成的时候，它一定不单单是理论书，而应是带有强烈的临床医书性质。如果是这样，可以认为其原型的面貌在《太素》的卷次构成中得到了充分保留。列举现存《太素》的“卷名”，则有摄生、阴阳、人合、脏腑、经脉、腧穴、营卫气、身度、诊候、证候、设方、九针、补泻、伤寒、寒热、邪论、(风论)、气论这十八个(( )内为推断)。虽然，失传了的“卷名”有三个(卷四、卷二十、卷三十)，且最后列举杂病的卷三十还可能是杨上善重新编辑的，但是，我认为这部书包含着重建古代医学体系的重要线索。因此，在以下的分析中，主要利用《太素》一书[①]。

二、作为祖型的马王堆汉墓出土医书

我刚刚论述说，通过分析《黄帝内经》中所收论文的相互关系，它们写成的绝对年代即使不明，至少其层序能暴露出来。然

① 写这篇论文时，我用的《太素》文本是《黄帝内经太素》(萧延平校正，人民卫生出版社，1955 年。改装新版为 1965 年)。其中欠缺的卷十六、卷二十一两卷，以及卷二十二的一部分，盛文堂编辑成《欠卷覆刻黄帝内经太素》于 1971 年出版。此后，仁和寺本的影印本作为东洋医学善本丛书之一，由东洋医学研究会刊行(1981 年)，现在已经能查对原本。本书引用的文章，在文字有异同的场合，会依照仁和寺本。但是，关于鍼与针、络与路、呕与欧这样的同义异字，没有统一于仁和寺本中。

而最近（1973年）发现了可称为决定性的资料。它们不仅成为解明层序的出发点，而且，也使绝对年代的推测成为可能。这就是从马王堆三号汉墓出土的一系列医学类帛书。该墓不仅出土了医学文献，还发掘出了天文学、数学等很多与科学技术相关的文献资料。期待在它们全部公开发表之际，能给中国战国末期至西汉初期的科学技术史研究带来更多的曙光。其中尤以医学论文数量居多，其内容在相当程度上足以填补以往资料的空白。

在出土医学文献中，至1978年为止发表了释文的，是由中国研究者分别命名为《五十二病方》《却谷食气》《足臂十一脉灸经》《阴阳十一脉灸经》《脉法》《阴阳脉死候》六篇文献。另外，还发表了帛画《导引图》。① 我们研究小组一直在推进这些医学论文的译注工作②。在这个过程中真相大白，且使我们大吃一惊的一个事实是，在这六篇论文之中，《足臂十一脉灸经》以下的四篇，是《黄帝内经》中若干篇论文的直接祖型。下面，我们首先从这一点开始论述。

《足臂十一脉灸经》和《阴阳十一脉灸经》都是记述后世所谓的经脉及其机能紊乱引起的症状与病名，并给出治疗法的文献，而且都是构成《太素・经脉连环》祖型的论文。但是，这两篇论文的记述形式、“脉”的名称及其记载的顺序，都有相当大

① 马王堆汉墓帛书整理小组：《马王堆汉墓出土医书释文（一）》，《文物》1975年第6期；《马王堆汉墓出土医书释文（二）》，《文物》1975年第9期。在其后的1985年，马王堆汉墓帛书整理小组编的《马王堆汉墓帛书（肆）》（文物出版社出版）出版，马王堆汉墓出土医书的图片和释文全部得到了发表。

② 笔者所属研究小组的出土医书译注成果，后来以『新発現中国科学史資料の研究・訳注篇』为名出版。

的不同。在《阴阳十一脉灸经》中，对十一脉的每一条，都先记述脉的径路，然后以“是动则病云云”叙述症候，指出要在这些症状被发现时对该脉进行治疗，最后以“其所产病云云”列记病名。《足臂十一脉灸经》在首先记载脉的径路这一点上与其相同。但是，它没有症候的记载。在直接列举病名后，就指出罹患这些疾病者宜灸相关的脉。如果比较两者的记述，那么在局部脉的径路记述上，《足臂十一脉灸经》有更详尽之处。另外，病名的记载也是《足臂十一脉灸经》稍微详细一些。它里面还包含了一部分相当于《阴阳十一脉灸经》症状记载。

现在将它们与《经脉》进行比较，情况会怎样呢?《经脉》的记述形式，几乎全盘沿袭了《阴阳十一脉灸经》。它首先记载脉的径路，接着以“是动则病云云”叙述症状，最后以“所生病云云”列举病名。在这点上，可以说是完全相同。特别是在症状的记载中，往往连细节都一致，或说出现了二者酷似的表达。不同的是，在《阴阳十一脉灸经》中指示治疗方法的表达，比如“是钜（巨）阳脉主治”，在《经脉》中变为了指示脉的机能的表达，比如“是主筋”。从这些点来看，无疑《阴阳十一脉灸经》是《经脉》的直接祖型。前者经后人之手得到了大幅度的增补、修改而变成了后者。

那么《足臂十一脉灸经》与《经脉》的关系又如何呢？的确，两者的记述形式并不相似，但在另一点上却有紧密的关联。《经脉》较《阴阳十一脉灸经》有大幅增加的是记述脉的径路部分。症状和病名的记载，在字数上几乎没有变动，而脉的径路记载却变得极为详细和精密。不仅如此，其径路还被分为“直”和“支”来记述。“直”和“支”相当于河川的干流和支流，或树木的干和枝。事实上，这种区别在《足臂十一脉灸经》中已经能看到了。在脉的径路记述比《阴阳十一脉灸经》更详细的“足泰（太）阳温”和“足少阳温”的条文里，“直”和“支”被区别开来，并且，其“直”脉与“支”脉能够与《经脉》中的记载完美对应，唯有记述比较简单而已。因此，在脉导入“直”与“支”的区别这一点上，《足臂十一脉灸经》也是《经脉》的一个祖型。如果将《阴阳十一脉灸经》作为其直系的祖先，那么，可以将《足臂十一脉灸经》视为其旁系祖先。

《经脉》与《足臂十一脉灸经》的联系，不只是如此。表5-1将《阴阳十一脉灸经》《足臂十一脉灸经》与《太素·经脉》中出现的脉名，按其记载的顺序进行了排列。立即引起人们注意的，大概是脉的名称变化。在《阴阳十一脉灸经》中，可以看到肩脉、耳脉、齿脉，这种与身体部位相联系的名称。它们分别相当于后来的手太阳脉、手少阳脉、手阳明脉。而在《足臂十一脉灸经》中，从泰阴、少阴、帣阴、太阳、少阳、阳明这种三阴三阳说的立场出发，统一了其名称。到了《经脉》中，进一步加上了脏腑的名称，而且补充了两种十一脉灸经中欠缺的“心主手厥阴心包络之脉”。补充手厥阴脉，自然是从完善三阴三阳说的立场出发。在脉的排列顺序上，《阴阳十一脉灸经》是先阳脉，次阴脉地排列。相反，《足臂十一脉灸经》则是先足脉，次手脉地排列。虽然《阴阳十一脉灸经》在阴阳各脉里，将足脉放在前，手脉置于后，但是，在《足臂十一脉灸经》中，重点明显放在了手足而非阴阳上。《经脉》更进一步，首先将手的阴脉和阳脉各排列一个，接着安排与之成对的两个足脉，这样的组合重复了三次。手足与阴阳被赋予了几乎相同的比重，在某种意义上，可以看作是对两种十一脉灸经的折中。脉的名称和排列顺序的变化意味着什么，我会在后文进行分析。但是，即便仅仅从这种形式上的比较来看，我认为也不能像中国研究者那样[①]，将《足臂十一脉灸经》一概断定为是比《阴阳十一脉灸经》更古老的著作。顺便说一下，在《足臂十一脉灸经》的“足帣阴温”条文中，还能看到论述死亡性疾病的一节，对此稍后会论及。

表 5–1 脉的名称及排列顺序

《阴阳十一脉灸经》	《足臂十一脉灸经》	《太素 · 经脉》
（足）钜阳脉	足泰阳温	肺手太阴之脉
（足）少阳脉	足少阳温	大肠手阳明之脉
（足）阳明脉	足阳明温	胃足阳明之脉
肩脉	足少阴温	脾足太阴之脉
耳脉	足泰阴温	心手少阴之脉
齿脉	足帣阴温	小肠手太阳之脉
（足）太阴脉	臂泰阴温	膀胱足太阳之脉
（足）厥阴脉	臂少阴温	肾足少阴之脉
（足）少阴脉	臂泰阳温	心主手厥阴心包之脉

① 中医研究院医史文献研究室：《马王堆帛书四种古医学佚书简介》，《文物》1975 年第 6 期，第 18 页。

续表

《阴阳十一脉灸经》	《足臂十一脉灸经》	《太素・经脉》
臂钜阴脉	臂少阳温	三焦手少阴之脉
臂少阴脉	臂阳明温	胆足少阳之脉
		肝足厥阴之脉

下面我们转入对《脉法》的讨论。该论文在开始部分叙述治疗的一般性原则，接着指出灸法与针法的原则，结尾部分因脱字多而费解，但可以确定它论述了脉法的原则。这里提倡的所谓治疗的一般性原则，即“治病者，取有余而益不足”这种观念，在《黄帝内经》中随处可见。不用说，这种观念在后世一直是中国医学治疗的根本原则。

显示与《黄帝内经》中特定论文有明确联系的是叙述针法原则的部分。根据该原则，痈肿伴有脓的时候，必须考虑砭（石针）的大小、刺法的浅深。一旦误用，会造成四种危害。论述四种危害的文字虽然有残缺，但是可以增补并整理成表 5–2 中的（a）列。即脓的深浅、大小与针刺的深浅、大小不一致时，会造成危害。这在《黄帝内经》中进一步被上升为针法的一般性原则。《太素》卷二十二《九针所主》的讨论，即是这种针法的更加一般性原则。如表 5–2 中的（b）列所示，这里脓的深浅、大小，被一般化为疾病的深浅、大小。虽然未使用一害、二害一类称呼，但是，在文中能看到“必后为害”这样的表达。此外，还列举了根据疾病和症状的不同，应该区别使用的各种类型的针。很显然，《脉法》中有关砭法的部分，是《太素・九针所主》的直接祖型。后者是前者一般化和精密化发展的结果。

表 5-2 针法误用的危害

	(a)		(b)	
危害	脓	砭	病	针刺
一害	浅	深	浅	深
二害	深	浅	深	浅
三害	小	大	小	大
四害	大	小	大	小

另一篇论文《阴阳脉死候》，讨论有死亡危险的疾病。根据其观点，三阳是天之气，“其疾病唯折骨裂肤一死”。而三阴是地之气，为死脉，一旦罹患其病而机能紊乱，则十日内死。死亡的症状被称为“五死”。首先是“唇反人盈，则肉先死”的情况。接着列举出“骨先死”“气先死”“血先死”“筋先死”四种情况。然后总结道：“五者扁（徧）有，则不沽（活）矣”。

该论文与前面提及的《足臂十一脉灸经》中的“足卷（厥）阴温”一节有关。这一节也认为，如果罹患三阴疾病，机能紊乱，则十日内死。在这一点上，两者看法相同。但是，在“阳病折骨绝筋而无阴病，不死”这点上则不同。另外，关于危险的症状，《阴阳脉死候》重视“唇反”“面黑”“舌掐（陷）”这样的外在的症状。而《足臂十一脉灸经》则注意于脉搏、“烦心”和“腹张（胀）”这样的内在的症状。这表明，虽然两者具有阳脉病轻、阴脉病重这样的共同见解，但在认为什么是致命性上，却存在两种不同的立场。

《阴阳脉死候》逐渐发展为《黄帝内经》中的一篇论文。但是，这篇论文不见于现存的《太素》中。恐怕它是作为独立的一篇，包含在了佚失的卷中。所幸它被收进《灵枢》卷三《经脉》，以及西晋皇甫谧《针灸甲乙经》卷二《十二经脉络脉支别第一上》中而流传了下来。不过，因为在这两部书中它都未被作为独立的一篇来处理，并且被紧接着记载在《灵枢·经脉》[①] 的后面，故其篇名不明。在此暂且取这篇论文各节开头部分出现的“气绝”一词，命名为《气绝》。

《气绝》将《阴阳脉死候》中所说的“五死”，与手足五条阴脉的气相联系，从生理学上说明“肉”“骨”等“先死”的理由，并进一步从五行说的立场加以补充。总而言之，各阴脉的“气”因为“绝”而引起各种器官的机能不全，是其原因。足太阴脉、足少阴脉、手太阴脉和足厥阴脉，被分别关联到“肉”“骨”“血”和“筋”。与《阴阳脉死候》不同的是，其讨论“毛”或“皮毛”而非“气”，并将之与手太阴脉关联。此时，“气”已经不是和“肉”等并列的身体构成要素，而是被视为更加根源性的生命力。《气绝》在叙述“五阴气绝”则“远一日半死矣”之后，进一步将同样的说明扩展到了阳脉上。毫无疑问，《气绝》是一篇试图给《阴阳脉死候》的现象论性质的论述提供生理学上的根据，并予以体系化的论文。

① 译者注：原文作《太素》疑有误，现改为《灵枢》。

三、出土医书和《黄帝内经》之间的差距

中国研究者认为，马王堆西汉墓出土的《足臂十一脉灸经》《阴阳十一脉灸经》《脉法》《阴阳脉死候》这四篇文献的写本，从字体看大概属于秦代（公元前 221—公元前 206 年）①。因此，原论文的撰写应当在此之前。另外，写本在秦代得到制作，说明这些医书在该时期仍然被实际使用，或至少被认为是值得保存的。还有，出土这些帛书的第三号墓墓主，经推定死于公元前 168 年。写本作为陪葬品被埋进该年所修的墓中，大概说明墓主一直都珍视这些医书。这样一来，医学类帛书从抄写到埋葬，大约就保有了五十年的生命。如果要究明《黄帝内经》的成书过程，那么这些年代眼下就是作为出发点提供给我们的绝对年代。

中国的研究者推论，如果认为《黄帝内经》是战国时期的著作，那么，医学类帛书写成的年代则会在春秋战国之际，或者甚至可追溯到比那更早的时期②。但是，我认为这种推论方法是错误的。不管最终被引向什么样的结论，我们都不应该站在《黄帝内经》是战国时期的著作这个尚未被确证的假定之上，去推论医学类帛书的成书年代。相反，应该从有关后者已弄清的事实出发，推论前者的成书过程及年代。我们现在可以采用的大致可靠的事实是，帛书的四篇医学论文是先秦著作，它们是《黄帝内经》中至少三篇论文的祖型。而且从帛书论文与《黄帝内经》论

① 中医研究院医史文献研究室：《马王堆帛书四种古医学佚书简介》，《文物》1975 年第 6 期，第 18-19 页。

② 同①。

文的内容有很大差距来看，前者演变为后者肯定需要相当长的时间。这期间医学的知识、技术和理论等很明显有了飞跃性发展。以这些知识、技术和理论为基础，恐怕要经过几代作者对论文的加工，最后才结晶为《黄帝内经》中的论文。因此，下面我们来探讨这期间所增加的知识、技术和理论是什么。

将《太素·经脉》与《阴阳十一脉灸经》和《足臂十一脉灸经》决定性地分隔开来的是解剖学知识的飞跃发展。如前所述，与后者相比，前者脉的径路的记述变得更加精密了。其中，不仅骨和筋的记述更加详细，而且值得关注的是每条脉都与脏腑关联了起来。在帛书论文中，对内脏的言及非常少，毋宁说是例外。《阴阳十一脉灸经》只不过记述了足太阴脉“彼（被）胃”，足少阴脉“系于肾”，手太阴脉[①]“入心中”。《足臂十一脉灸经》只记载了足少阴脉“出肝”，手太阴脉[②]“之心”。在其他径路的记述中出现的名称，都仅限于从体外可观察的身体部分。然而，在《经脉》中，所有脉都与两个或三个脏腑关联着。例如，足太阴脉“属胃、络脾”，手太阳脉“络心……抵胃，属小肠”。而且，所属的脏腑名称，被冠于脉的名称之首，说明当时人们极为重视脉与脏腑的关系。另外，除脏腑外，《经脉》还能看到有待解剖学知识存在方能记载的身体部位名称。这无疑说明，其背景里出现了解剖学的迅速发展。《太素》卷十三中收录的诸篇论文，展示了这种古代解剖学成果的一端。

① 译者注：原文作“手少阴脉”，有误，今改为“手太阴脉”。

② 译者注：此处错误同上，也将“手太阴脉”误作“手少阴脉”，今改正。

这里产生出来若干饶有趣味的问题。首先是《太素》卷十三《经筋》的祖型问题。在中国研究者之间，围绕《足臂十一脉灸经》中出现的“温”字的解释，有两种意见。一种意见是将“温”字视为“脉”的异体字。另一种意见，将它认定为“筋(腱)”，看成相当于《经筋》的“筋”字。[①] 我虽同意前一种意见，而不采纳后者，但仍认为这里突出了重要的争论点。

《经筋》记述筋的径路，关联病名或症状及其治疗方法。记述方式与《经脉》极为相似。尤其是将径路分为直与支的记述，几乎一模一样。不过，《经脉》将症状与病名分别记载，而《经筋》则与之不同，将症状与病名记载在一起。如果与帛书论文进行比较，那么，较之《阴阳十一脉灸经》，它更接近于《足臂十一脉灸经》的形式。因此，产生要把它与《足臂十一脉灸经》联系起来的看法，在某种意义上可以说是理所当然的。但是，我们必须考虑的是，在两种十一脉灸经的撰写阶段，解剖学尚未发达的情况。

我认为，两种十一脉灸经中所说的脉，与后世的经脉或经络不是同一概念。所谓脉，一定是一个不仅包括经络，还包括筋、血管或其他循环系统、神经系统等的概念。这里举一例说明。在《足臂十一脉灸经》记述死亡症候的一节中，有温的跳动如“三人参舂，则不过三日死”这种表达。这里所说的温，无疑指血管。脉是解剖学出现以前朴素的、未分化的概念。伴随

① 马王堆汉墓整理小组：《马王堆汉墓出土医书释文（一）》，《文物》1975年第6期，第5页。

着解剖学的发展，像筋和血管这样的解剖学实体的存在，逐渐被认识和命名，脉的概念也次第分化。与之并行，某些非解剖学实体的功能性关联的存在也被明确地认识，并与解剖学的实体相区别，用经脉或经络的概念来称呼。如果是这样的话，那么恐怕可以认为，《经筋》就是在解剖学的发展过程中，或者脉的概念分化过程中形成的产物，是两种十一脉灸经在进化过程中的派生物或副产品。我的看法是，两种十一脉灸经是《经脉》《经筋》两篇共有的祖型。如果将《经脉》作为其直系子孙，那么可以将《经筋》比作旁系的子孙。在这种情况下，从记述形式上看，《经脉》继承了《阴阳十一脉灸经》，而《经筋》则模仿了《足臂十一脉灸经》。这里请大家注意，在《经筋》和《黄帝内经》中出现的各种各样脉的径路和营卫气的循行径路的记述方式，都与《经脉》十分相似。

将经络和脏腑关联起来的动向，在帛书写本被制作的阶段就已经开始了。在两种十一脉灸经中，正如之前所述，足少阴脉与肾或肝，手太阴脉[①]与心，已经建立起了关联。尤其值得注意的是，见于《阴阳十一脉灸经》中的足太阴脉与脏腑的联系。在那里，脉的名称之后直接记述“是胃（胃）脉也”，然后在径路记载中加入了“被胃，出鱼股阴下廉”的内容。这种“是胃（胃）脉也”的表达，是一个特例，不见于其他脉的记述中。这表明，这一句原本是后来写入的注记，在文本抄写过程中误入到正文中。

① 译者注：原书作“手少阴脉”，有误，今改作“手太阴脉”。

脉与脏腑联系的建立，大致就是这样开始的。在这里被称为“胃脉”的脉，后来在《经脉》中“属脾、络胃”，被称作“脾脉”。另外，足少阴脉和手太阴脉分别被命名为“肾脉”和“肺脉”[①]。

在两种十一脉灸经中，与脏腑关联的脉全是阴脉，这也是很值得关注的现象。它恐怕与《足臂十一脉灸经》中的一节和《阴阳脉死候》所表明的，在死亡疾病上重视阴脉的想法紧密相关。很可能受这种想法引导，伴随着解剖学的发展，首先五阴脉与肺、脾、心、肝、肾等五脏被关联起来，接着又进一步扩展到六阳脉与六腑的关联上。因此，被插入《足臂十一脉灸经》中的、不见于《阴阳十一脉灸经》的这一节，作为暗示经络学说发展方向的资料是非常重要的。

与解剖学的发展、脉概念的分化，以及脉与脏腑的关联建立并行发生的，是治疗方法的变革与多样化。在两种十一脉灸经中，全都只使用灸法，丝毫没有提及针法。然而，在《经脉》中，针法却成了主角，灸法反而只用于特殊场合。这个事实暗示，就与经络的关系而言，灸是比针更古老的治疗方法，且随着灸法的发展，经络被经验性地发现和究明。治疗方法的重心从灸转到针，大概是因为针能够施加远为多样化的刺激。同时，正如从《经脉》中也能窥见的那样，针也被用于泻血这样的治疗方法中。从灸到针，从热刺激到物理刺激的这种治疗方法的转换，不

① 译者注：原文为“另外，足少阴脉和手少阴脉分别被定名为了‘肾脉’和‘心脉’”。这里将原文中“手少阴脉”“心脉”，改为“手太阴脉”“肺脉”。原因是在两种十一脉灸经中，手少阴脉尚未与脏腑关联。山田庆儿可能对文本的记忆有误。

限于《经脉》，而是贯穿《黄帝内经》全书的特色。而且，它还并用药物的治疗方法。例如，《经脉》虽然未涉及药物的使用，但与该篇密切相关的《太素》卷十四《人迎脉口诊》指出，在特定情况下要并用内服药。这种倾向更加明显的是《经筋》。虽然该篇主要的治疗方法还是针，但在足阳明经筋的疾病中，外用药及内服药的种类与用法，都得到了具体的记述。

总体上说，以药物为主的治疗方法，与结合了经络的针灸疗法，是完全独立发展起来的。与两种十一脉灸经同时代的药物疗法的集大成者，就是《五十二病方》。它里面记载了约三百个处方或治疗方法，使用内服药及外用药的就占了绝大部分。但是，其中完全没有与经络建立关联。另一方面，书中也能零星看到那之外的治疗法，其中与药浴法、熏蒸法、熨法等一同，还包括数例砭法和灸法。但是，它们不是刺激经络上穴位的疗法。[①] 虽然同样使用砭和灸，但治疗的原理是完全不同的。在医学类帛书写成的阶段，两种经验性的治疗体系仍是分别地、互不相关地存在着。恐怕是当时解剖学的发展，改变了这种状况。由于筋、循环器官、内脏等解剖学实体持续得到认识，它们与各种疾病的关联不断得到把握，经络也逐渐被与脏腑关联起来，使两种治疗体系之间的桥梁架设成了可能。我认为大概这里开辟了并用针灸疗法和药物疗法的道路，以及确立两者共同理论基础的道路。

通过关注解剖学知识的飞跃性增长这种背景，我指出了若

① 参照钟益研、凌襄《我国现已发现的最古医方——帛书〈五十二病方〉》(《文物》1975 年第 9 期，第 55 页）。

干个问题。然而，在两种十一脉灸经中，仍然残留有应该加以探讨的内容。一个是在《阴阳十一脉灸经》中出现的手阳脉名称问题。毫无疑问，肩脉、耳脉、齿脉这种称呼，是它们被三阴三阳说整理前的古称。[①] 大概古时候十一脉全部是由身体部位，而且还是从外表可见部位的名称来称呼的。虽说因为某些缘故而保留了古称，但从排列的顺序可知，它们已经被设想为手的太阳、少阳、阳明这三条脉。因此可以认为，《阴阳十一脉灸经》反映了三阴三阳说统一脉名之前的阶段。另一个是脉的排列顺序问题。前文已述及，《阴阳十一脉灸经》按阴阳排列，《足臂十一脉灸经》按手足排列。基于手足的排列，恐怕显示了阴阳说以及作为其具体应用的三阴三阳说被导入之前的、更加古老的形式。不仅如此，《足臂十一脉灸经》还把足脉排列在前面，这或许也有意义。这么说是因为在十一脉灸经中脉的径路、症候、病名的记述，一般还是足脉比手脉更为详尽，完成度更高。这或许暗示着，足脉更早被发现，研究也更深入，而手脉是以足脉为样板后来才被发现的。在看起来保留了这种古老形式的《足臂十一脉灸经》的脉排列中，也清楚地反映了从手足向阴阳的重心转移。这是因为，在足阳脉和手阳脉之间，接续记述了五阴脉，而且在其后插入了将阴脉作为致死疾病的一节。另外，虽然《阴阳十一脉灸经》将阳脉放在前面，阴脉放在后面记述，但这未必是重视阳脉。因为相当于刚刚言及的《足臂十一脉灸经》一节的文字，很可能最后

---

① 中医研究院医史文献研究室：《马王堆帛书四种古医学佚书简介》，《文物》1975年第6期，第18页。

被切割出来而形成了独立的一篇文章。或许它就是《阴阳脉死候》。再者，即使在《阴阳十一脉灸经》中，阳脉与阴脉各自也都将足脉排列在前面，手脉排列在后面。总之，两种十一脉灸经无疑是标志着灸疗法在三阴三阳说理论框架内开始到把握的阶段性论文。

下面我们转入到《脉法》的讨论。其论述针法原则的部分，在向《太素·九针所主》发展过程中所产生的变化是什么？第一，从石针变为金属针，并且针的种类增加了。在《脉法》写成的阶段，因为材料仅有石头，所以大概只有大针与小针这么点区别。但是，一旦变成金属后，加工容易了，针的种类也多样化了。镵针、员针、鍉针、鈹（铍）针、利针、豪（毫）针、长针、大针、锋针等所谓的九针，就是多样化的产物。第二，产生了根据疾病所在部位和症状等，区别使用九针的用法。在《脉法》中，所用针的大小与刺法的浅深等，仅仅针对脓的状态来决定。但是，在《九针所主》中，出现了可称为“九针论”的针法理论。它主张根据皮肤、肉、五脏等身体的哪些部位生病，其疾病是否伴有脓、麻木、疼痛等症状，来使用不同种类的针。对疾病性质观察的深入与针刺技法的发展所催生的最初的针疗法理论，就是九针论。从《黄帝内经》有关诸篇可知，其后以九针论为主题的大量论文被撰写，其理论也被进一步精细化。

最后，我们来简单讨论一下《阴阳脉死候》与《气绝》的情况。《气绝》所重视的是身体各部分或器官之间的机能性联系。某部分或器官的机能不全，会引起其他部分或器官的机能不全。

它通过在各自脉的气中寻找根本原因，来明确致死的疾病。将气视为生命力的根源，并将身体作为一个有机体来把握的生理学理论的发展，开辟了从《阴阳脉死候》到《气绝》的道路。另外在《气绝》中，对于每一条脉，都会增加诸如“甲笃乙死，木胜土也”之类的补充性说明。可以认为，它显示了医学理论导入五行说的初期阶段说明方式的一个类型。不过，其插入的方式过于突兀，因而也被怀疑是否系后人添加的。

这就是从帛书医学书向《黄帝内经》中所收论文进化期间所产生的知识、技术和理论的发展。至于它们是哪个时代发生的事件，留待其他机会再探讨。最后，我想叙述一下我关于《黄帝内经》成书过程的一个假说。

四、黄帝学派的形成与发展

现在，我们可以假设，以帛书医书为祖型的《黄帝内经》中的《经脉》《九针所主》《气绝》三篇，在该论文集中也是属于初期的或可谓古层的论文。该假设为我们提供了一个究明《黄帝内经》所收论文层序的坚实立足点。

我已经论述过，《经脉》的祖型是两种十一脉灸经。将《足臂十一脉灸经》与《阴阳十一脉灸经》进行比较，会发现前者保留了较后者更多的古老要素，但后者也存在若干比前者更早的要素。因此，不能一概地说，《足臂十一脉灸经》是古老时代写成的论文。就算时代古老，也不能将《足臂十一脉灸经》看成是《阴阳十一脉灸经》的直接祖型，并认为从它直线性地发展到《阴阳十一脉灸经》，再进一步发展到《经脉》。[①] 如果认为《足臂十一脉灸经》的记述形式被《经筋》所继承，那么，就更不能这样推断了。我倒是认为，两种十一脉灸经有共同的祖型，并且从那里开始平行发展。无论哪一个先成书，关键是一个重视脉的循行，一个重视症状。这些知识被综合并进一步精密化，结晶成了《经脉》。

在《经脉》中，增加了两种十一脉灸经均没有的两个要素。一个是前言。它用雷公与黄帝的问答形式写成。雷公询问道："禁脉之言，凡刺之理，经脉为始，愿闻其道。"黄帝答曰："经脉者，所以能决死生，处百病，调虚实，不可不通。"因此，接在它后面的内容，即相当于两种十一脉灸经的整篇文字，都应该是黄帝的话。另一个是给每条脉指示治疗与诊断原则。它首先叙述了"盛则泻之，虚则补之……"这种在所有脉中共同的治疗原则。然后，按照脉搏给出诊断疾病在三阴三阳六脉中的哪一个脉的原则。增加这两个要素的著者，大概是最后整理《经脉》的人，并且，应该与撰写《太素》卷十四《人迎脉口诊》前半部分的著者属于同一个圈子或支派。之所以这么说，第一是因为《经脉》所增加的内容，实际上是概括了《人迎脉口诊》前半部分议论的内容。其前言中的"凡刺之理，经脉为始"这样的话，也见于此。第二是因为《人迎脉口诊》的前半部分也与《经脉》相同，均采用雷公与黄帝的问答形式写成。

① 中医研究院医史文献研究室：《马王堆帛书四种古医学佚书简介》，《文物》1975 年第 6 期，第 18 页。

我在这种问答形式里看到了黄帝学派存在若干支派的线索。《黄帝内经》的论文叙述形式，大体上分为问答与论述两种，而问答形式占了大半。在问答形式的问者－答者组合中，除雷公－黄帝外，还有黄帝－岐伯、黄帝－伯高、黄帝－少俞、黄帝－少师等组合。它们或许是不同支派的著者，为明确各自立场而采用的表达形式。如果将这些支派取各自答者的名字称为黄帝派、岐伯派、伯高派、少俞派、少师派，那么，从论文数量的多少来看，最大的支派是岐伯派。但是，我认为最先形成的可能是黄帝派。这不仅在《经脉》这样的古典论文中可以窥知，也能从问者－答者的组合中推测出来。因为，在黄帝派的论文中，采取的是黄帝垂教弟子的形式。与之相反，在其他派的论文中，采取的是黄帝乞教老师的形式，展现出了要超越黄帝派的意图。

如果概括我关于黄帝学派形成的看法，那么则是图 5-1 所示这样。以针灸疗法为"武器"的一群医师们在某个时期的某种思想潮流影响下，形成尊奉黄帝为始祖的一个学派，并将其知识和理论等作为黄帝的教导进行宣讲。这就是黄帝派。从《人迎脉口诊》前半部分雷公与黄帝的问答中可以窥知，他们将秘传的知识经过歃血为盟的仪式传授给弟子。不久，黄帝派兴盛，其知识、技术和理论等也有长足发展，其内部形成了四个支派。集结黄帝派的多数思想而成为主流派的，是岐伯派。例如，《人迎脉口诊》的后半部分，采取黄帝与岐伯的问答形式，而处理的问题则与前半部分相同，但是，论述变得更为详细了。另外，注释《经脉》的《阳明脉解》，也是岐伯派的论文。它所用的《经脉》

文本，因为引文数量少而无法判断，但大致与现存的文本相同。之所以指明是现存的，是因为考虑到也存在传承《经脉》不同文本的支派这种可能性。在以论述形式写成的另一篇注释《经脉病解》中能看到的《经脉》的文章，与现存的《经脉》有相当多的不同，可能是对它进行了增补。形成少数派支派的，是伯高派、少俞派和少师派。虽然这三派带来了医学理论的新要素，但是，不久就被主流派吸收，由此形成单一的黄帝学派。与其他诸派相比，身为主流派的岐伯派拥有更长的历史。这不仅可以从论文的数量，也可以从其理论展开的轨迹得到确证。例如，作为针法理论之一的，大概由黄帝派著者撰写的《九针所主》中的九针论，在岐伯派内部产生了各种解释，最终被三部九候论取代。总之，伴随着这些学派的发展，最后集大成的无疑就是《黄帝内经》和《黄帝外经》。

我刚才论述说，黄帝学派的最初集团是在某种思想潮流影响下形成的。那么，这个思想潮流是什么呢？我认为，它可能是始于战国、盛于汉初的黄老思想。不用说，这种观点和我方才描述的黄帝学派历史都还只是工作假说。从迄今已清楚的事实出发，究明《黄帝内经》所收论文的相互关系和谱系，追踪知识、技术和理论的发展，并将之与其他文献或资料进行对照，再据此进行补充，重建从春秋时期到汉代的古代医学史，是留给我们今后的课题。

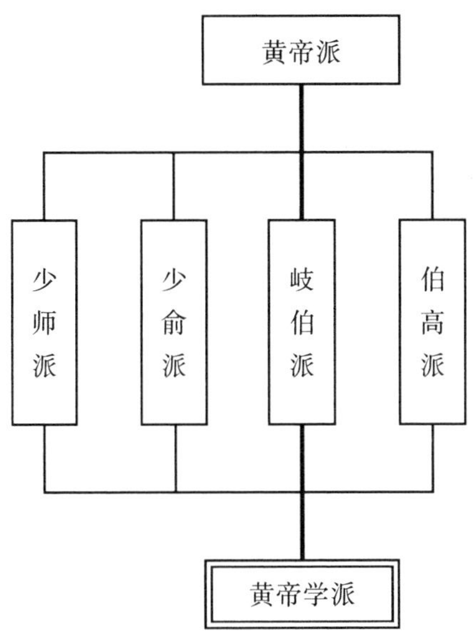

图 5-1　黄帝学派形成示意图

追　记

《〈黄帝内经〉的形成》（1979 年），是我初次撰写的关于中国古代医学史的论文。为了说明其后二十年的研究是从哪里出发的，除纠正事实错误，改正三两个不恰当的概念外，这里按当时发表的原貌收录该文。

在这篇论文中，我对马王堆汉墓出土医书与《黄帝内经》的关系做了初步分析，并尝试描绘出中国医学形成的发展轨迹。文中给出的解释和工作假说，成为引导我其后研究工作的指针，但在整体上仍停留在直观的理解上，并伴随着研究的深入而被大幅修正，面貌不断发生各种各样的变化。下面列举其要点，并指明与各章的关联。

1. 原文写到，在《黄帝内经》两个系统的文本中，《太素》在文体、用语和结构上，都更接近于古代的原型。但是，现在我认为，现存《黄帝内经》的结构极为错综复杂，不能说《太素》就比《素问》《灵枢》更接近古代的原型。

2. 原文将马王堆汉墓出土医书中出现的砭法和《黄帝内经》中的针法看成直接的连续体，并用针刺疗法这个概念来把握两者。但是，后来究明，砭法和针法是完全不同的技术，两者之间既存在连续的一面，也存在断裂的一面。（参照本书第一章）

3. 原文对《阴阳脉死候》和《足臂十一脉灸经》中出现的阴病、阳病的解释，理解不够充分，且存在混乱。（参照本书第一章附论）

4. 过度泛化了解剖学研究贡献的领域，且存在时代上的混乱。将经脉研究作为主要目的之一而对身体硬部、软部进行测量，这是王莽新朝的事情。（参照本书第六章、第七章）

5. 原文还未达到对脉概念的正确理解。所谓脉，原本是指血管的概念，而作为连接有效治疗点的线性的脉（经脉）的概念，是从它派生出来的。（参照本书第一章）

6. 原文在图 5–1 中作为工作假说提出的黄帝学派的五个派别及其关系，之后经过两次大的修正。首先，在第六章中，图 6–6 将五个派别作为初期二派（西汉）和后期三派（东汉）予以重新把握。在第七章中，由于将伯高派确定为王莽新朝活跃的派别，它进一步变形为图 7–5。由此，笔者关于五派活跃时代和继承关系的看法，以及关于《黄帝内经》的成书年代的看法，就固定下来了。

除此之外，有关针灸疗法和药物疗法关系等小的修正，几乎遍及全书。尽管如此，笔者的中国古代医学史研究的基本主张，在该论文中得到了刻画，并作为引导读者阅读本书的简略“地图”而发挥作用。

这里想再提及《黄帝内经》的文本。在《黄帝内经》中，有《素问》《灵枢》和《太素》这两个系统的文本流传下来。

现存《素问》是王冰注、林亿等校正的文本。正式书名为《重广补注黄帝内经素问》。唐代王冰以梁朝全元起注的《黄帝素问》八卷六十八篇为基础，重新将其编辑为二十四卷八十一篇，并增加了注释。北宋林亿等校正时的补注，被称为新校正，以此与王冰注区别。在八十一篇中，有两篇已佚，而收录进卷十九至卷二十二的，通称为“运气七篇”或“大论七篇”的篇章，被认为是王冰增补的后世著作。

《灵枢经》有十二卷八十一篇。据说流传到宋代的旧本为九卷八十一篇，有唐代杨上善的序。其编者和编辑的年代均不清楚。元代刊本共十二卷。另有《针经》九卷八十一篇，内容几乎相同，但篇次有异，有详有略。有人认为，王冰采用了这些文本，并将之称为《灵枢》。在现存文本中，附有音释，但没有“注”。

《黄帝内经·太素》三十卷，是唐代杨上善编辑注释的文本，有京都仁和寺写本传世。但是，卷一、卷四、卷七、卷十八、卷二十缺失，卷五、卷六、卷十、卷十二、卷十四、卷二十二、卷二十九缺少卷首数十行至数页，卷十七只残存一篇的一部分。以影抄本为基础的萧延平校正本（1924 年），现也已在中国出版，但是还有不完备之处，缺卷十六、卷二十一。如今，作为东洋医学善本丛书之一的仁和寺本的影印本，已由东洋医学研究会出版（1981 年），我们可以直接通过它接触到原文。

第六章
九宫八风说与“风”的病因论

一、工作假说和分析方法

为了分析《黄帝内经》的结构及其成书过程，我在第五章中提出了若干工作假说。本章是基于这些假说来具体分析《黄帝内经》的最初尝试。

我提出的假说有三个。第一个，从战国到西汉，中国医学存在三大学派。《汉书·艺文志》在医经中著录的《黄帝内经》及其《外经》、《扁鹊内经》及其《外经》、《白氏内经》及其《外经》，在我看来，都是将属于同一学派的众多医师论文进行集大成的著作，并且，我将这三个学派命名为黄帝学派、扁鹊学派、白氏学派。不难想象，也存在不属于其中任一学派的医师。汇集他们论文的，大概是一些作为“旁篇”而得到著录的著作。虽然现存的只有《黄帝内经》，但是这些著作见载于《汉书·艺文志》，故其至少在西汉末仍然存在。但是，学派间的区别，无疑在东汉迅速消减了。我们在王叔和的《脉经》和皇甫谧的《针灸甲乙经》中可以看到，魏晋时期这些学派的学说已经得到了整合。然而，未能找到白氏学派存在的痕迹。

我假定《黄帝内经》(佚书)中的著作是各个学派的论文集的根据，在于现存《黄帝内经》既不是出自一人之手，也不是短时间内写成的，而是收录了跨越漫长时代的，由众多作者撰著的，并复经增补、修改的，表达形式、文体、话术、学说、思想和治疗技术互不相同的大量论文。尽管如此，《黄帝内经》的作者们恐怕在尊奉黄帝为始祖这一点上是一致的，并且将经络学说与针灸疗法视作他们的医学主干。认为他们超越细节上的不同而形成了一个学派的充分理由，即在于此。迄今为止，关于《黄帝内经》的成书过程与年代，论文相互间的关系与展开的层次顺序，以及整体的结构等，几乎都未得到究明。我认为，为了弄清楚这些问题，有必要将《黄帝内经》作为一个学派长期发展的产物来予以把握。

第二个，是黄帝学派存在若干支派这一假说。在《黄帝内经》所含论文的文学形式中，有论述与问答两种形式，并且，大部分是用问答形式写成的。在这种情形中，问者－答者的组合方式有五种，分别是雷公－黄帝、黄帝－岐伯、黄帝－伯高、黄帝－少俞、黄帝－少师。另外，单纯用问－答形式撰写的论文也有几篇。问者－答者间组合的这种不同，只是文学表现的不同吗？我认为不是。在我看来，它表明了黄帝学派内部存在支派。我将这五个支派，分别用答者的名字命名为黄帝派、岐伯派、伯高派、少俞派和少师派。

在《黄帝内经》中，岐伯派的论文占据大多数，伯高派的论文数排在其后。他们之外的诸派论文，都各自不超过数篇。这大概说明，岐伯派是黄帝学派的主流，并具有悠久的历史。其他诸派的历史可能比较短暂，并最终被吸收到主流派中。未冠以人名的问答形式的论文，大概可以假设为支派间的区别消失，单一的黄帝学派形成后撰写的东西。正如已经论述过的那样，被收录进《黄帝内经》中的论文，不论是在形式上还是在内容上，均是非常多样的。我认为，假定支派的存在为解析错综复杂的论文相互间关系提供了极其有力的抓手。

第三个，是在黄帝学派中，黄帝派最先形成，并从它分化出其他四派的这一假说。马王堆汉墓出土的一系列医书，不仅极大地填补了中国古代医学史的资料空白，而且为解明《黄帝内经》的形成过程，提供了可以称之为决定性的出发点。到1979年为止，在发表了释文的六篇马王堆汉墓出土医书中，有四篇是《黄帝内经》中三篇论文的直接祖型，另外还有几篇论文间接与出土医书有关。毫无疑问，出土医书基本上可以认定是战国时期的著作。因此，我们获得了能看成是《黄帝内经》最古层的论文群，而且这些论文的作者均属于黄帝派。

我建立的关于黄帝学派历史与《黄帝内经》形成过程的假说，如果用某种推测加以充实，则可以表达如下：将战国时期写成的马王堆汉墓出土医书等，用其后积累的医学知识进行补充并体系化，同时在道家思想的影响下，形成了最初的一个学派，即黄帝派。渐渐地，从中产生了若干支派。构成主流派的是岐伯派。其他诸派不久被岐伯派超越，并被吸收进其中。这样一来，在形成了单一学派后的时期里，对以往写成的论文加以取舍并集大成的，大概就是《黄帝内经》。如果将该假说进行图示，则如前一章图 5-1 那样。

但这终归是工作假说。在推进分析中，当然有修正的必要。实际上，在本章中，最后我也将尝试做一个重要的修正。

本章根据图 5-1[①] 中概括的工作假说，以最近出土的器械为线索，分析少师派的论文，并解明其历史地位。这也意味着在某种程度上检验了我的假说的合理性。

有一件事需要说明，即《黄帝内经》现存的标准文本是《素问》和《灵枢》。尽管是不完整的文本，但至少就文体和用语来说，《太素》反倒更接近古代的原型。因此，对于《太素》中收录的论文，将全部使用它作为文本。

二、太一九宫占盘

1977 年 7 月，从安徽省阜阳市的西汉汝阴侯墓，出土了天文学与占星术使用的三种器物。其中，与第一号盘（六壬式盘）、第三号盘（天文仪器）一同出土的，还有第二号盘即所谓的太一九宫占盘。这个占盘的发现，出乎意料地给《太素》卷二十八《九宫八风》（《灵枢》卷十一《九宫八风》）的解明，投来一片曙光。或者反过来说，《九宫八风》为解明占盘提供了最有力的线索。

太一九宫占盘由圆形的天盘与方形的地盘组成。安装在地

① 译者注：原文作“右图”，而此处并无右图。山田庆儿可能沿袭了本章作为单篇论文发表时的图版编排，故产生讹误。今根据上下文，改为“图 5-1”。

盘上的旋转轴，支撑着天盘（图 6-1）。在天盘上面、地盘上面的框内与框外和地盘下面，分别标记有方位线与文字。关于它们所意味的占星术或天文学的内容、占盘的使用方法等，严敦杰[①]和殷涤非[②]已有相关论述，在此不再赘述。这里重要的是占盘里的文字。如果将天地盘上面的文字，依天盘，地盘框内、框外的次序，按顺时针方向写出，则内容如下。

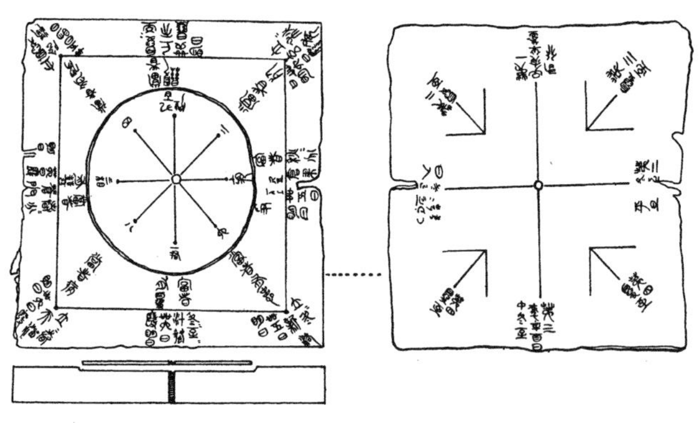

图 6-1　太一九宫占盘[③]

一君・当者有忧・冬至冬至汁蛰卌六日废明日

八・当者病・立春立春天溜卌六日废明日

三相・当者有喜・春分春〔分〕苍门卌六日废明日

四・当者有僇・立夏立〔夏〕阴洛卌五日明日

九百姓・当者显・夏至夏至上天卌六日废明日

① 严敦杰：《关于西汉初期的式盘和占盘》，《考古》1978 年第 5 期，第 334-337 页。

② 殷涤非：《西汉汝阴侯墓出土的占盘和天文仪器》，《考古》1978 年第 5 期，第 338-343 页。

③ 引自殷涤非《西汉汝阴侯墓出土的占盘和天文仪器》，《考古》1978 年第 5 期，第 341 页。

二·当者死·立秋立〔秋〕玄委卌六日废明日

七将·当者有盗争·秋分秋分仓果卌五日明日

六·当者有患·立冬立冬新洛卌五日明日

天盘的数字配列，是纵、横、斜的合计皆成15的魔方矩阵［图6-2（a)]，与后世所谓的洛书［图6-2（b)］相同。但在相当于中央的5中，什么也没写。

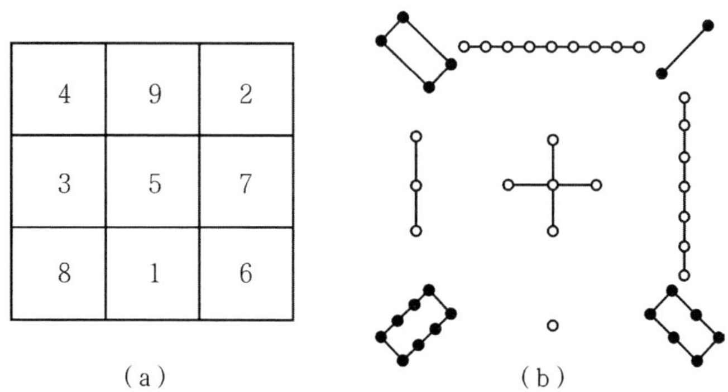

图6-2　魔方矩阵与洛书

这些文字的含义，可以通过《九宫八风》篇中的文章得到说明：

立秋·二·玄委。秋分·七·仓果。立冬·六·新洛。夏至·九·上天。招摇·五。冬至·一·汁（也作“叶”）蛰。立夏·四·阴洛。春分·三·仓门。立春·八·天溜（《灵枢》作“留”）。

这里，汁蛰（北）、天溜（东北）、仓门（东）、阴洛（东南）、上天（南）、玄委（西南）、仓果（西）、新洛（西北）、招摇（中央），是各自方位的宫名，并且在《灵枢》中，宫名之下附记有方位。隋代萧吉的《五行大义》将其称为宫，原因为它是神的游荡场所[①]。

《九宫八风》篇接着这样说明[②]到：

> 太一常以冬至之日，居汁蛰之宫四十六日，明日居天溜四十六日，明日居仓门四十六日，明日居阴洛四十五日，明日居上天四十六日，明日居玄委四十六日，明日居仓果四十六日，明日居新洛四十五日，明日复居汁蛰之宫，从其宫。数在所（《灵枢》作“所在”）日从一处，至九日，复反于一。常如是无已，终而复始。

太一神冬至之日居汁蛰宫，在这里停留四十六天，立春之日移至天溜宫。以下同样，按顺时针循环，于一年后的冬至日，再度返回汁蛰宫。太一九宫占盘在四十六日的下面出现“废”字，而《九宫八风》则缺如。关于其意思，请参照严敦杰和殷涤非的论文。最后几句话的意思，与《五行大义》引《黄帝九宫经》所云的“太一行九宫，从一始，以少之多，顺其数也”[③]大概相同。这大概与占盘的使用方法有关。相关的论述请参照严敦杰的论文。

① 《五行大义》卷一《论九宫数》：“九宫者，……皆神所游处，故以名宫也。”

② 下面的段落通常断句为：“太一常以冬至之日，居汁蛰居之宫四十六日，明日居天溜四十六日，明日居仓门……”但在与太一九宫占盘上的文字进行对比时，发现“明日”恐怕应该接续在“四十六日”或者“四十五日”后面来读。不过，“明日”意指什么，仍不清楚。

③ 《五行大义》：“故黄帝九宫经云，……太一行九宫，从一始，以少之多，顺其数也。”

《九宫八风》接着又说，“太一徙日，天必应之以风雨”，暗示这种占与占风的结合。关于这一点，稍后再讨论。与占盘直接相关的，是其后的文字：

太一在冬至之日有变，占在君。太一在春分之日有变，占在相。太一在中宫之日有变，占在吏。太一在秋分之日有变，占在将。太一在夏至之日有变，占在百姓。

这就是见于天盘的君、相等文字的含义。在这种占法中，二至（夏至、冬至）二分（春分、秋分）与“中宫之日”大概被赋予了特别的意义。

上面引用的《九宫八风》前半部分的文章，几乎直接可以视为对太一九宫占盘的解说。或者，它照搬了当时有关这种占法或占盘的文章。在占盘的文字中，另一个重要之处，是地盘下面标记的“七年辛酉日中冬至”这一日期。关于其详情，请参照殷涤非的论文。该日期指汉文帝七年即公元前173年的冬至。那时这种占法就已经出现了。但是，需注意的是，与《九宫八风》不同，这个占盘没有出现文字“太一”。太一，是古代楚国地方祭祀的星神，在《楚辞·九歌》中被称为东皇太一。据其注释，“祠在楚国之东，以配东帝”。太一也被称为上皇，似乎是楚国的最高神。太一被尊为汉帝国的最高神，是其被武帝整编入国家祭祀体系，在甘泉建立太一祠坛的元鼎五年（公元前112年）之后的事。此后，“汉家常以正月上辛祠太一甘泉”（《史记·乐书》）。称巡行九宫之神的名字为太一，可以认为是在武帝以后。《九宫八风》前半部分写成年代的上限，也在这里自然而然地确定了。

太一与九宫，是不同的占法体系。根据褚少孙补《史记·日者列传》记载，在武帝咨询的占卜家中，与五行家、堪舆家、建除家、丛辰家、历家、天人家并列，已经有太一家了[①]。太一直到后世都为占星术重要的一个分科，与六壬、遁甲合称三式。天文台里甚至设有专职[②]。而且，以唐代编辑的《太乙金镜式经》为首，有大量记载太一的文献流传至今。除太一之外，九宫亦成为一家的情况，从《三国志·吴书》的《赵达传》中可以窥知。据说，赵达是河南人，师事汉朝侍中单甫，修“九宫一算之术”[③]。在《范子计然》佚文中能看到下面的问答，暗示其起源相当久远，而且以某种形式与阴阳思想相结合。清姚振宗编纂《汉书艺文志拾补》时，将《范子计然》著录在《汉书·艺文志·诸子略》阴阳家佚书中。

范子问：何用九宫？

计然曰：阴阳之道，非独于一物也。[④]

《洛书》或《易》的所谓后天图的立场，也与之近似。它与《易》

---

① 《史记》卷一百二十七《日者列传》（褚少孙补）：“孝武帝时，聚会占家问之，某日可取妇乎？五行家曰可，堪舆家曰不可，建除家曰不吉，丛辰家曰大凶，历家曰小凶，天人家曰小吉，太一家曰大吉。辨讼不决，以状闻。”

② 参见山田慶兒『授時暦の道：中国中世の科学と国家』（みすず書房，1980）第 35-37 頁。

③ 《三国志》卷六十三《吴书》、卷十八《赵达传》：“赵达，河南人也。少从汉侍中单甫受学，用思精密。……治九宫一算之术，究其微旨。”

④ 《玉函山房辑佚书·农家·范子计然》：“范子问，何用九宫？计然曰，阴阳之道，非独于一物也。”

的八卦结合，似乎是必然的。《黄帝九宫经》曰：“其数则坎一、坤二、震三、巽四、中宫五、乾六、兑七、艮八、离九。”[①]《周易乾凿度》云：“太一取其数，以行九宫。”

据《太乙金镜式经》云：

九宫之义，法以灵龟。以二四为肩，六八为足，左三右七，戴九履一。此为不易之常道。

不用说，这就是前文魔方矩阵的配列［图 6-2（a）］。而所谓法以灵龟，是指河图。这个魔方矩阵既是独特的记数法，也是基于它的一种计算法。东汉徐岳的《数术记遗》，列举了包括太乙算在内的十四种记数法或计算法，其中之一是九宫算[②]。北周甄鸾为其所加的注，除“五居中央”之外，几乎全被照搬进了《太乙金镜式经》中。赵达的“九宫一算之术”，无疑是运用九宫算的特殊占卜。事实上，赵达常常嘲笑“诸星气风术者”，本该运筹帷幄，不出户牖而知天道，却昼夜曝露于外，“以望气祥”，何其苦哉？据说他一直闭居家中，埋首于计算。[③]当时，将军们的帐下招募有“诸星气风术者”，他们在战争中扮演着不可或缺的角色。

对于我们的主题来说，《三国志·赵达传》是极具暗示性的。

① 《五行大义》。

② 《数术记遗》“九宫算，五行参数，犹如循环”，注：“九宫者，即二四为肩，六八为足，左三右七，戴九履一，五居中央。五行参数者，设位之法依五行，已注于上是也。”

③ 《三国志·赵达传》：“达常笑谓诸星气风术者曰，当回算帷幕，不出户牖以知天道，而反昼夜暴露以望气祥，不亦难乎。间居无为，引算自校。”

根据该传，“九宫一算之术”以计算为主体，而赵达嘲笑了注重观测“星气风”的占卜者。然而，正如已经谈到过的那样，《九宫八风》认为，“太一徙日，天必应之以风雨”，将九宫占与占风雨，特别是与占风结合在了一起。这意味着，尽管九宫占与风占原本是不同的技术，一个属于计算，一个属于观测，但是，在某一时期，出现了将两者组合在一起的一派占卜术。《九宫八风》篇的作者，无疑延续着这一派的谱系。《太乙金镜式经》卷二《推九宫所主法》云，“黄帝又命风后为太乙式九宫”。也存在《黄帝九宫经》这样的著作。这里的黄帝－风后－九宫的组合引人关注。

然而，九宫占与太一或六壬、遁甲等不同，作为独立的占卜术，它很快就消亡了。从正史艺文志中记载的书名推测，其流传大致延续至唐代，到宋代就已经完全衰微了。如今，九宫类的著作也仅有极少数的佚文残留。

三、九宫占风家

在太一九宫占盘中，虽然能看到“当者病”“当者死”一类的占语，但是，如果只是如此，则与医学的关系等同于无。要将九宫占与医学具体结合起来，需要某种媒介。它就是“风”。

《九宫八风》云：

太一徙日，天必应之以风雨，以其日风雨则吉岁矣，民安少病矣。先之则多雨，后之则多旱。

据此，则每四十五日或四十六日占一次，一年九次。但是，特别受重视的是奇数宫，即移至二至（夏至、冬至）二分（春分、秋分）之宫和中宫的日子所举行的占卜。该篇又对其后接续的一段文字，“太一在冬至日有变，占在君”云云，进行解释说：

所谓有变者，太一居五宫之日，疾风折树木，扬沙石。各以其所主占贵贱（物价的高低），因视风所从来而占之。从其所居之乡来为实风，主生长，养万物。从其冲（相反方向）后来为虚风，伤人者也，主杀主害者也。谨候虚风而避之。故圣人避邪弗能害，此之谓也。

请注意，这一部分引入了各个季节太一所居的场所与它的冲位，以及从那里吹来的实风和虚风这样的新概念。换言之，将九宫占与风占结合，引入虚实之风概念的九宫占风家一派产生了。他们将这种占法引进到医学中。有确凿的文献在证实这一派存在的同时，还暗示了其向医学引进的方式。这就是《太素》卷二十八的《八正风候》篇（《灵枢》卷十二《岁露论》）。

《九宫八风》以论述的形式撰写，而《八正风候》采取黄帝-少师的问答形式。它由两个问答部分组成。首先，来看第一个问答部分。

黄帝曰：愿闻岁之所以皆同病者，何因而然？

少师曰：此八正（八正即分至、四立之气）之候也。

黄帝曰：候之奈何？

少师曰：候此者，常以冬之至日，太一立于汁蛰之宫。其至也，天应之以风雨。风雨从南方来者，为虚风，贼伤人者也。其以夜至者，万民皆卧而弗犯也，故其岁民少病。

杨上善注引《九宫经》云：

太一者，玄皇之使，常居北极之傍汁蛰。上下政天地之常□起也。汁蛰，坎宫名也。太一至坎宫，天必应之以风雨。其感太一所居乡来向中宫，名为实风，主生长，养万物。若风从南方来向中宫，为冲后来虚风，贼伤人者也。其贼风夜至，人皆寝卧，不犯其风，人少其病也。

在《隋书·经籍志·子部》的五行中，与"《黄帝九宫经》一卷"一同记载的还有郑玄注"《九宫经》三卷"。同时，据说在梁代还有"《黄帝四部九宫》五卷"。杨上善所引用的自然是郑玄注的《九宫经》。因此书不见载于《汉书·艺文志》，故应成书于东汉。这篇文章，不仅与《八正风候》中少师的回答重合，而且也与前文引用的《九宫八风》中的一部分文字重合。那么，《黄帝内经》中的这两篇文章是引用自《九宫经》吗？还是它们要先于《九宫经》？

下面引用原文来进行分析。(a) 是杨上善注中看到的《九宫经》全文，(b) 是《八正风候》中少师的回答，(c) 是《九宫八风》中相应的段落。

(a) 太一者，玄皇之使，常居北极之傍汁蛰，上下政天地之常□起也。汤蛰，坎宫名也。太一至坎宫，天必应之以风雨。其感太一所居乡来向中宫，名为实风，主生长，养万物。若风从南方来向中宫，为冲后来虚风，贼伤人者也。其贼风夜至，人皆寝卧，不犯其风，人少其病也。

（b）候此者，常以冬之至日，太一立于汁蛰之宫。其至也，天应之以风雨。风雨从南方来者，为虚风，贼伤人者也。其以夜至者，万民皆卧而弗犯也，故其岁民少病。

（c）从其所居之乡来为实风，主生长，养万物。从其冲后来为虚风，伤人者也。

比较（a）和（b）（c），很明显可以看出，（a）中增加了说明性的文字，并暴露出了很多理论方面的矛盾和表达方面的混乱。首先，说太一总是居于北极旁边的汁蛰，这是很奇怪的，因为太一是要巡视九宫的。在这里，太一不是天帝，而是天帝手下的神之一，被等同于“主使十六神，知风雨、水旱、兵革、饥馑、疾疫、灾害所在之国”（《晋书·天文志·上》）的太一星。说风吹“向中宫”，也是不对的。因为九宫在天上，而风则在地上吹，所以，这是多余的一句话。说“从南方来向中宫”的风“为冲后来虚风”，是将（b）的“从南方来者，为虚风”和（c）的“从其冲后来为虚风”这种对同一件事态用不同词语表达的两个文本，不合理地整合成一个，而产生的表达上的小破绽。而最后一句“人少其病也”，要像（b）那样表达成“其岁民少病”，才更符合之后要叙述的西汉占风的形式。

这样来看，（b）（c）正确地表达了古老的九宫占风术。而（a）显然增加了后世的星占知识，并依据了两个不同的文本，反而在表达上产生了矛盾和破绽。《九宫经》无疑是比《九宫八风》《八正风候》两篇晚出的著作。我对它们之间的关系是这样考虑的。在《九宫八风》《八正风候》两篇写作的时候，已经存在关于九宫占风的书，而且有两种包含些许表达上不同的文本。这两种文本又经后人加工，并在东汉被整合成了《九宫经》。被设想为该《九宫经》祖型的，并成为《黄帝内经》中这两篇典据的文本，暂且称为《九宫》。

《隋书》言及的三部九宫占著作，与之在内容上有何联系，尚不清楚。但是，我认为大概都是九宫占风家的著作。他们尊黄帝为始祖。所谓黄帝命风后作九宫，应是这一派创作的起源传说。同样尊黄帝为始祖的一派医家，采纳了该派初期的学说。

重要的是其采纳的方式。在第一个问答中少师接着说：

其以昼至者，万民懈惰，而皆中于虚风，故万民多病。[①]

至此，恐怕是《九宫》的文章。问题出现在它后面。

虚邪入客于骨，而不发于外，至其立春，阳气大发，腠理（肌肤的纹理）开。因立春之风从西方（大概是“西南方”之误，因为此处的冲位应为西南方）来，万民又皆中于虚风，此两邪相薄，经气绝代。

经气即经脉之气。该节文字总体上应出自《八正风候》作者之

① 《太素·八正风候》。

手。因为占语一般不加入生理学或病理学的说明，而“腠理开”一类的看法不久之后会成为医学上的一个重要论点。但是，关于立春之日，万民皆中于虚风，患病者多之类文字，大概包含在《九宫》中。在此，我回想起了在太一九宫占盘中，标记“当者病”的是立春日。《八正风候》仅举出冬至与立春，应是在《九宫》中言及疾病的只有这两个日子。

《八正风候》接着说：

故诸逢其风而遇其雨者，命曰遇岁露焉。因岁之和而少贼风者，民少病而少死。岁多贼风邪气，寒温不和，则民多病而死矣。

据杨上善注，露有两种。一种叫春露，主掌万物的生育；另一种叫秋露，主掌万物的衰退。这里是将贼风、暴雨比作秋露，而称之为岁露。“是以实风至也，岁和有吉。虚风至也，岁露致凶也。”[①]不管怎样，医家把虚风解释为在特定的季节，特别是在季节之交日出现的“贼风”“邪气”。

医家被风占所吸引，自然是因为“风”或“风雨”这种概念的缘故。在《左传·昭公元年》中，能看到将六气作为疾病原因的观点。六气过剩引起六种疾病。所谓六气，据说是阴、阳、风、雨、晦、明。但是，这里没有明确区别疾病的外因和内因[②]。六气既存在于外界，也存在于体内。外界的六气过剩，诱

① 《太素·八正风候》注：“露有其二。一曰春露，主生万物者也。二曰秋露，主衰万物者也。今岁有贼风暴雨，以衰于物，比秋风露，故曰岁露焉。是以实风至也，岁和有吉。虚风至也，岁露致凶也。”

② 参见山田慶兒『夜鳴く鳥——医学・呪術・伝説』（岩波書店，1990）。

发体内的六气过剩。人们认为，由相同的六气产生的外界现象和体内现象，几乎同时并行地进行着。这与宏观世界的自然之气和微观世界的人体之气的区别不明确，两者关系仍然模糊的情况相符。然而，毫无疑问，六气首先被认为作为外因发挥作用，而且，特别是风，在中国的病理学中，直至后世，都被算在最重要的外因里。医家特别采纳了九宫占风家的学说，应该是因为从中发现了在理论上确立风为外因的依据。九宫占风家区分风的虚实，将从太一所居方位吹来的风称为实风，将逆向吹来的风称为虚风。大体可以这样理解：冬天是北风，夏天是南风，这种被期待在相应季节里从相应方位吹来的风为实风，反之为虚风。虚实，是中国生理学与病理学里不可或缺的概念，这一点无须赘述。通过虚实的概念，风占发现了通向医学的道路，并由此开辟了风为病理学提供理论基础的可能性。

《八正风候》在其前半部分的问答里，仅仅从《九宫》[①]中抽取出虚风及其引发疾病的占术部分，并增加了些许的医学性说明。要是占风家的话，这是可以理解的。但作为医家占术来说，仅仅这样是不够的，有必要将八风与疾病一般性地对应起来。至少，想通过使其对应而体系化的心理需求，要在医家中发挥作用。这样的一般化尝试，实际上已经发生了。它就是《九宫八风》的后半部分。不过，在回到《九宫八风》的研究之前，我们来探讨一下《八正风候》后半部分问答中能看到的另一种风占。

---

① 译者注：原文作“《九宫经》”，疑有误，今改为“《九宫》”。根据上下文，《九宫经》是晚于《八正风候》的文献。

四、元旦的风占

后世文献所见占风方法，其数目相当可观。具有古老起源的元旦风占，就是其中之一。在《八正风候》篇第二个问答中出现的，正是这种风占。它与《史记·天官书》中的八风占有着明确的联系。

黄帝曰：虚邪之风，其所伤，贵贱何如？候之奈何？

少师曰：正月朔日，太一居天溜之宫，其日西北风不雨，人多死。

然后，是关于北风的详细记述，这部分移到后面讨论。接着又说：

正月朔日，风从南方来，命曰旱乡；从西方来，命曰白骨将将，国有殃，人多死亡[①]。正月朔日，风从东南方来，发屋，扬沙石，国有大灾也。

将它与《天官书》中的八风占进行对比，做成表 6–1。

表 6–1　元旦风占

风向	《史记·天官书》	《太素·八正风候》
南	大旱	旱乡
西南	小旱	

① 译者注：原书此处引文中有省略号。经核查钱超尘等著《黄帝内经太素新校正》中的原文，未见此处有省略的内容，故删除此省略号。另外，在“将它与《天官书》……”一句之前，原书有“包括中间省略部分”一句，系承前引文所言，今一并删除。

续表

风向	《史记・天官书》	《太素・八正风候》
西	有兵	白骨将将，国有殃，人多死亡
西北	戎菽，为小雨，趣兵	不雨，人多死
北	中岁	
东北	为上岁	
东	大水	
东南	民有疾疫，岁恶	发屋，扬沙石，国有大灾

据《天官书》云，一岁之善恶，在岁始进行占候。占候之日，称四始，有四日。即冬至之日、腊明之日、正月之旦、立春之日。[①]汉代魏鲜曾在腊明之日与正月之旦占过八风。《天官书》接着又云："故八风各与其冲对，课多者为胜，多胜少，久胜亟，疾胜徐。"据此可知，魏鲜的风占，好像是在八风中，通过对比相对冲（对立方向）的两风，来判断吉凶。因此可以认为，其与九宫和太一的位置等没有关系。魏鲜似乎还特别擅长推占农作物的收成，关于这一点也有稍详细的记述，但在此只要记得这个事实就够了。

我们回到表6–1。《天官书》的"大旱"与《八正风候》的"旱乡"，"有兵"与"白骨将将"，"小雨，趣兵"与"不雨，人

① 《史记・天官书》："凡候岁美恶，谨候岁始。岁始或冬至日，产气始萌。腊明日，人众卒岁，一会饮食发阳气，故曰初岁。正月旦，王者岁首。立春日，四时之卒始也。四始者，候之日。""腊明日"的腊明，这里解释为与腊相同。腊日是阴历十二月八日。据说当春草生长时，会举行祭祀神和祖先等的腊祭。也有解释说是腊的第二天。腊的第二天叫做小祭，拜祭君亲。

多死”，“岁恶”与“国有大灾”等，其相互对应关系是很明显的。从这些共同要素中，元旦进行八风占的占风家一派的原貌逐渐浮现了出来。魏鲜和九宫占风家，大概都出自同一源头。《八正风候》在这一节的最后说道：

正月朔日，天和温不风，籴贱，民不病。天寒而风，籴贵，民多病。此所谓候岁之风，残伤人者也。

推占上市谷物价格的这种籴占，也与魏鲜的作物占相对应。魏鲜推占岁之美恶。不用说，“岁”意指收成。九宫占风家一定是将此种原型的八风占与九宫占相结合的一派。

魏鲜的风占，是在元旦早上进行。但是，据《八正风候》云，他们似乎在早晨、中午和傍晚三次行占[①]。

正月朔日，平旦北风，春，民多死。正月朔日，平旦北风行，民病死者十有三。正月朔日，日中北风，夏，民多死。正月朔日，夕时北风，秋，民多死。终日北风，大（“民”的误字？）病死者十有六。

另外，在东南风之后亦云：

正月朔日，风从东南行，春，有死亡。

可以认为，《八正风候》整篇都表现了要将九宫占风家的学说适用于医学的初期努力。

① 译者注：原书此处后面有“前面引用时所略去的部分是”一句，系承前引文所言，此处删去。

该篇的最后，还附加了另一种风占：

二月丑不风，民多心腹病。三月戌不温，民多寒热。四月巳不暑，民多病瘅。十月申不寒，民多暴死。

这明显是医家的风占。依据月与日的十二支的这种占法，与八风占为不同的体系。医家想将风占具体化的尝试，大概也是指向了那里。《八正风候》用下面的话结束：

诸谓风者，皆发屋，折树木，扬沙石，起毫毛，开腠理。

唐代李淳风论述说，过去的“占风之家，多云发石、折木、扬沙、走石之语”，并引用了《黄帝占》中“凡风之动，皆不安之象也”[①]一语。这里记录了占风家的常用语。与之不同，“起毫毛，开腠理”则无疑是医家的风占之语。

五、八风、疾病与九宫八风图

我们再回到《九宫八风》篇。如前所述，在对九宫八风占做了一般性记述后，《九宫八风》篇将八风和它伤害的身体部位及症状进行对应。其记述是具体的，同时，又是有组织的。

是故太一入徙立于中宫，乃朝八风，以占吉凶也。风从南方

① 李淳风《乙巳占》卷十《五音风占》云“占风之家，多云发屋折木、飞沙转石等语”，同书推风声五音法亦云“黄帝曰，凡风之动，皆不安之象也”。

来，名曰大弱风，其伤人也，内舍于心，外在于脉，气主热。[1]

接下来，对八风的每一个都重复同样的记述。将它们汇总则如表 6–2 所示。表中在折风项里加上了问号。这是因为，其记载云“外在手太阳脉，脉绝则溢，脉闭则结不通，喜暴死”，破坏了记载的体例。显然是原文缺失，后人对它做了增补。另外，关于凶风之气所主，记载亦缺。这段记述用下面的话做了总结，即“凡此八风，皆从其虚之乡来，乃能病人。”

表 6–2 八风与症候

风向	风名	伤害		气所主
		内	外	
南	大弱风	心	脉	热
西南	谋风	脾	肌	弱
西	刚风	肺	皮肤	身燥
西北	折风	小肠	?	?
北	大刚风	肾	骨与肩背之膂筋	寒
东北	凶风	大肠	两胁腋骨下及肢节	—
东	婴儿风	肝	筋韧	身湿
东南	弱风	胃	肉	体重

① 《太素·九宫八风》：“是故太一入徙立于中宫，乃朝八风，以占吉凶也。风从南方向来，名曰大弱风，其伤人也，内舍于心，外在于脉，气主热。风从西南方来，名曰谋风。其伤人也，内舍于脾，外在于肌，其气主为弱。风从西方来，名曰刚风。其伤人也，内舍于肺，外在于皮肤，其气主为身燥。风从西北方来，名曰折风。其伤者也，内舍于小肠，外在手太阳脉，脉绝则溢，脉闭则结不通，喜暴死。风从北方来，名曰大刚之风。其伤人也，内舍于肾，外在于骨与肩背之膂筋，其气主为寒也。风从东北方来，名曰凶风。其伤人也，内舍于大肠，外在于两胁腋骨下及肢节。风从东方来，名曰婴儿之风。其伤人也，内舍于肝，外在于筋韧，其气主为身湿。风从东南方来，名曰弱风。其伤人也，内舍于胃，外在于肉，其气主体重。”

顺便在此做个补充说明。现在被认为系后人增补的，将八风与经脉对应的观点，作为医家的理论，并没有得到发展。因为经脉的数目最初为十一，后来增加到十二。将经脉的数目与风的数目对应，是很困难的。不过，出现了将十二月、十二支与经脉结合的观点。《太素》卷五收录的岐伯派论文《阴阳合》，就秉持这样的看法。然而，也不是说八风与经脉及其病候的对应，就完全消失了踪迹。它在谶纬学说中得到了继承，《易纬通卦验》对之展开了详细的讨论。

《九宫八风》后半部分所呈现的这种说法，已经微妙地偏离了前半部分九宫占风家的学说。九宫占风家在八节及中宫之日行占。但在这里，它被限定在了中宫之日的早晨。究竟为何要选择中宫之日呢？这大概是为了一般化虚风的概念。所谓虚风，原本是指从冲方吹来的风。对于中宫之外的八宫来说，冲只有一个。但就中宫来说，会是怎样呢？是不是可以将八方全都看成是冲呢？从中宫来看，难道不是八方全为“虚乡”吗？我想是这样的。在《九宫经》中提到吹“向中宫”的风，也是基于这种观点而产生的表述。这当然偏离了冲的定义。但是，通过扩大到这种程度，在八风中同时观察虚风，就成为可能。这推动其八风直接走向一般化的道路。但是，九宫几乎变得没有意义了，并且虚风的概念也不得不发生变化。《九宫八风》后半部分内容的一般化和具体模式化（表 6-2），代表了医家通过适用九宫占风家的学说所攀登上的风占术巅峰。

一幅表现了这一模式的图，载于《太素·九宫八风》中（图

6-3)。该图除将身体各部分对应于方位，补充写上了八卦、干支外，其他都照搬了文章的内容。毋庸置疑，这张图比文章要晚出，而且，从新洛宫的"手太阳脉"等记载来看，是在后人增补阶段绘出来的。增补文章缺失部分，又或者将之整理进图中的，不用说，应是探求经络学说的人们。在《黄帝内经》编纂之时，该图应该已经存在了。与太一九宫占盘的图进行比较，能很容易看出两者构图的共性。在此图绘制的时代，占盘的知识肯定是很流行的。事实上，在占盘知识遗失了的后代《灵枢》中，图被大胆地简化(图 6-4)，与占盘构图的联系完全丧失了。不只是文体和用语，此图也是《太素》而非《灵枢》传承了古代原型很好的佐证。

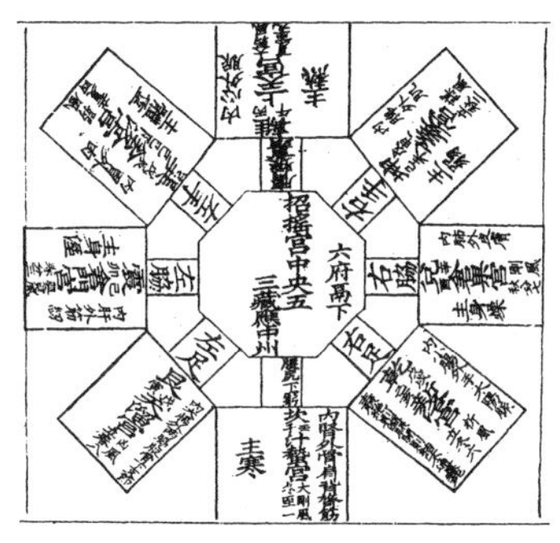

图 6-3 《太素·九宫八风》图

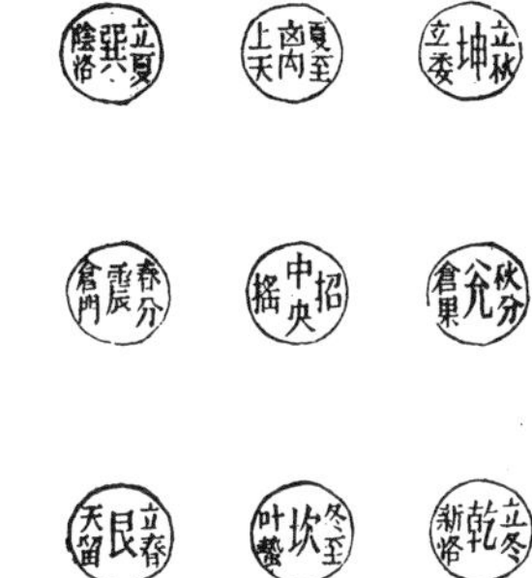

图 6-4 《灵枢·九宫八风》图

将八风或九方与身体的部位、器官、症状等相对应的原理，归根结底是基于空间分割的分类原理。在这里，空间首先被分割成内外，外部再被分割成八方。如果外部的八方与内部相加，则成为九方。这不外乎就是笔者曾经分析过的古代中国极其一般性的思考范型[①]。如果打算将逐渐变得丰富的经验性知识，在不损害其具体性的前提下加以体系化，那么，使用这个简单的划分原理，迟早会陷入困境，或至少是不完善的。但是，将庞杂的经验性知识依据某种原理加以整理，作为理论化的第一步，还是具有一定的有效性的。虽然只是若干途径中的一个，但中国的医学理论，正是通过这样的分类途径形成的。

六、兵家的风占

《九宫八风》记载了八风特殊的名称。作为通常的八风名而广为人知且出现在许多书籍中的，是源自《史记・律书》与《吕氏春秋・有始览》中的八风名。两者有时混合在一起，或其中一部分会成为别名这种情况亦不少见。与之不同，《九宫八风》的八风名，则构成第三种类型（表 6-3）。这种风名的显著特色，是只出现在占风书中，而且通常还是兵家的风占。同时，值得关注的是，它们都与九宫占没有联系。九宫占与八风占的组合，可能只是特定的某一时期里特定的某一流派的产物。

表 6-3　八风之名

方位	《史记》	《吕氏春秋》	《黄帝内经》
西北	不周风	厉风	折风
北	广莫风	寒风	大刚风
东北	条风	炎风	凶风

① 参见山田慶兒「空間・分類・カテゴリー」（『混沌の海へ：中国的思考の構造』，朝日選書，1982 年，第 289-347 頁）。

续表

方位	《史记》	《吕氏春秋》	《黄帝内经》
东	明庶风	滔风	婴儿风
东南	清明风	熏风	弱风
南	景风	巨风	大弱风
西南	凉风	凄风	谋风
西	阊阖风	飂风	刚风

首先，我们引用《五行大义》卷四中的《论八卦八风》。

太公兵书云：坎名大刚风，乾名折风，兑名小刚风，艮名凶风，坤名谋风，巽名小弱风，震名婴儿风，离名大弱风。

大刚风者，大阴之气好杀，故刚。折风者，金强能摧折物也。小刚风者，亦金杀故也。凶风者，艮在鬼门，凶害之所也。谋风者，坤为地，大阴之本，多阴谋也。小弱风者，巽为长女，故称弱也。婴儿风者，震为长男，爱之，故曰儿。大弱风者，离为中女，又弱于长女也。

因为这种八风占从一开始就没有与八卦结合的痕迹，所以这里关于风名由来的说明令人怀疑。重要的是下面的记述。

大刚、小刚，客胜。大弱、小弱，主人胜。凶，有凶害之事。谋，有谋逆之人。折，为将死。婴儿风，主人强。

此并兵家观客主盛衰，候风所从来也。

当我阅读此占语时，我觉得我能明白风名的由来了。从主即己方、攻击方来看，客即敌方、防御方是刚还是弱，或是似婴儿一般？己方将军即大树会折断吗？己方会出现谋反的人吗？未曾预料的凶事会发生吗？不仅如此，强敌位于北方与西方，将军之死、凶事和谋反发生于西北、东北、西南，弱敌居于东方与南方。这难道不是和古代中国夷狄的分布情况一模一样吗？因此，可以认为这种风名从一开始就是兵家占风中固有的东西，而这种八风占的确为兵家的占风术。在唐代李淳风《乙巳占》所引“占八风知主客胜负法”[①]，及《古今图书集成》所引“军中风占”的两处里[②]，这种八风占以稍稍崩坏且变形的形式出现，其间的崩坏程度和变形程度，说明了这种风占的悠久历史。

虽然我在前文写到，存在于太一九宫占盘与《太素·九宫八风》篇图中的共同构图，在《灵枢》中已经不见了，但是实际上，在占风家的这一派中，它得到了根深蒂固地传承。图 6-5 是李淳风在《乙巳占》中，与“占八风知主客胜负法”一起收录的“占

---

① 《乙巳占》卷十《杂占王侯公卿二千石出入》中的占八风知主客胜负法：“乾，折风，从西北来，主将死，客胜。坎，大刚风，从北来，客胜，主人败。艮，小刚风，从东北来，客胜，主人不利。震，宄风，从东来，主人胜，客不利。巽，小弱风。从东南来，主人胜，游客不利。离，大弱风，从南来，主人胜，客不利。坤，谏风，从西南来，主人胜，客不利。兑，冲风，从西来，客胜，主人不利。”

② 《古今图书集成·历象汇编·庶徵典》卷六十一《风异部汇考·二之六·军中风占》：“凡两敌相当，先分八卦之位。乾为折风，起西北。坎为大刚风，起正北。艮为小刚风，起东北。震为宄风，亦曰之婴儿风，起正东。巽为小弱风，起东南。离为大弱风，起正南。坤为谏风，起西南。兑为冲风，起正西。乾坎艮皆利客，宜先举。震巽离皆主利，后举。坤有谋不成，主客俱不利，一曰主胜。兑主客兵获，主得粮。”同书《风异部汇考·二之九》：“八卦风，乾为金折冲风，主将忧死，勿战，客小胜。坎为水大刚风，主人不利，为客不胜。艮为土小刚风，为客大胜，不利主。震为木元山风，为客不利，主人小胜。巽为木小弱风，为主胜，客不利。离为火大弱风，主胜，客人不利。坤为土凉风，主胜，客不利。兑为金小弱风，为客大胜，前多伏兵，宜备之。”

风图”。因为其中的风名与“胜负法”中的相同，所以应是与它同一类的东西。尽管文字是后世的产物，但构图的共性却十分明显。占风图还另外暗示了这种八风占的主流存在于何处。

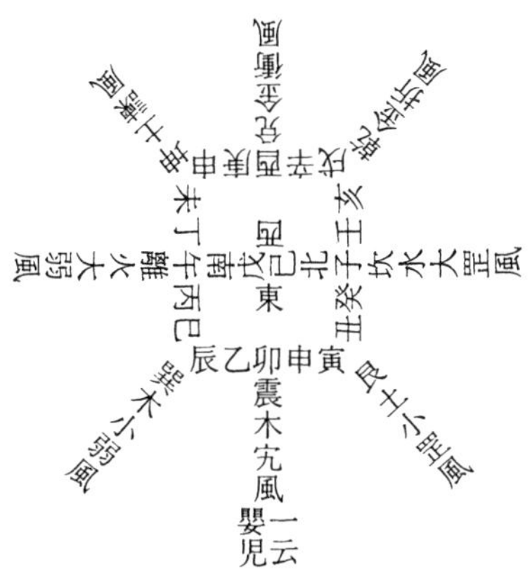

图 6-5 《乙巳占》中的占风图

虽然不清楚《史记·天官书》中魏鲜八风占的风名，但是，其占术与《八正风候》有共同之处，而且还作为兵家的风占而得到传承[①]。《九宫八风》中的风名，尤其突出了与兵家风占的联系。魏鲜的作物占、这种医家占和兵家的风占，形成了一个具有密切亲缘关系的占术群。这里我想再提及一下《汉书·郊祀志》的记事。

莽篡位二年，兴神仙事，以方士苏乐言，起八风台于宫中。

① 《古今图书集成·历象汇编·庶徵典》卷六十《风异部汇考·一之六·正月朔旦八方风占》：“汉魏鲜正月朔旦决八风。风东北来为上岁，行兵主客俱不利，一曰利客。南来大旱，一曰为主吉。西南来小旱，有谋不成，一曰主客俱不利。西来有兵起，宜客。西北来戎菽成，小雨则有兵，宜客。北来为中岁，宜客。东来大水，宜主。东南来人病，岁恶，宜主。”

台成万金，作乐其上，顺风作液汤。

此处所说的液汤，自然不是普通的医药，而可能是特殊的“仙药”。据该记事，八风占的技术也流入神仙术，并向着特殊方向发展。

七、自然的节律与身体的节律

虽说虚风是疾病的外因，但并不等于它会同等地作用于所有人。如果要究明虚风与疾病的关系，那么，就必然需要关注身体的生理性或病理性条件。在《八正风候》篇中已经提到过，虚风通过“起毫毛，开腠理”而进入体内。《九宫八风》进一步在其结尾处增加的短文中，导入了三虚三实的概念。规定身体生理学条件的要素的三种虚与实根据的是三虚还是两实一虚，疾病的表现形式也不同[①]。虽然未言及两虚一实与三实，但是，就三实来说，是不会患病的。因此，《九宫八风》篇后半部分的主张是这样的，即八方的虚风分别侵袭身体的特定部位，并引起特定的症状或疾病。但是，生病与否，疾病重还是轻，追根究底还是与身体的生理学条件有关。正面提出这一问题的，是用黄帝－少师这种问答形式写成的论文，即《太素》卷二十八收录的《三虚三实》（《灵枢》卷十二《岁露论》）。

《三虚三实》的讨论，明显沿袭了《八正风候》，或以这样的

① 《太素·九宫八风》：“三虚相薄，则为暴病卒死。两实一虚，病则为淋洛寒热。犯其雨湿之地，则为痿。故圣人避邪风如避矢石焉。其有三虚而偏中于邪风，则为击仆偏枯矣。”

学说为前提，而《九宫八风》篇中的三虚三实概念，则可以看成与《三虚三实》篇中的相同。由此可以认为，第一，《三虚三实》与《九宫八风》基本撰写于同一时期，或者至少与后者中出现的这种八风说的普及化并行，同时也展开了由前者定义的三虚三实的讨论。第二，可以认定，以论述形式写成的《九宫八风》和以问答形式写成的其他两篇，是出自同一学派之手的论文。我们将这一派命名为“少师派”。

《三虚三实》是一篇出色的论文。我们从中可以读取到从风占转向医学思考的严肃路径。黄帝在开篇的提问已经很尖锐。

黄帝问于少师曰：余闻四时八风之中人也，故有寒暑，寒则皮肤急而腠理闭，暑则皮肤缓而腠理开。贼风邪气，因以得入乎？将必须八正虚邪，乃能伤人乎？

外因是有内在条件后而发挥作用，还是与之毫无关系？不用说，后者是占风家学说的核心。

少师答曰：不然！贼风邪气之中人也，不得以时。然必因其开也，其入也深，其内极也疾，其患者卒暴。因其闭也，其入也浅以留，其病人也徐以持也。

少师的回答，将占风家的学说从其核心上予以了否定。他认为，“时”仅仅作为产生腠理开闭这一内在条件的外在条件，才具有意义。然而，黄帝没有停止追问。

黄帝曰：有寒温和适，腠理不开，然有卒病者，其故何也？

少师曰：帝弗知邪入乎，虽平居，其腠理开闭缓急，固常有时也。

与前面提到的“时”是外在的时不同，此处所说的“时”，可以说是内在的时，是身体的生理学性节律。如果认为，平常基于生理学性的内部节律，腠理进行着开合，那么，外在的时，或与这个“时”相伴的寒暑，就只不过是次要的，且增大或搅乱内部节律的因素。

那么，身体的生理学性节律是什么呢？对于黄帝的提问，少师回答道：

人与天地相参也，与日月相应也。故月满则海水西盛，人血气精，肌肉充，皮肤致，毛发坚，膲理郄，烟垢著。当是之时，虽遇贼风，其入浅，亦不深。

至其月郭空，则海水东盛，人血气虚，其卫气去，形独居，肌肉减，皮肤缓，腠理开，毛发浅，膲理薄，烟垢落。当是之时，遇贼风，则其入也深，其病人也卒暴。

杨上善将膲理解释成与三焦有关的现象[①]。三焦指什么，自古以来就是有争议的，这里不展开讨论[②]。不管怎样，它都被认为是六腑之一，它出现在这里是很不正常的，姑且作情况不明处理。

---

① 《太素》卷二十八《三虚三实》：“膲腠理曲而不通，三焦之气发于腠理，故曰膲理郄曲也。”

② 关于三焦，请看本书第八章的补论，以及山田慶兒『中国医学はいかにつくられたか』第 94–97、144–146 頁。参见金関丈夫「三焦」（『日本民族の起源』，法政大学出版局，1976，第 313–367 頁）。

根据少师的观点，人体具有与潮汐周期相同的生理学性节律。这是一种天人感应论，而绝不是类比。因为两者都是因月的盈缺而引起的现象。承认在月与人体之间存在密切的相关关系的观点，在马王堆医书《却谷食气》篇中就能看到。该篇云，在为了辟谷而食石韦的场合下，要配合月的盈缺加减其量[①]。换言之，使身体的节律与月的节律一致，为最佳之道。《却谷食气》的辟谷、服气技术不属于医学，而是传承于神仙方术与道教中。其与《三虚三实》之间虽然没有直接的联系，但是，它们的基层观念是共同的。

不管这种观点起源于何处，也不管其合理性如何，重要的是，通过掌握人体的生理节律这一内在条件，就能超越外因决定论的立场，从而摆脱占风家的学说。这时，“风”再次必须从与风占完全不同的观点进行讨论。这给发展医学理论提供了一个新契机。

《三虚三实》以下述问答结束。

黄帝曰：其有卒然卒（猝）死暴病者，何邪使然？

少师曰：得三虚者，其死暴疾。得三实者，邪不能伤人也。

黄帝曰：愿闻三虚。

少师曰：乘年之衰，逢月之空，失时之和，因为贼风所伤，是谓三虚。故论不知三虚，工反为粗。

---

① 《马王堆汉墓出土医书释文（一）》：“去（却）谷者食石韦，朔日食质。日驾（加）一节，旬五而（止）。（月）大始铫，日（去一）节，至晦而复质，与月进退。”

黄帝曰：愿闻三实。

少师曰：逢年之盛，遇月之满，得时之和，虽有贼风邪气，不能危之。

根据杨上善注，以七岁为基准，在它之上每次加九岁得到的十六岁、二十五岁、三十四岁、四十三岁等，称为“年之衰”。赶上该岁，称为“乘年之衰”[①]。如果遵从这个解释，那么，在人的生、长、老、死的过程中，则每九年有一个节点。到了该节点的这一年易患病，即相当于厄年。但是，也有其他解释的可能。衰的对立概念是盛。收录于《太素》卷三的岐伯派论文《阴阳大论》，称四十岁为“衰之节”[②]，杨上善注云“腠理始疏”，所以或许是在这种意义上的盛衰。姑且采纳后一种解释，那么，这第一个条件，与第二个条件中月亮盈缺是每月的节律不同，可称为是一种年龄的节律。第三个条件是“时之和”。虽然它看起来只不过是外在条件，但是恐怕并非如此。“时之和”包含着带给身体生理性调和的意义，而所谓“时”，在这种情况下指季节。如果借用杨上善注中的话，则是“摄养顺于四时和气”。

这三个条件如果全部为正，则是三实；全部为负，则是三虚。在它们中间有两实一虚，以及完全不见文字记载的两虚一实（表 6-4）。这种条件组合形成的四种或八种模式，或许为病理学提供了一个有用的图式。实际上，没有这个图式直接传承下来的

① 《太素·三实三虚》：“人年七岁，加于九岁至十六岁，名曰年衰。如是恒加九岁至一百六，皆年之衰也。”

② 《太素·阴阳大论》：“衰之节，年四十而阴气自半也，起居衰矣。”

痕迹。但是，这里以一种原型的形式展现了中国医学中极具特征性的思考方式。关于这一问题，我将在另外的部分再做论述。

表 6-4　三虚三实图式

年	月	时	虚实
+	+	+	三实
+	+	−	两实一虚
+	−	+	两实一虚
−	+	+	两实一虚
+	−	−	两虚一实
−	+	−	两虚一实
−	−	+	两虚一实
−	−	−	三虚

八、九宫八风说的去向

中国医学首部体系性病理学著作——隋代巢元方的《诸病源候论》，从《风病诸候》开始论述。其开篇部分的《中风候》云：

中风者，风气中于人也。风是四时之气，分布八方，主长养万物。从其乡来者，人中少死病。不从其乡来者，人中多死病。其为病者，藏于皮肤之间，内不得通，外不得泄。其入经脉，行于五脏者，各随脏腑而生病焉。

接下来，记述了心中风等五脏中风的症状。另外，《贼风候》云：

贼风者，谓冬至之日有疾风从南方来，名曰虚风。此风至能伤害于人，故言贼风也。其伤人也，但痛不可按抑，不可得转动，痛处体卒无热。

在这里出现了由九宫八风说导入的、作为疾病外因的风的概念，经过其历史性发展所达到的极致表达。风，是四季之气，遍布八方。八方，也可以换言成一切方向。从其乡吹来的风，对人无害；而不是从其乡吹来的风，则会伤人。在这里，九宫和冲这些概念消失了。与冲相对的乡这个占风用语，也未经定义就被使用。因此，即使说是不从其乡吹来的风，也与容易引起疾病的风在意义上相同。总之，作为病因而被一般化的风的概念形成了。

唯有一种贼风，还保留着八节之日和方位的概念。这继承了《八正风候》的第一个问答。关于这一点，通过比较两篇文章可知。(a) 是《八正风候》,(b) 是《风病诸侯》。

(a) 常以冬之至日，太一立于汁蛰之宫。其至也，天应之以风雨。风雨从南方来者，为虚风，贼伤人者也。

(b) 贼风者，谓冬至之日有疾风从南方来，名曰虚风。此风至能伤害于人，故言贼风也。

果然，在这里太一和九宫的概念也消失了。总之，只有这些残存下来，或许暗示仅冬至日的占风，一直延续到后世。

巢元方关于病因风的论述仅限于此二条，其余部分则专注于记述各种各样风病的症状，并将卷一和卷二分配给了它们。唐代王焘的《外台秘要》(752 年)，在卷十四《中风》开头部分的《中风及诸风方》及《贼风方》中，全盘引用了巢元方关于风与贼风的说明，而卷十四、卷十五同样充斥着风病的症状及其治疗方法的记载。

那么，《黄帝内经》中少师派的九宫八风说，经历了怎样的历史过程，才达成隋唐医学的这一结论呢？东晋陈延之的《小品方》(又名《经方小品》) 提供了解明它的几乎唯一的线索[①]。

《小品方》虽然被《外台秘要》和丹波康赖的《医心方》(984年) 等大量引用，但是，它是一部著作年代不明的佚书。然而，1985年，人们发现了其序论、目录及第一卷。随后，残卷被复刻，几乎可以窥见其全貌[②]。其成书年代也被认定上限为454年，下限为473年[③]。根据目录，第二卷记载了以《治头面风诸方》为首的风病诸方。在《医心方》卷三《风病证候》中，有对《小品方》的很长一段引用，恐怕即摘录自这里。

请大家注意下面的文章中陈延之对风论的发展。

说曰：风者，四时五行之气也，分布八方，顺十二月，终三百六十日。各以时从其乡来为正风，在天地为五行，在人为五脏之气也。万物生成之所顺，非毒厉之气也。人当触之过，不胜其气，乃病之耳。虽病然有自瘥者也，加治则易愈。其风非时至者，则为毒风也，不治则不能自瘥焉。

---

① 基于九宫八风说的风病因论见于《小品方》一书中。指出这一点的，是石田秀実「『小品方』の医学思想」(『こころとからだ——中国古代における身体の思想』，中国書店，1995，第268-269頁)。

② 『小品方·黄帝内経明堂古鈔本残卷』，北里研究所附属東洋医学総合研究所，1992，第1-62頁。

③ 参见小曽戸洋「『小品方』書誌研究」，北里研究所附属東洋医学総合研究所，第70-71頁；山田慶兒『中国医学はいかにつくられたか』，第195-201頁。

很明显，它基于《八正风候》，并引入了五行的概念。不用说，这是对五方风出现的铺垫。

文章接着以“今则列其证如下”起头，导入下面的叙述：

春甲乙木，东方清风。伤之者为肝风，入头颈、肝俞中。

以下重复同样的记述：夏，汤风、心风、心俞；仲夏，阳（汤？）风、脾风、脾俞；秋，凉风、肺风、肺俞；冬，寒风、肾风、肾俞。这是继承《太素》卷三岐伯派的五行说论文《阴阳杂说》（《素问》卷一《金匮真言论》），并加以发展的文章。

东风生于春，病在肝，俞在颈项。……中央为土，病在脾，俞在脊。①

将中央置换成了仲夏，并且将五脏名称配伍给五方风。这种五方五脏风，尽管症状记述不同，也与季节风没有关系，但是，与巢元方所说的心中风等五脏中风存在联系，这是不容置疑的。当巢元方剔除五行论的色彩，并专注于症状记述的时候，五脏中风的概念就形成了。总之，根据陈延之的说法，当人们过度接触了“四时正气之风”的时候，就会得这些病证。

那么，四时（五方）风与八风是怎样相关的呢？虽然《阴阳杂说》已经论述说，“天有八风，经有五风。八风发邪以为经风，触五脏”，但是，我们并不清楚它们是如何发生关系的。陈延之这样做了说明：

① 《太素·阴阳杂说》。

四时风总名：春九十日清风，夏九十日汤风，秋九十日凉风，冬九十日寒风。其气分布八方，亦各异名也。太一之神，随节居其乡各四十五日，风云皆应之。今列其风名如下：

东北方艮之气，立春王，为条风，一名凶风，王四十五日。

以下的记述归纳在表 6–5 中。我们将之与表 6–3 进行比较。第一，根据五行说，在季节中增加仲夏，八方变成九方。第二，八卦取代了九宫，并且引入了所谓的八卦休王说。在九宫名称中使用八卦和中央的例子，已经出现在郑玄注的《周易乾凿度》中[①]。但是，这里与它不同，宫的概念本身是消失了的。在特定季节里特定的卦气成为主导者这种八卦休王说[②]，在此之前就已经在东汉王充的《论衡》中有所记载[③]。第三，风名被置换成《史记》中的一般性风名，且占风家的特殊风名只不过是作为别名而得到了附记。在这里可以清楚地看到的，是一种将九宫八风说从九宫占风家的狭窄限定立场中解放出来而加以一般化的强烈意愿。

---

① 郑玄注《周易乾凿度》：“太一下行八卦之宫，每四乃还于中央。中央者北神（辰？）之所居，故因谓之九宫。”九宫之名，坎宫、坤宫、震宫、巽宫、中央之宫、乾宫、兑宫、艮宫、离宫。另外，参见山田慶兒『制作する行為としての技術』，朝日新聞社，1991，第 192 頁。

② 参见《五行大义》卷二《论相生》及《论四时休王》。

③《论衡》卷二十四《难岁》：“立春，艮王·震相·巽胎·离没·坤死·兑囚·乾废·坎休。王之冲死，相之冲囚，王相冲位，有死囚之气。乾坤六子，天下正道。”

表 6–5 《小品方》的风论

方位	王（卦）	节气	风名	别名	天数	
东北	艮	立春	条风	凶风	45	
东	震	春分	明庶风	婴儿风	45	
东南	巽	立夏	晴明风	弱风	45	
南	离	夏至	景风	大弱风	27	}45
中央		仲夏	景风	大弱风	18	
西南	坤	立秋	凉风	谋风	45	
西	兑	秋分	阊阖风	刚风	45	
西北	乾	立冬	不周风	折风	45	
北	坎	冬至	广莫风	大刚风	45	

在这段文字末尾，陈延之承袭《九宫八风》篇所做的注释，预示着《诸病源候论》后来的发展：

上八方之风，各从其乡来，主长养万物，人民少死病也。（《医心方》）

与之相反：

八方风不从其乡来，而从冲后来者，为虚邪，贼害万物，则民众多死病也。故圣人说避邪如避矢也。邪者，风也。今人寿夭多病，是不知避邪也。为病证候如下。（《医心方》）

这种记述，几乎就是在祖述《九宫八风》。在此把它整理成表 6–6，并请与表 6–2 进行比照。

表 6-6　八风与疾病证候

风名	疾病	气的居所	
		内	外
凶风	（病证今无）	大肠	胁腋骨下四肢节解
婴儿风	筋纽湿	肝	筋
弱风	体重	胃	肉
大弱风	发热	心	脉
谋风	弱，四肢缓弱	脾	肌
刚风	燥燥者，枯燥瘦瘠	肺	皮
折风	脉绝时而泄利，脉闭时则结不通，喜暴死	小肠	右手太阳
大刚风	寒寒者，患冷不能自温	肾	骨·脊膂筋

《九宫八风》的前半部分[①]，把从乡吹来的、生养人的“实风”，和从冲吹来的、伤害人的“虚风”，尖锐地对立起来。而后半部分，只在太一立于中宫的日子，八方才会变成“虚之乡”，且认定存在八风让人生病的可能性。陈延之虽然继承了前半部分的立场，但却将风的虚实概念置换为正邪的概念。而且认为，从乡吹来的正风和从冲后吹来的虚邪之风的区别，只是带给人疾病和死亡的盖然性多少的不同，即仅是量上的差别。然而即使是正风，过度的接触也会使人生病，因此他引入四时风的概念，且与五脏结合。这种五脏风病，在自然治愈这一点

① 译者注：原文为“第一个问答”“第二个问答”，疑有误，因为《九宫八风》并未采用问答的形式。根据上下文，改为“前半部分”“后半部分”。

上，被认为与中了虚邪八风时需要治疗的病，有着本质上的不同。

《医心方》引用的陈延之关于风的一般理论，到此结束。接下来进入对风病的具体记载，这里没有触及的必要。在陈延之的立论中，风的病因论变质的方向已经很清楚了。这就是切断了与方位、季节联系的一种五脏中风论和一种风的一般理论。但是，痛击这种一般理论，并迫使风的病因论解体的议论，几乎与《诸病源候论》同时出现。这就是唐武德年间（618—626年）担任太常丞的甄立言在其所著《古今录验方》中提出的观点。

《医心方》接在《小品方》后面，引用了现为佚书的《古今录验方》。据《古今录验方》记载，风是天地、山川之气，根据发生场所的远近分为两种。一种是天地、八方、四时、五行之气，即远风。另一种是像秋风、大风、疾风这样的强烈的风。它是山川之间的气，是近风。它虽然可以使风起，可以使物动，可以使人生病，但是，不是天地之气。[①]不仅如此，甄立言又云：

经言“诸取风”者，非是时行永节之风，亦非山川鼓振之风也。此人间庭巷、门户、窗牖之迳气耳。天无风之日，其恒有迳风。人长居其间，积日月，此能虚人肌理，入人百脉，攻人五脏六腑，则致病焉。复有野间广泽都亭成迳风，亦不可居卧也。

① 《医心方》卷三《风病证候》：“风者，天地、山川之气也，所发近远有二焉。其一是天地、八方、四时、五行之气，为远风也。其风，飂、飅、飏（原文作飈）、□。鼓振者，此则山川间气，为近风耳。譬由鼓肩动于手握之间，便能致风，亦能动物，亦能患者，而非天地之气也。”

复有眠坐，恒使人扇之，亦能生病，但小轻于迳穴中耳，古今有验其事者甚众。

甄立言记载了身边观察到的三个例子。简而言之，他认为医书所说的“风”，是缝隙风和扇子风这样的东西。

巢元方大概是比甄立言早一两代的人。但是，巢元方一定也共享着促使甄立言做出这样论断的时代思想。虽然还保留有四方之气和乡这一类概念的痕迹，但是，他已经站在了既远离《九宫八风》，又远离陈延之学说的地平线上，给风的外因论赋予了古典的定义①。

九、发声机构的解剖与音乐

《太素》现存少师派的论文，就是目前为止讨论过的《八正风候》《九宫八风》《三虚三实》这三篇。此外还有以黄帝－少师问答形式写成的三篇论文，被收录进《灵枢》中。其中尤其特殊的，大概就是《灵枢》卷十《忧恚无言》。虽然是论述突然失声的疾病，但是，其对发声机构记述之出色，没有其他《黄帝内经》论文能与之媲美。

根据少师派的观点，构成发声机构的器官及其功能如下：

咽喉	水谷之道
喉咙（气管）	气之所以上下者

① 比如在1174年成书的南宋陈言《三因极—病证方论》卷二《叙中风论》中，就能看到：“夫风为天地浩荡之气，正顺则能长生万物，偏邪则伤害品类。人或中邪风，鲜有不致毙者，故入脏则难愈。……然四气皆能中者。”

会厌（喉头盖）　音声之户
口唇　音声之扇
舌　音声之机
悬雍垂（口盖垂）　音声之关
颃颡（咽喉）　分气之所泄
横骨（舌骨）　神气所使主发舌者

这是宛如解剖乐器构造一样准确的记述，并且在这些术语中，甚至还有若干个如今也在使用。在这样揭示发声机构之后，少师派说明其失声的原因。但是，这里没有深入探究其细节的必要。问题是，为什么我们能看到关于发声机构如此准确的记述。可以说，如果没有可靠的解剖学上的知见，这样的描述是不可能的。毫无疑问，局部的人体解剖是实施了的。的确，发声器官与机能是比较容易懂的，而且，也可以类比成乐器。不过，为什么会关心起发声机构呢？

这里我们要注意“少师”这一名称。这一派拟定其为黄帝的老师，并尊奉为本派的始祖。所谓师，是什么意思呢？在其宽广的含义中，首先包含有军队。据《周礼·小司徒》记载，五百人为旅，五旅为师，五师为军[①]。另外，它也是神的名字。在《周礼·大宗伯》中，记载有以槱燎祀风师、雨师[②]。这两种含义，让

① 《周礼·地官司徒·小司徒》：“五人为伍，五伍为两，四两为卒，五卒为旅，五旅为师，五师为军。”

② 《周礼·春官宗伯·大宗伯》：“以槱燎祀司中，司命，风师，雨师。”郑司农言：“风师，箕也。雨师，毕也。”箕、毕，虽然是二十八宿的星座，但即便如此，与风神和雨神等基本相同。

人想起《八正风候》《九宫八风》两篇弥漫的兵家与占风家的气息。此外，更不用说春秋时代半传说性质的名人师旷了，师旷也指称音乐家。不仅如此，少师也是音乐家的官名。据《周礼·大司乐·小师》记载，其职务是辅佐大师，教授各种乐器的演奏法、歌唱法，并在祭祀时实际演奏、歌唱①。在《仪礼·大射仪》与《论语·微子》中，写作少师而非小师。总而言之，我认为，所谓少师派的少师，是此乐官。大概少师派与音乐具有某些联系，而这个事实唤起了他们对发声机构的注意。

音乐与风占有着很深的联系。《太平御览》卷九《风》引《乐动威仪》云：“风气者，为礼乐之始，万物之首也。物非风不能熟也。风顺则岁美，风暴则岁恶。”将音乐与风占相联系的思想，在这里得到简洁的表达。郑玄在注释《周礼·保章氏》“以十有二风，察天地之和”时说：“十有二辰皆有风，吹其律以知和不，其道亡矣。”据《史记·律书》记载，周武王伐殷纣王时，“吹律听声，推孟春以至于季冬，杀气相并，而音尚宫”。用宫、徵、羽、商、角这五音风占，直到后世，都属于占风家非常拿手的技术。所谓“同声相从，物之自然”，“何足怪哉”，就是《律书》中的说法。不仅如此，正如武王故事所暗示的那样，占风术发挥最大效用的场合之一，是在战场上。关于音乐在战争中的作用，无须赘述。有观点认为，讲述八风与律的《史记·律书》，

① 《周礼·春官宗伯·大司乐·小师》：“掌教鼓、鼗、柷、敔、埙、箫、管、弦、歌。大祭祀，登歌击拊，下管击应鼓，彻歌。大飨，亦如之。大丧，与廞。凡小祭祀，小乐事，鼓朄（击小鼓之意），掌六乐声音之节与其和。”

可能原本是兵书。不管怎样，少师派是在弥漫着战争、音乐、风占与医学这四者的精神氛围中生存的。

■ 十、类型论的思考

《灵枢》中收录的少师派剩余的论文，即卷二的《寿夭刚柔》(仅限开始部分)与卷十的《通天》，均涉及阴阳的概念。我们来探讨一下其思考方法。

《通天》将人分成五种类型，并记述了各类型的体质、性格与外貌。这种类型差异，产生于阴阳之气比例的不同(表6-7)。其中，太阳之人一项下所记“少阴”，当是“无阴”之误。所谓“天地之间，六合之内，不离于五，人亦应之，非徒一阴一阳而已也”，是少师被黄帝问到“余尝闻人有阴阳，何谓阴人？何谓阳人？”时的回答的开头部分。只要读到这部分，一般人都会想起五行说。但是，这里并没有使用五行的概念。与此同时，值得注意的是，少师派也没有采取太阴、少阴、厥阴、太阳、少阳、阳明，这种所谓的三阴三阳说的立场。与经脉相结合的三阴三阳概念，是黄帝学派医学理论的核心，在马王堆汉墓出土医书中已经被明确地模式化了。少师派大概对它秉持了批判态度。经脉这种观念，是与针灸疗法一起发展起来的。少师派虽然采用了针灸疗法，而且，事实上也将“盛则泻之，虚则补之，不盛不虚，以经取之”这一黄帝派明确提出的治疗的大原则，原封不动地写入《通天》篇中，但是，他们好像最终没有在三阴三阳说上达成共识。

表 6–7 《灵枢·通天》中人的五种类型

人的类型	气的比例
太阴	多阴无阳
少阴	多阴少阳
太阳	多阳少（无？）阴
少阳	多阳少阴
阴阳和平	阴阳之气和

他们所运用的是一种大为不同的思考方法。尽管阴阳与虚实的概念有所区别，但多阴无阳、多阴少阳、多阳少阴、多阳无阴这四种类型，可以完全对应《三虚三实》篇中的三虚、两虚一实、两实一虚、三实。只不过二对一变成了多对少而已。这四种类型在《寿夭刚柔》中，则被置换成了阴之阴、阴之阳、阳之阴和阳之阳。不管怎样，这里存在的都是同样的思考方法。在设想阴阳之气的调和状态时，少师派的思考方法接近五行说。但是，他们决不采用五行的概念，而是始终坚持用阴阳概念来把握。他们一直忠实于阴阳理论的二分法原理。这让我产生了某种怀疑：少师派或许是产生于医学外部而非内部，是从外部尝试医学理论化的、比较初期的派别吧。如果是从针灸理论发展中形成的黄帝学派，那么，他们绝对不会放弃三阴三阳说。即使论及疾病与疗法，他们提及的方式也是不具体的，且是极其类型论的，这也加强了我的怀疑。在《寿夭刚柔》篇中，这种类型论的思考方式清

晰可见。

《寿夭刚柔》篇的前六分之一采用黄帝－少师问答形式，后六分之五采用黄帝－伯高问答形式。伯高派论文的后半部分，在《太素》中作为独立论文《三变刺》，收录在卷二十二中。《寿夭刚柔》恐怕是《灵枢》的编者将一篇少师派的论文与两篇伯高派的论文合并成一篇的结果。其开始部分，将内外和阴阳作为两个基本的对立概念，进行了设定。又通过组合，将构成身体的要素分成四部分（表 6-8），并从这四部分的组合中，产生疾病存在部位的四个模式（表 6-9）。然后，针对每个模式，指定了针刺的位置（表 6-10）。这里要注意两点：第一，规定五脏六腑为内，筋骨皮肤为外，与《九宫八风》后半部分中身体部位划分方式一致，不如看成是它的一般化。除内外概念外，还引入阴阳概念，并进行了一般化处理，从中能窥见他们在理论上努力的踪迹。第二，他们言及针法的只有该处。不只是针法，一般来说少师派的论文几乎都不谈治疗方法。在《忧恚无言》中，关于失声时的针刺治疗，在末尾附有简短的指示，但那是以黄帝－伯高的问答形式撰写的。显然，这是伯高派增补的。少师派没有具体地论述治疗方法，未必意味着他们不参与实际治疗。但是他们对知识的关心，与其说在治疗法上，倒不如说是在理论的一般化上。他们在那里活用了基于二分法原理的类型论思考方法。

表 6-8　内外 / 阴阳与身体要素四部分

	阴	阳
内	五脏	六腑
外	筋骨	皮肤

表 6-9　疾病存在部位的四模式

		外	
		阴	阳
内	阴	阴之阴	阴之阳
	阳	阳之阴	阳之阳

表 6-10　四个模式的针刺位置

疾病部位	针刺位置
阴之阴[①]	阴之荥输
阳之阳	阳之合
阳之阴	阴之经
阴之阳	络脉

类型论的思维，进一步被适用于治疗的一般原则上。根据少师派的观点，阳部的疾病叫做风，阴部的疾病叫做痹。要是阴阳都发生疾病，就叫做风痹。当疾病呈现有形而不痛的症状时，属于阳类，阴没有大问题而阳受伤。当疾病呈现无形而痛的症状

① 译者注：原书作“阳”，经核查资料，有误，今改作“阴”。

时，则相反。对于前者，要赶快治疗阳，而无攻其阴。[①] 对于后者，则采取与之相反的处置。在这里，有形和无形，意味着是否能从外表观察到症状。或许，能够用内外的概念加以置换。此外，存在阴阳俱乱，症状有形、无形不定的情况。这个时候，阴胜其阳，谓之不表不里。若兼见烦心，则寿限不远。[②] 这是治疗的一般原则。虽然没有有形而痛、无形而不痛的组合，但是，很明显这是同一思考方法的选择性适用。我认为，这种原则与其说是经验性地产生于治疗实际中，倒不如说是有点性急的理论化的结果。单纯的类型论思维，虽然在体系化、理论化的初期阶段发挥积极作用，但是，在经验性知识大量积累的面前，最终会失去效力。少师派恐怕就是这样被超越的。虽说如此，类型论的思维方法仍处于中国医学的核心，并作为它的工作原理一直在发挥着作用。

■ 十一、少师派的位置

王冰编辑《素问》之际，在前十八卷里安排黄帝－岐伯问答形式的论文五十篇和论述形式的论文十五篇，在最后的两卷里汇集雷公－黄帝问答形式的论文七篇。在它们之间，配置了成于后

① 《灵枢》卷二《寿夭刚柔》："病在阳者，名曰风。病在阴者，名曰痹。阴阳俱病，名曰风痹。病有形而不痛者，阳之类也。无形而痛者，阴之类也。无形而痛者，其阳完而阴伤之也。急治其阴，无攻其阳。有形而不痛者，其阴完而阳伤之也。急治其阳，无攻其阴。"

② 《灵枢》卷二《寿夭刚柔》："阴阳俱动，乍有形，乍无形，加以烦心，命曰阴胜其阳。此谓不表不里，其形不久。"

人之手的所谓运气七篇。少师派、少俞派、伯高派的论文全部被排除掉。尽管他没有学派与内部支派一类的观点，但是，他大概认为，黄帝派-岐伯派才是正统的传承。我认为，王冰的认识的确没有错。但是，这并不意味着其他诸派对黄帝学派医学的发展没有做出值得一提的贡献。

黄帝派自己主动承担的课题，是发展与针灸疗法一同形成的经脉理论，并确立其诊断法与治疗法。从马王堆汉墓出土医书阶段开始的、几乎是飞跃性的进步，是经由他们之手完成的。但是，黄帝派有一个决定性的不足，就是缺乏疾病的外因论。正如在第八章中将再次详细论述的那样，与主导医学的外因论相反，黄帝派有意识地采取内因论的立场，在发明出各种脉法的同时，创建完成了脉法和疗法相结合的独特诊疗体系。正因如此，与他们对内因性疾病的洞察相反，他们的弱项在外因性疾病上。少师派带着“风”这个外因概念的登场，填补了这一空隙。在这个过程中，少师派借鉴了占风家的学说。占风家论述了各种各样的风对于人体的影响。可以说，少师派对黄帝学派病理学的最大贡献在于重新导入了外因论。

在占风家中，他们之所以采用了我所命名的九宫占风家一派的学说，大概是因为虚实的概念。黄帝派早已经有了虚实概念，但那是关于脉与卫气的概念，并与放血之类的治疗方法联系在一起。或者更一般地说，是与“虚则补之，实则泻之”这种治疗原则相关的概念。但是，少师派则不同。他们认为，作为外因的风就是虚。而且以此为基础，在身体的生理学性条件中导入虚实。在外之虚实与内之虚实的对应关系中，探求疾病发生的原因。虚实之风的外因论，将由伯高派和岐伯派逐渐发展推进。

在不持有外因论的黄帝派中，料想也没有内在的人体与外在的自然这种意义上的内外对立概念。将它引入进来，无疑也应该算作少师派的贡献之一。这种内外的视角，在天人感应论的支持下，逐渐产生出通过与外在自然的类比来把握人体结构与功能的立场。在岐伯派与伯高派的工作中，我们可以看到其明确的表达。这个问题留待其他章节论述。内外的概念中还有另一个含义，即人体本身的内与外。这个概念在黄帝派中也早已经出现了。但是，正如在《太素》卷十四《人迎脉口诊》(《灵枢》卷八《五色》) 中看到的那样，当时的内指脏，外指腑，仅是一个狭义概念。将之一般化而与身体各部位或器官对应起来的，是少师派。由此，内外最终被看成是能直接置换成阴阳的概念。例如，岐伯派的论文《阴阳杂说》云："夫言人之阴阳，则外为阳，内为阴。"杨上善注曰："皮毛、皮肤在外者为阳，筋骨、藏(脏)府(腑)在内者为阴。"内外通过获得与阴阳的这种互换性，逐渐成为生理学和病理学中不可缺少的概念。

由少师派导入、提出的概念与思考方法，被伯高派和少俞派，特别是岐伯派所继承、重组和发展。此外，少师派以黄帝派的存在为前提，并以之为依据，这从医学术语和治疗原则中也能推测出来。我现在必须对最初提出的假说做如下修正，即少师派是在黄帝派之后兴起的，而且与黄帝派一同被岐伯、伯高、少俞三派所超越。如果进行图示，则如图 6-6 所示。

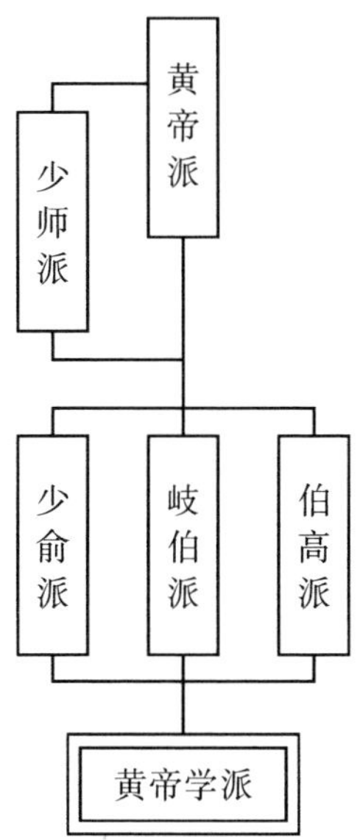

图 6-6 修正后的黄帝学派形成示意图

如果称黄帝派、少师派为初期二派，岐伯派、伯高派、少俞派为后期三派，那么，由初期二派向后期三派的转变，也可以说是由阴阳派向五行派的转变。初期二派或仅将五行论视作分类原理，或有意不使用五行说。将五行说采用为说明原理并积极进行适用的，是后期三派。伴随着这种转变，黄帝学派开始了医学理论的新发展。

第七章
计量解剖学与人体测量的思想

一、王莽的解剖

中国人体解剖最早的，也是唯一见于正史的记录，出现在著名的《汉书》卷九十九《王莽传》中。这次解剖实施于新莽天凤三年（16年）。

翟义党王孙庆捕得，莽使太医、尚方与巧屠，共刳剥之，量度五藏（脏）。以竹筳导其脉，知所终始。云可以治病。

对于该记载，三上义夫已进行了详细研究[①]。根据三上义夫的观点，第一，王孙庆是被活捉的，其解剖可以假定为活体解剖与死体解剖中的一种。第二，尚方是“典御用铸作之官署”，其官“参与人体解剖”，“可以推定，将解剖的结果铸造成模型大概是其任务”。这当然只是推定，但是，“宜认为该推定具有高度的可靠性”。第三，巧屠即技艺高超的屠夫，是剖解兽畜的行家，“大概熟悉兽畜的脏腑等事”。第四，提及五脏却不见六腑，

① 三上義夫:「王莽時代の人体解剖とその当時の事情」,『日本医史学雑誌』,1943年第1期，第1–29頁。

大概是省略或脱文。第五，用细竹枝导其脉，表明关于脉的知识是如何的重要，并且，可以推测存在像《素问》《灵枢》这样的医经书籍。第六，作为当时进行人体解剖的一个原因，不能漏掉王孙庆参与叛乱的主谋者翟义和王莽、刘歆之间的关系。为了理解最后这个观点，我们有必要回顾一下事件的背景。

翟义的父亲翟方进，被汉成帝（公元前32—公元前7年在位）亲自任命为御史大夫，后荣登丞相之位，以弹劾权臣横暴的正义之士而闻名。他原本凭修习《春秋梁谷传》而成为博士（通晓某种技艺或从事某种专业的人的尊称），但也喜好研究《春秋左氏传》和天文、星历等。在传承其学业的人中，就有身为王莽亲信、被称为国师的刘歆。关于继承“父之风烈”的次子翟义的学问，虽然《汉书》卷八十四《翟方进传》中未有提及，但是，他一定是师从其父，并与刘歆是同门的关系。东郡太守翟义看出，通过毒杀汉平帝（公元1—公元5年在位），拥立汉宣帝（公元前73—公元前49年在位）孙子孺子婴为皇太子，而被称为摄皇帝并自称朕的王莽，有篡夺汉朝的野心，于西汉居摄二年（7年）九月，立东平王刘信为天子而举兵起义。令王莽陷入“惶惧不能食”（《资治通鉴》卷三十六）这般恐怖中的义举，在同年十二月，壮志未酬即被击败。翟义与刘信弃军逃亡，最终以自杀而告终。王莽不仅将翟义的尸体在市场处以磔刑，还在长安市场的十字路口，对其母亲、兄弟及亲族，共二十四人处以磔刑。并毁坏其府邸，将之变为污池。掘挖方进及其先祖的坟墓，诛灭全部三族，来进行复仇。如果用三上义夫的话来说，就是“极度恐惧，同时，又憎恨得不同寻常”。

在翟义谋划大事的时候，东郡的王孙庆“以明兵法，征在京师”。翟义将文书发往首都，诈称王孙庆犯有重罪而将其逮捕，并命驿站押送来，使之加入自己一伙。在此之前的元始五年（5年）正月，以周代制度为模范并致力于振兴学术的王莽，征招了精通各种学问和技术的“专门家”数千人。据说，聚集在一起的专门家们，遵照王莽的命令，各自撰写并发表自己的观点，通过互相讨论来纠正异说。刘歆指导律历学者编撰三统历，制定统一的度量衡，也是在这个时候。毫无疑问，其中也有兵法家。三上义夫推测，王孙庆大概也是“响应这次征招的兵法家之一”。三上义夫说，既是老师的儿子，又是同门，“翟义的举兵，在刘歆看来，是非常遗憾的事”。如果其推测是准确的，那么，对于刘歆来说，与他一起进行了两年半学术活动的同僚，也有一人参与了这场叛乱。

到底王莽为什么要将王孙庆交付解剖呢？在列举了几个表明王莽残酷的故事后，三上义夫得出这样的结论。

王莽是如此残虐的人，在翟义举兵时，他感到十分害怕，曾考虑过将其生擒并处以磔刑。但是，他未能达到目的。然而，九年之后，他幸运地生擒了参与起义的重要人物王孙庆。因此，王莽想对他处以极刑，也是人之常情。我猜想，因为刘歆与王孙庆有前述那样的关系，且对学术设施的建树也有所考虑，所以，才不只是单纯诛杀王孙庆，而是要付之解剖。原本打算处以磔刑示众，结果进行了解剖。比起杀死后解剖，活着解剖作为憎恨的表达方式，似乎更自然。

王莽的残酷和憎恨，与刘歆扭曲的情感和学问上的野心相互交织，最终导致了解剖，而且是活体解剖。然而，三上义夫的推论并没有停留在这里。南宋建炎元年（1127年），尚药奉御王惟一曾奉旨铸造铜制人体模型。它是体表标有经络和穴位，内部容纳脏腑的模型。同样的模型，在元代和明代也铸造过。“那么，这样的铜人是在天圣中首次被提议铸造吗？”

刘歆的父亲刘向，曾指挥尚方进行过炼金术实验。结果失败，后来好不容易才免于处决。至于刘歆，则铸造过度量衡的原器。

我们容易想象出，此时，刘歆大概萌生了通过解剖人体来铸造其模型的念头。而被选来实现其想法的人，就是王孙庆。

撰写中国解剖学史相关综合性专论的渡边幸三，将三上义夫的“想象”几乎全作为史实予以接受[①]。我们将铜制人体模型首次得到制作，视作三上义夫的第七个解释。

在三上义夫的解释中，第一、第三、第四没有问题。第二、第五、第六、第七则密切相关，且作为论证存在互补关系。我们来逐个进行考察。

首先，第二个解释说尚方是负责御用铸造的官署，这一点没有错。但实际上还存在另一个被称为尚方的官职。《史记·司马

① 渡辺幸三「現存する中国近世までの五蔵六府図の概説」（引自『本草書の研究』，第388頁）。

相如列传·大人赋》云，“属岐伯使尚方”。而相传岐伯曾为黄帝臣子，且是其医学老师。此外，《汉书·郊祀志上》记载：“栾大，胶东宫人，……已而为胶东王尚方。”颜师古注云，尚方“主方药也”，即尚方是以药物疗法为专业的医师。我认为，参与解剖的尚方恐怕是他们。在以太医即侍医为最高负责人的这次解剖中，除预料中的针灸专家外，方药专家也在场。如果这个推论可靠，那么，认为此时制作铜人的第七个解释的一个有力根据，就被推翻了。

第五个解释放在后面讨论。第六个解释，在作为解剖实施背景的翟义、王孙庆和王莽、刘歆之间的关系中，即使王莽的残酷和憎恨之深是事实，但从个人性格中去寻找解剖动机的解释，也是不能接受的。L . Edelstein 在讨论古希腊解剖学时，这样写道：

当面对自己的敌人，一个被神宣告死亡的人时，所有人类的情感都将泯灭。当一个人不再将他人当作自己的同类时，他可以变得多么极端麻木不仁，这在柏拉图讲述的可怕故事中得到了呈现。阿格莱翁的儿子勒翁提俄斯在进城途中，发现刑场上悬挂有几具尸体。他被渴望登上去的欲望驱使，但是，一开始他感觉无法做到。不过，他最终屈服于欲望，用手捂住脸，奔向被吊起的男人们，大声喊道：“嘿，罪孽深重的家伙们，好好享受对这美景的眺望吧。”[①]（《国家》四三九 a 一四四〇 a）

① L. Edelstein “The History of Anatomy in Antiquity” , in *Ancient Medicine*(tr.by L.Temkin), The Johns Hopkins University Press, 1987, pp.252.

占据王莽内心的，大概就是面对一个可恨至极的敌人时，任何人都会陷入的这种感情。不，是无情，是残酷吧。换言之，如果面对的是国家的叛逆者，那么，付之解剖恐怕会没有丝毫的迟疑。北宋实施的两次解剖事件，也证实了这一点。

据范镇（1007—1088年）《东斋记事》卷一记载：

庆历中，广南西路区（“欧”的笔误）希范以白崖山蛮蒙赶内寇，破环州及诸寨。时天章杜待制杞，自京西转运使徙广西。既至，得宜州人吴香等为乡导，攻破白崖等寨，复环州。因说降之，大犒以牛酒。既醉。伏兵发，擒诛六百余人。后三日，始得希范，醢之以赐溪洞诸蛮。

取其心肝，绘为五脏图，传于世。其间有眇目者，则肝缺漏。

这期间的事情在《宋朝事实》卷十六中有详细记述。范镇接着描述了事件的后续情况。

是时，梅公仪挚为御史，言杞杀降，失朝廷大信，请加罪。朝廷录其功，止加戒谕而已。其后，杞知庆州。一日方据厕，见希范等前诉。叱谓曰：“若反人，于法当诛，尚何诉为。”未几而卒。杀降古人所忌，杞知之，心常自疑。及其衰，乃见为祟，无足怪也。

杜杞因为杀戳投降者而落到报应死去这个传闻，似乎与解剖书的书名一起广为流传。叶梦得（1077—1148年）在《岩下放言》卷下写道：“世传欧希范五脏图，此庆历间，杜杞待制治广南贼欧希范所作也”。他叙述了该事件，但情节有很大变化。

杞大为燕犒。醉之以酒。已乃执于坐上。翌日尽磔于市。且使皆剖腹。刳其肾肠，因使医与画人，一一探索，绘以为图。

用是迁待制帅庆州。未几，若有所睹。一夕至圊，忽仆于圊中。家人急出之，口鼻皆流血，微言希范以拳击我。后三日竟卒。

亡灵的怨念和杜杞之死变得更加戏剧性。

叶梦得责备杜杞。然而，他的非难指向杀降者，即屠戮已经不是敌人的同类，而非针对解剖行为。他说，作为将军不得已而杀人，当然对方也有罪。然而，“为招降之说，与之通好”的结果，是对方终于投降了，却偷袭一度降伏了的人，这是“何至残忍而重苦之乎”。亡灵传闻的根据，也在于这种行为。面对将罪犯付诸解剖，无论是行政官，还是记录此事的人，都没有心理上或伦理上的抵触。顺便说一下，欧希范曾参加过进士考试，是怀抱建立“大唐国”的野心而叛乱的读书人。

果然，与庆历年间（1041—1048年）的解剖不同，人们对于崇宁年间（1102—1106年）的解剖没有任何批判。晁公武（约1105—1180年）《郡斋读书志》卷二中载《存真图》一卷解题云：

上皇朝杨介编。崇宁间，泗州刑贼于市。郡守李夷行遣医并画工往，亲决膜摘膏肓，曲折图之，尽得纤悉。介校以古书，无少异者，比欧希范五脏图，过之远矣。实有益于医家也。

由此可知，人体解剖仅限于罪人，特别是国家的背叛者，这是被当时社会容许的行为。反过来说，人体解剖这种行为成立的前提，是存在这样的罪人。

三上义夫的第七个解释认为，提议解剖的是刘歆，其意图之一在于“学问上的设施”，即铜人的制作。这种解释怎样呢?《王莽传》中的记录全然没有提到刘歆的参与，我们只能从状况证据[①]进行推测。所以，我认为，如果不以铜人的制作为前提，那么，就完全没有理由假定刘歆对此事的主导。

《汉书》在天凤三年（16年）之前与之后，留下了两条值得注意的记录。一个是始建国二年（10年）的记录：

> 莽篡位二年，兴神仙事，以方士苏乐言，起八风台于宫中。台成万金，作乐其上，顺风作液汤。又种五粱禾于殿中，各顺色置其方面，先煮鹤髓、玳瑁、犀玉二十余物渍种，计粟斛成一金，言此黄帝谷仙之术也。(《郊祀志》)

八风台大概是面向八方的八角形台子。八角形的宗教意义，福永光司已做过相关论述了[②]。如果认为液汤与汤液相同，那么，此处液汤则是谷物做成的粥[③]。谷物粥曾被用作滋养剂，其中也有混入药物来煮的。所谓“台成万金”，据颜师古注，指建设费用达到万金。关于五粱禾，同据颜师古注，指五色禾。关于粱，据范胜之注，指秫粟。煮玳瑁等二十余物，取其汁，以浸泡种子。据说粟一斛需要花费一金。另一个是临灭亡的更始元年（23年）的记录：

---

① 译者注：状况证据指没有可靠证言与物证的，从当时状况进行推测的证据。

② 福永光司：『道教と日本文化』，人文書院，1982，第56-82頁。

③ 参见廖育群「湯液について」(『中国古代科学史論　続編』，第531-541頁)。

莽日与方士涿郡昭尹等于后宫考验方术，纵婬（淫）乐焉。（《王莽传》）

这恐怕是投入了巨资、热衷于方术的试验。看起来，王莽即帝位后，在他身边从事自然和技术研究的并非刘歆，而是通神仙术的方士们。《汉书·艺文志·方技略》分为医经、经方、房中、神仙四类。医经指针灸，经方指方药，房中、神仙指神仙术。如果从医学角度来看，神仙术为养生术。神仙术被认为是与医经、经方极其相似的，能归为一类的技术。虽然律历（音乐、度量衡、天文学）也是广义方术（方技）的一部分，但是并没有留下律历学者刘歆特别关心医学的痕迹。

尽管三上很自负，但却没有认为此时制作了铜人的第七种观点的根据。他提出的状况证据过于间接，而直接暗示人体模型铸造的线索则一个也没有。如果认为此时制作了铜人，那么，从中国科学器械、装置的继承惯例来看，它会由上一个王朝传给下一个王朝。并且，在经历若干王朝的时间里，会被修复，或被复制。事实上，北宋铜人就是这样传给后世的。如果失传了，其事实也会以某种形式被记录下来。从新代及东汉到北宋的一千余年里，没有任何关于铜人制作、修复、复制、丧失的记录与言及，这一事实毫无疑问表明，天圣五年（1027 年）是铜人制作的开端。翰林学士夏竦给同时制作的《铜人腧穴针灸图经》三卷所写的序，也完全没有提及铜人制作的先例。因此，首先可以断定，没有先例。

太医奉王莽之命所做的，就是“量度五藏（脏），以竹筳导其脉，知所始终”。所谓量度五脏，大概是测定内脏的大小、容量和充盈度等。竹筳，即细竹条。在这里脉指什么，未必是明确的。但是，可以考虑成是包括了第一章所述的经血脉和经穴脉的名称。总之是以细竹条来调查脉的径路和长度等的。我认为，此时进行的解剖学研究，能够用计量解剖学（anatometrics）这一概念来做恰当的表达。古代中国的解剖学，这时是作为计量解剖学而确立起来的。

没有迹象表明画工参与了此次解剖，恐怕也没有绘制解剖图。然而，计量的结果肯定被记录下来了。其记录最终遗失了吗？不，我认为仍然存在着，或至少其中一部分确实流传到了今天。它是众所周知的一篇文章。要看破它是王莽的解剖记录，所要做的就是从各种固有观念中解放出来，把有关解剖事实的证言和作为解剖记录的这些文章进行对比。

二、《黄帝内经》中的解剖论文

在《黄帝内经》(《太素》卷五《十二水》、《灵枢》卷三《经水》）中，记载有岐伯关于解剖的非常有名的一段话。(在以下的引用中，《太素》用[ ]、《灵枢》用( ) 来表示文字的异同)

且夫人生于天地之间，六合之内，此天之高，地之广也，非人力之所能度量而至也。若夫八尺之士，皮肉在此，外可度量切循而得之，其死可解剖而视之。

切循，指用手触摸。接着又云：

其藏（脏）之坚脆，府（腑）之大小，谷之多少，脉之长短，血之清浊，气之多少，十二经之多血少气，与其少血多气，与其皆多血气，与其皆少血气，皆有大数。

这里所列记事项中的“大数”即规律，从其文脉来看，必然是通过人体内外的观察和计量而得到的。而且，充满确信的表达，显示它是一篇以实际进行的解剖和计量的成果为前提的文章。事实上，在《黄帝内经》中可以找到与该记述直接对应的数篇文章。它们是《太素》卷十三《肠度》或《灵枢》卷六《肠胃》及《平人绝谷》、《太素》卷十三《骨度》或《灵枢》卷四《骨度》。在我的观点中，上述诸篇正是将王莽的解剖和计量记录传至今天的文献。

首先，我们要注意的是，这些文章全部采取了黄帝－伯高的问答形式，也就是我所说的伯高派论文。《黄帝内经》中收录的伯高派论文很少，《太素》有八篇，《灵枢》有九篇。但《灵枢》中有八篇与《太素》重复，且其中的两篇在《太素》中是合为一篇的，而另外一篇在《太素》中分为两篇。因此，伯高派论文充其量不过十篇。伯高派是很小的，或者说短时间内消亡的群体。如果我的想法成立，那么，伯高派活跃的时期与王莽生活的时代重合。这对于我提出的中国古代医学形成过程的假说群来说，是极其重要的结论。因为通过这样的推论，才能确定《黄帝内经》中所收录论文著作时间的绝对年代。这将使以下的推论成为可能。即，从黄帝、少师的前期二派，到伯高、少俞、岐伯的后期三派的变迁，发生在西汉末年至新朝和东汉初期之间。不仅如此，还可以得出这样的推论，即《汉书·艺文志》所记载的《黄帝内经》十八卷，是汇集黄帝派或前期二派的论文的集成。我打算最后再回到这些问题上。这里先考察刚刚提到的诸篇文章。

在《太素》或《灵枢》的《骨度》中，成为推定脉的位置和长度的基础数值，主要源自骨骼的测量结果。下面我们来通读全文。

黄帝问于伯高曰：脉度言（经）脉之长短。何以立之？

伯高［答］曰：先度其骨节之［小大］(大小)，广狭，长短，而脉度定矣。

黄帝［问］曰：愿闻众人之度。人长七尺五寸者，其骨节之大小，长短各几何？

伯高［答］曰：头之大骨围二尺六寸，胸围四尺五寸，腰围四尺二寸。

发所覆者，颅至项，［长］尺二寸。发以下至颐，长一尺。君子［参］(终) 折。

结喉以下至缺盆中，长四寸。缺盆以下至髑骬，长九寸，过则肺大，不满则肺小。髑骬以下至天枢，长八寸，过则胃大，不［满］(及) 则胃小。天枢以下至横骨，长六寸半，过则回肠广长，不满则（狭）短。

横骨，长六寸半。(横骨上廉以) 下至内辅之上廉，长一尺八寸。内辅之上廉以下至下廉，长三寸半。内辅下廉，［以］下至内踝，长（一）尺三寸。内踝以下至地，长三寸。膝腘以下至跗属，长（一）尺六寸。跗属以下至地，长三寸。故骨围大则(太)［大］过，小则不及。

角以下至柱骨，长一尺。行腋中不见者，长四寸。腋以下至季胁，长（一）尺二寸。季胁以下至髀枢，长六寸。髀枢以下至膝中，长（一）尺九寸。膝以下至外踝，长（一）尺六寸。外踝以下至京骨，长三寸。京骨以下至地，长一寸。

耳后当完骨者，广九寸。耳前当耳门者，广（一）尺三寸。两颧之间，相去七寸。两乳之间，广九寸半。两髀之间，广六寸半。足长（一）尺二寸，广四寸半。

肩至肘，长（一）尺七寸。肘至［捥］(腕)，长（一）尺二寸半。［捥］(腕) 至中指本节，长四寸。本节至其末，长四寸半。

项发以下至［膂］(背) 骨，长［三］(二) 寸半，膂骨以下至尾骶二十一节，长三尺。上节长一寸四分之一。奇分在下，故上七节至［下］膂骨，九寸八分分之七。

此众人［之］骨（之）度也。所以立经脉之长短也。是故视其经［络］(脉) 之在于身也，其见浮而坚［者］，其见明而大者，多血，细而沉者，［少］(多) 气也。

关于最后一句话，杨上善注云："细而沉者，少气少血，或作多气也。"在《太素》的原文本中，写作"少气少血"，但也存在另外一个系统的文本，同《灵枢》一样，将之写作

“多气”。

在将尺度换算成现代的尺度之前，我们先来确认用语。这里除杨上善注（简称“杨注”）外，还将参考明代张景岳《类经图翼》（1624年）卷三《经络一·周身骨部名目》及其对《骨度》的注解（简称“张注”）。

颅，指前头骨，在此指生长了头发的部分。项，指颈或脖颈。颐，指颚，特指下颚。参折，在《灵枢》中写作终折。而《针灸甲乙经》卷二《骨度肠度肠胃所受》注云，参“又作三，又作终折”。这是因为从很早开始就存在两个版本的文本。虽然杨注是否妥当仍有疑问，但是，据其所云，从发际到颚的下端是一尺。若将颜面分成天、地、人三部分，那么君子三部分等长，而众人则非。至于在什么地方进行三分，并没有写明。

结喉，指喉结。缺盆，指胸骨上缘的凹陷处。髑骬，张注曰“鸠尾别名”。天枢，指肚脐。横骨，杨注云“谓阴上之横骨也”，即耻骨，在此指其上缘。各部分长度与标准值比较时的大小，对应于肺、胃、大肠的大小，这里所论述的不只是骨骼和脉的关系，也着眼于骨骼与内脏的关系。如果将七尺五寸视为标准身高，那么，该原则也将适用于后文论述的《太素·肠度》等文章所说的平人，即标准之人。

内辅，杨注云“膝下内箱骨，辅胫也”，而张注则对何谓辅骨注解为“膝下内外侧大骨也”。内辅，指从大腿骨远端内侧上髁的上缘，到胫骨近端内侧髁下缘的这一部分。简而言之，称呼整个膝关节为辅骨，并将之看成独立的骨骼。上、下廉，指上、下缘。内踝，指胫骨远端的隆起部位。膝腘，指膝关节后方的凹陷处。跗，张注云，“足面也”。跗属，据张注，“凡两踝前后胫掌所交之处，皆为跗之属也”，即由跗骨和胫骨、腓骨组成的关节。但是，在此处看起来倒像是指跟骨后端的突起部位。另外，文章在这里也注意到了骨头的粗细和长度的相关关系。杨注将骨围理解为头围的意思，倒不如视为一般骨围更加符合法则。以上是人体正面（只有小腿部测量了后面）的测量。接下来是侧面。

角，指头顶骨上部侧面的结节。柱骨，指颈椎。据杨注，柱骨上下的长度合计是四寸。腋，指腋窝。所谓“行腋中不见者”，大概是指从锁骨的外侧上端到腋下的部位。季胁，据杨注，也叫季肋，而张注作“胁小肋也”，系肋骨下面的浮肋，此处或可能指其前端。髀枢，指股关节。膝中，指膝关节。外踝，指腓骨下端的突起部位。京骨，杨注云：“外踝下如前高骨，名曰京骨。”从其与外踝及地面的距离来看，大概是指第五跖骨粗隆部分。

接下来是身体各部位的宽度。耳朵后面的完骨，指侧颅骨的乳样突。耳朵前面的耳门，大概指颧弓。颧，指颧骨，杨注云“两颧两乳取其端，两髀取中也”。据张景岳，所谓“两髀之间”，指“此当两股之中，横骨两头之处，俗名髀缝”，即两大腿根正中之间的宽度，用骨头来说的话，则等于耻骨两端的宽度。足的长度，杨注云“取足中指至足跟端量之，以取长也”，而宽度则“以尺二长中折处横量之，以取广也”。前者在西方是最普遍的尺度基准，相当于英尺“foot”。

接下来是手足的长度。从肩至肘的长度，杨注云，“从肩端至肘端量也”，即从肩胛骨的喙突至肱骨外上髁。捥，杨注云“臂手相接之处”，即前臂骨和手骨的关节部位。中指本节，杨注云，“指有三节，此为下节，故曰本节”，即基节（近节指骨），此处指它和掌骨的关节部位。从项发至膂骨，杨注云：“膂骨，脊骨□。从后发际下至脊端量之也。”脊端，大概指第一胸椎，但此处更可能是第七颈椎隆起的下端。所谓从膂骨至尾骶有二十一节，如果是胸椎十二个，腰椎五个，再将骶骨的五个视为一个，将尾椎算作三个，那么，数就会一致。张注认为，脊骨有二十四节，所谓二十一节，说是减去三节项骨后的数字。但是，与之相比，还是二十一节这个记述在解剖学上更加准确。

最后是背面。上节，指胸椎上部。分之一，指十分之一。“故上七节下至于膂骨，九寸八分分之七”的“下至于膂骨”是衍文，且脱文“长”字，应该读成“故上七节长九寸八分分之七”。

在这里，测量者是使用了何种度量衡制呢？可以考虑的，是周代和新代的度量衡制。据吴承洛《中国度量衡史》（1957 年），前者的一尺是 19.91 厘米，后者的一尺是 23.04 厘米。遗物的实测值有 22.92 厘米，但是，据说那把尺子有折断变形。在此，暂按照新代的标准值来换算（表 7-1）。（更详细的内容请参照本章“补注：关于度量衡”。）

表 7-1 《骨度》篇的硬部测量值

	部位	测量值	
		尺	厘米
基本	身高	7.50	172.80
	头围	2.60	59.90
	胸围	4.50	103.68
	腰围	4.20	96.77
正面上半身	额头的发际至脖颈的发际	2.00	46.08
	额头的发际至下颚下端	1.00	23.04
	喉结至胸骨上缘的凹陷处	0.40	9.22
	胸骨上缘的凹陷处至胸口	0.90	20.74
	胸口至肚脐	0.80	18.43
	肚脐至耻骨上缘	0.65	14.98
正面下半身	耻骨的长度	0.65	14.98
	耻骨上缘至大腿骨内侧上髁上缘	1.80	41.47
	大腿骨内侧上髁上缘至胫骨内侧髁下缘	0.35	8.06
	胫骨内侧髁下缘至胫骨内侧	1.30	29.95
	胫骨内侧至地面	0.30	6.91
	膝盖背面的凹陷处至踵骨突起	1.60	36.86
侧面	头顶骨上部侧面的结节至颈椎下端	1.00	23.04
	锁骨外侧上端至腋下	0.40	9.22
	腋下至最下位浮肋的前端	1.20	27.65
	最下位浮肋的前端至股关节	0.60	13.82
	股关节至膝关节	1.90	43.78
	膝关节至腓骨下端的外髁	1.60	36.86
	腓骨下端的外髁至第五跖骨底的突起	0.30	6.91
	第五跖骨底的突起至地面	0.10	2.30

续表

	部位	测量值	
		尺	厘米
各部分的宽度	左右侧头骨乳突间的宽度	0.90	20.74
	左右颚弓间的宽度	1.30	29.95
各部分的宽度	左右颧骨间的宽度	0.70	16.13
	左右乳突外端间的宽度	0.95	21.89
	两大腿正中央的宽度	0.65	14.98
	脚的长度	1.20	27.65
	脚的宽度	0.45	10.37
腕	肩胛骨乌喙突起至肱骨外上髁	1.70	39.17
	肱骨骨外上髁至前臂骨下端	1.25	28.80
	前臂骨下端至近节指骨下端	0.40	9.22
	近节指骨下端至中节指骨上端	0.45	10.37
背面上半身	脖颈的发际至第七颈椎隆起下端	0.35	8.06
	第一胸椎上端至尾骨下端	3.00	69.12
	上部胸椎的长度	0.141	3.25
	第一胸椎至第七胸椎	0.987	22.74

在该人体测量中值得关注的是下面四点。

第一，它是从身体外部进行的测量。通过用眼睛观察，或者用手触摸，选择极具特征的部位作为测量的基准点。它们多半是骨骼的一部分，但是，其中也有像发际线和肚脐这样的皮肤上的显著标志。

第二，无论是从这些基准点的获取方法，还是从正面、侧面、背面等的测量方法来看，其目的都在于确定脉的长度基准值。如果可以假定身体各部分的比例通常大致一定，那么，就可以使用标准人体的数值，来轻松找出每个人的相应数值。例如，假定某人第一胸椎至尾骨的长度为三，且将其三分之一作为尺度单位进行测量，那么，各个部分的数值应该与这里给出的数值大体相当。事实上，《类经图翼》就采用了这种方法。书中将该方法称为头部折法、胸腹折法、背部折法，其数值有助于确定脉上分布的穴位位置。

第三，尽管该测量未必需要解剖，但是，其记述暗示了在进行外部测量的同时，也可能实施了解剖。该记述指出，在胸腹部各部分长度和肺、胃、大肠的长度及大小之间，或者在骨骼的粗细和长度之间存在正相关关系，即是这种暗示。如果认为这是基于实际的观察，那么就意味着解剖比较了多个人体。在此会立即让人想起北宋庆历年间（1041—1048 年）的解剖。《存真图》的编者杨介曾这样说道：

吴简云，凡二日剖欧希范等五十有（又）六腹，皆详视之。……若心有大者、小者、方者、长者、斜者、直者、有窍者、无窍者了无相类。唯希范之心，则红而硾，如所绘焉。[①]

这是对个体变异进行的详细比较。《欧希范五脏图》就是一本经过这样的探讨而形成的书。虽然还不清楚关于制作《存真图》的崇宁年间（1102—1106 年）解剖的详情，但是，如果被处刑的贼人有多个，那么解剖大概也会是这样。不管怎么说，我认为，

① “吴氏（简）欧希范五脏图”，丹波元胤编《医籍考》卷十六，人民卫生出版社，1983，第 182 页。

《骨度》的记述暗示了多个人的人体解剖，且它是事实的可能性极高。

第四，虽然是些许唐突的简短的记述，但是，它提到了脉的脉象和血气多少的关系。这肯定是与之前引用的《太素・十二水》或《灵枢・经水》中所见的，十二经的多血少气、少血多气、多血气、少血气皆有规律，这样的文字相对应的一节。之所以极其不完整，恐怕是剩余的文字遗失了。

在《太素》或《灵枢》的《骨度》中所记述的，是《太素・十二水》或《灵枢・经水》所谓的“外可度量切循而得之”的数值和规律。与之相反，《太素・肠度》或《灵枢・肠胃》《灵枢・平人绝谷》，则记载了“其死可剖而视之”的数值和规律。我们首先来讨论《太素・肠度》的前半部分，或说《灵枢・肠胃》。同样先通读一下全文。

黄帝问于伯高曰：“余愿闻六府传谷者。肠胃之小大长短，受谷之多少，奈何？”

伯高［答］曰：“请尽言之。

谷所从出入浅深远近长短之度，唇至齿长九分。

口广二寸半。

齿以后至会厌，深三寸半，大容五合。

（舌重十两，长七寸，广二寸半。）

［咽大二寸半］（咽门重十两，广一寸半，至胃）长（一尺）六寸。

胃纡曲屈，伸之，长二尺六寸，大（一尺）五寸，径五寸，大容三斗（五升）。

小肠后［傅］（附）脊，左环［叶积］（回周叠积）。其注于回肠者，外［傅］（附）于（脐）［齐］上，回运环［反］十六曲，大二寸半，径八分分之少半，长三丈二尺。

回肠当（脐）［齐］，左环回周叶积而下，回运环反十六曲，大四寸，径一寸（寸之）少半，长二丈一尺。

广肠傅脊，以受回肠，左环［叶积］（叶脊），上下辟，大八寸，大八寸，径二寸（寸之）大半，长二尺八寸。

肠胃所入至所出，长六丈四寸四分，［其］回曲环反，三十二曲也。"

大容，是最大容积。叶积，形容叶子堆叠在一起的形态。回肠，指大肠。广肠，指直肠。小半，是三分之一。大半，是三分之二。暂且不论数值上的一些差异，关于《灵枢》中增加的有关舌头和咽门重量的文字，后面会提及。

《汉书》记载说"量度五脏"，但可以预料有人会提出反驳，认为这是六腑。虽然三上也曾指出过，《汉书》所云"五脏"应该宽泛地解释为五脏六腑的意思，但是，关于同时实施五脏度量的可能性，我将在后面进行论述。无论怎样，《汉书》所说的五脏度量，应该就是这样的。

与骨骼这样的硬组织不同，内脏等软组织的测量是很困难的。将有伸缩的东西，以怎样的状态来测量呢？要决定这一点，事先必须明确目的，即为什么测量。作者们的意图，在于究明生命活动的生理学根据。他们将目光投向消化系统。人体能摄取多少维持生命所必需的食物，取决于各消化器官的容量及其相互协调关系。“愿闻人之不食七日而死，何也？”由伯高对黄帝这一问题的回答构成的一篇，即《太素·肠度》的后半部分或《灵枢·平人绝谷》，就是其测量与说明的尝试。让我们忽略描述的重复，来通读一下全文。

伯高曰：“臣请言其故。

胃大（一）尺五寸，径五寸，长二尺六寸，横屈受（水谷）三斗（五升）。其中之谷，常留［者］二斗，水一斗（五升）而满。

上焦泄气，出其精微，慓悍滑疾，下焦下溉诸肠。

小肠大二寸半，径八分分之少半，长三丈二尺，受［一斗三合合之大半］，谷（二斗）四升，水六升三合合之大半。

回肠大四寸，径一寸（寸之）少半，长二丈一尺，受［一斗七升升之半］，谷一斗，水七升（升之）半。

广肠大八寸，径二寸（寸之）大半，长二尺八寸，受（谷）九升三合八分合之一。

肠胃之长，凡［长六丈］（五丈八尺）四寸［四分］，受水谷［六斗六升六合八分合之一］（九斗二升一合合之大半），此肠胃所受水谷之数（也）。”

升之半，是半升。八分合之一，是一合的八分之一。受纳水谷的量，不能通过给定的大小和长度进行体积计算求得，而是与之同时进行实测所得的数值有关，这一点不容置疑。不仅如此，这些记载与《太素·十二水》或《灵枢·经水》所说的“府之大小，谷之多少”完全对应。在《太素·十二水》或《灵枢·经水》作者的头脑中，毫无疑问存在着这些先行的著作或记录。

在从食物摄取到排泄的人体功能生理学中，起核心作用的概念，是上焦、中焦、下焦这所谓的三焦。因为三焦的概念随时代而变化，并且不存在与之对应的解剖学实体，所以，关于其含义自古以来就争议不绝。后世医学认为，消化、循环、泌尿系统器官所具有的生理学功能涉及三个部分，并将这三个部分称作上焦、中焦和下焦。上焦，是咽喉至胸膈的部分，其主要作用是将水谷精气布散于全身，维持肌肤和骨节的营养。中焦，是腹腔的上部，它能消化食物，泌去糟粕，将剩余者化为精微物质，输送进肺而变化成血液，并制造出津液。下焦是腹腔的下部，其作用是从混浊的固形物中分离出清澈的液体，导入膀胱排泄出去。① 可以说，三焦就是承担着消化食物，布散精气于全身，并将糟粕排出体外的，超越了各个器官作用的，生理学上的某种统一体。然而，在《黄帝内经》中这种三焦概念还尚未确立。根据金关丈夫对三焦概念进行的周详历史研究，在“原初的概念”中，“下焦就是三焦本身”②。《史记·扁鹊传》云“别下于三焦、膀胱”，《素问》卷三《五脏别论》云“夫胃、大肠、小肠、三焦、膀胱，

① 《中医辞典》编辑委员会编：《简明中医辞典》，人民卫生出版社，1979，第48、60、137-138页。

② 参见金関丈夫『日本民族の起源』，第313-374、350、359-360頁。

此五者，天气之所生也”，同书《灵兰秘典论》云“脾胃者，仓廪之官，五味出焉。大肠者，传导之官，变化出焉。小肠者，受盛之官，化物出焉。……三焦者，决渎之官，水道出焉。膀胱者，州都之官，津液藏焉，气化则能出矣”。相对于这种古老的三焦概念，引入新的上焦、下焦概念的，实际上是伯高派。

所导入的上焦、下焦这两个概念，被记载在了胃和小肠之间。所谓上焦泄精微和慓悍滑疾之气，指营气和卫气。慓悍滑疾，形容细微的精气毫无阻力地迅速散布全身的性质。在伯高派论文《太素》卷十二《营卫气行》或《灵枢》卷十《邪客》中，称卫气“其悍气之慓疾”。另外，在岐伯派论文《太素》卷十二《营卫气别》或《灵枢》卷四《营卫生会》中，与“精微”的营气不同，称卫气“此气慓悍滑疾”。在中国医学中，一般称血液为营气，而卫气则统称像淋巴液这样的体液、汗液、唾液等血液以外的组织液。

这里所说上焦的功能，与三焦分化为上焦、中焦、下焦三个部分时的上焦和中焦的功能相对应。但是，被认为灌渗小肠以下诸肠的下焦则不同。仅根据此处的记述，上焦和下焦看起来像是相当于胃的两个部分，即胃的上口或上脘和下口或下脘，同时，看起来也像是处理消化了的食物的胃的两个功能。下焦的这种用例，未见于《黄帝内经》的其他各篇。

作为测量记录，有关上焦和下焦的这一段文字明显是异质的。它一定是基于测量来论述摄取食物量和生命的关系时所写的东西。

该篇在给出了测量数值及其简单总和后补充说，对于普通人（平人、正常人），其容量总和并不直接与维持生命的作用相联系。

平人则不然，胃满则肠虚，肠满则胃虚，更虚更满，故气得上下。五藏（脏）安定，血脉和利，精神乃居，故神者，水谷之精气也。（《太素》卷十三《肠度》、《灵枢》卷六《平人绝谷》）

所谓精神，是具有更纯粹且更精妙作用的气，是主司心的功能的气。心的功能被认为是寓于五脏，特别是心脏，而不是大脑。

肠胃之中［常］留谷二斗［四升］，水一斗［一升］（五升）。故平人日再后，后二升半，一日中五升，七日五七三斗五升，而留水谷尽矣。故平人不饮食，七日而死者，水谷、精气、津液皆尽矣，故七日而死（也）［故七日而死］。（《太素》卷十三《肠度》、《灵枢》卷六《平人绝谷》）

三斗五升，大体等于小肠和回肠的谷容量之和。虽然数值包含大便量，是根据单纯的计算和推测得出的，但重要的是，其测量目的在于从量上说明食物和生命维持的关系，或者至少是将测量结果适用于这种关系。他们被想要量化地说明人体结构及其功能的热情所吸引。就这样，他们开始了生理学的构建。

■ 三、《难经》中的解剖记述

《太素·肠度》或《灵枢·肠胃》及《灵枢·平人绝谷》记录了解剖测量结果，但有腑而无脏。另外，《灵枢》中有一节提及了《太素》中没有的舌和咽门的重量。不过，这里还留下了一篇不容忽视的文章，那就是《难经·四十二难》。

《难经》，即《黄帝八十一难经》，是由关于医学的八十一个问题与对它的回答构成的理论著作。相传是秦越人即扁鹊撰写的，但著作年代大概是东汉。《难经》虽然以《黄帝内经》为前提，但是，其主张未必与《黄帝内经》一致。[①] 可以说，它是一本站在独特立场上，发展、统一和体系化针医学的著作。

《史记·扁鹊仓公列传》末尾的正义所引用的《难经·四十二难》，具有略微复杂的构成，大致可分为前半部分和后半部分。除字句上的若干异同，以及没有上焦、下焦的记述外，前半部分与《太素·肠度》后半部分的前段或《灵枢·平人绝谷》的前段一致。其说明“平人绝食七日死”理由的后段，出现在接下来的《难经·四十三难》中。《难经·四十二难》的后半部分，可进一步分为关于五脏的前段和以六腑为中心的后段。除字句上的若干差异、记述顺序的变化和重量的记载外，其后段与《太素·肠度》的前半部分或《灵枢·肠胃》基本相同的，再加上《太素·肠度》后半部分或者《灵枢·平人绝谷》中所载的水谷之量。现在将这些记载汇总成表 7-2。在这里出现的两三处数值的分歧，可以认为是书写过程中发生的错误或文字的脱漏。事实上，就《难经》来说，北宋校订者王惟一早就指出，广肠的“径二寸半”的“半”是“大半”的脱文，大肠“径一寸半”的

① Unschuld P U, *Nan-Ching*, University of California Press, 1986, pp.3-16; 山田慶兒『中国医学はいかにつくられたか』第八章「体系化への道——『難経』」。

“半”是“少半”的脱文。

我认为，从这里很明显可以得出若干结论。第一,一定存在构成《黄帝内经》和《难经》文章共同出处的记录。第二，在这两本书编撰的阶段，该记录至少被整合进了两篇，甚至是三篇或更多的文章中。第三，没有理由认为，重量的记载是后世的增补，或说测量了各器官的大小、长度、直径、容量，却没有测量重量。如果认同这三个结论，那么，根据下面引用的记述，我们可以进一步得到第四个结论。

表 7–2 《黄帝内经》和《难经》的软组织测量值

部位	测量对象	《太素·肠度》前半部分	《灵枢·肠胃》	《难经·四十二难》后半部分后段	《太素·肠度》后半部分、《灵枢·平人绝谷》、《难经·四十二难》前半部分
唇至齿	长度	9分	9分	9分	
口	宽度	2寸1/2	2寸1/2	2寸1/2	
齿至会厌	深度	3寸1/2	3寸1/2	3寸1/2	
	大容	5合	5合	5合	
舌	重量		10两	10两	
	长度		7寸	7寸	
	宽度		2寸1/2	2寸1/2	
咽	大小	2寸1/2			
	长度	6寸			

续表

部位	测量对象	《太素·肠度》前半部分	《灵枢·肠胃》	《难经·四十二难》后半部分后段	《太素·肠度》后半部分、《灵枢·平人绝谷》、《难经·四十二难》前半部分
咽门	重量		10两	10两	
	宽度		1寸1/2	2寸1/2	
咽（〈门〉）至胃	长度	1尺6寸	1尺6寸	1尺6寸	
喉咙	重量			12两	
	宽度			2寸	
	长度			1尺2寸	
胃	重量			2斤2两	
	长度	2尺6寸	2尺6寸	2尺6寸	2尺6寸
	大小	5寸	1尺5寸	1尺5寸	1尺5寸
	径长	5寸	5寸	5寸	5寸
	大容	3斗	3斗5升		3斗（〈5升〉）
	受谷			2升	2升
	水量			1斗5升	1斗（〈5升〉）
小肠	重量			2斤/1两	
	长（宽）度	2寸1/2	2寸1/2	2寸1/2	2寸1/2
	径长	8分1/3	8分1/3	8分1/3	8分1/3
	长度	3丈2尺	3丈2尺	3丈2尺	3丈2尺
	受				[1斗3合2/3]
	受谷			2斗4升	（〈2斗〉）4升
	水量			6升3合2/3	6升3合2/3

续表

部位	测量对象	《太素·肠度》前半部分	《灵枢·肠胃》	《难经·四十二难》后半部分后段	《太素·肠度》后半部分、《灵枢·平人绝谷》、《难经·四十二难》前半部分
回肠（大肠）	重量			2斤12两	
	长（宽）度	4寸	4寸	4寸	4寸
	径长	1寸1/3	1寸1/3	1寸1/2	1寸（[1/3]）〈1/2〉
	长度	2丈1尺	2丈1尺	2丈1尺	2丈1尺
	受				[1斗7合1/2]
	受谷			1斗	1斗
	水量			7升1/2	7升1/2
膀胱	重量			9两2铢	
	纵径			9寸	
	盛尿			9升9合	
广肠（肛门）	重量				
	大小	8寸	8寸	8寸	8寸
	径长	2寸2/3	2寸2/3	2寸2/3	2寸2/3
	长度	2尺8寸	2尺8寸	2尺8寸	2尺8寸
	受谷			9升2合1/8	9升3合1/8

注：1.（ ）、[ ] 和〈 〉内分别为《灵枢》《太素》和《难经》中的数值。

2. 测量对象的“受谷”也写作“盛谷”，“大容”也写作“受”“受水谷”等。

在《难经·四十二难》后半部分的前段中，有《黄帝内经》中所没有的关于五脏的记述。我们还是通读一下全文。（[ ] 内是我认为由后人增补的部分）

肝重四斤四两。左三叶，右四叶，凡七叶。[主藏魂。]

心重十二两。中有七孔三毛。[盛精汁三合，主藏神。]

脾重二斤三两，扁广三寸，长五寸，有散膏半斤。[主裹血，温五脏，主藏意。]

肺重三斤三两。六叶两耳，凡八叶。[主藏魄。]

肾有两枚。重一斤一两。[主藏志。]

胆在[肝之短叶间]。重三两三铢。[盛精汁三合。]①

一斤是16两，一两是24铢。根据王莽时期衡量原器实测，一斤约241克，一两约15克，一铢约0.6克。这里我们规定一斤为240克，一两为15克，一铢为0.625克，并将六腑等的重量汇总在一起表示（表7-3）。

① 除了“主藏魂”之类的表达，这些记述都在敦煌古医籍的一种《明堂五藏论》和《千金要方》卷十一至卷十九中得到了详细阐发。其中值得注意的是，关于胆，前者记述为“胆重三两三铢，长三寸三分，宽二寸五分，停精汁三合”，后者则为“重三两三铢，长三寸三分，在肝短叶间下，贮水精汁二合”（《千金要方》卷十二）；关于心，前者没有提到精汁，后者则记述为“盛精汁三合”（《千金要方》卷十三）。据马继兴的观点，《明堂五藏论》是六朝著作。因而，这些记述是在六朝时代进行增补的。参见马继兴编《敦煌古医籍考释》（江西科学技术出版社，1988）第10-16页。

表 7–3 《难经·四十二难》中器官的重量

器官	重量			
肝	4斤	4两	铢	1020克
心		12		180.0
脾	2	3		525.0
肺	3	3		765.0
肾	1	1		255.0
胆		3	3	46.9
胃	2	2*		510.0
小肠	2	14		690.0
大肠	2	12		660.0
膀胱		9	2	136.3
舌		10		150.0
咽门		10		150.0
喉咙		12		180.0
肛门		12		180.0

注：标有 * 的数值，在《史记·正义》引文中写作“2 斤 14 两”。

关于肝重“四斤四两”，据王惟一云，别本作“二斤四两”，《史记·正义》作“四斤四两”。肺“主藏魂”的“魂”，系“魄”之误。在此，最值得注意的解剖学记述，大概就是脾的。所谓“散膏半斤”，虽然略显过重，但一定指的是呈白膏状的胰脏。这是将胰脏看成了附着在脾上的脂肪。

将［］内的内容视为后人增补，是基于下面的理由。“盛精汁三合”在心和胆中完全同文。但是，第一，胆重46.9克，胆汁最多有数克。而按照王莽的标准量器，一合约21.1立方厘米。因此，关于胆的这个记载，要么是混入了心的文字，要么是将勺误写成了合。第二，就心而言，三合约63立方厘米，是符合实情的，但很难理解为什么视之为精汁，而不称之血。第三，精汁这一概念，在《黄帝内经》中全然不见。原本也很少将体内的液体称作“汁”。在能够找到的两例中,《灵枢》卷十《百病始生》记载的“肠外之汁沫”不清楚指什么，而同书卷六《血络》问“血出清而半为汁者，何也”，答曰“新饮而液渗于络，而未合和于血也，故血出而汁别焉”，明显是指血清。严格区别血和汁，并将汁看成是摄取进体内不久的液体，这种概念与原本是意指植物或水煮食物等的“汁”的概念正相吻合。在《难经》中，除此之外也没有再提及精汁或者汁的概念。第四，“盛”这种表达，也与其他记载不一致。“主裹血，温五脏”，作为脾的功用的记述，虽然不能说是恰当的，但在其他器官中则完全没有叙述它们功用的文字。在《太素·肠度》后半部分或《灵枢·平人绝谷》中所载上焦、下焦的记述，也不见于《难经·四十二难》中。可以认为，在最初的解剖记录中，它们是不存在的。最后“主藏”五脏的魂、神、意、魂（魄）、志这种说法，不仅作为解剖学记述是错误的，其表达也是奇怪的。虽然在《素问》卷七《宣明五气》中，记载有“五脏所藏，心藏神，肺藏魄，肝藏魂，脾藏意，肾藏志，是谓五脏所藏”，在《灵枢》卷十二《九针论》和《难经·三十四难》中也有同样的说法，但通常说“藏”，而不说

“主藏”。这个谜团，如果看了唐代孙思邈《千金要方》卷十一、卷十三、卷十五（上）、卷十七、卷十九中关于五脏的记述，就会涣然冰释。例如，《千金要方》卷十一《肝脏》曰“神名蓝，蓝主藏魂”。“主藏”精神作用的，不是五脏，而是五脏之神。《难经·四十二难》的记述，无疑源自《千金要方》或构成其前身的书。用“[ ]”括起来的部分，无论是在形式上还是在内容上，都与这种计量解剖学的记述不相称。删除它们，能够获得简洁且首尾一贯的记述。

不过，《难经·四十二难》后半部分违反了解剖学顺序，先记载五脏和六腑，然后按口、唇至齿、齿后至会厌、舌、咽门、喉咙、肛门这样的顺序记载，这明显是日后再编辑的结果。原本的记录或文章，应该是像《黄帝内经》那样，按照了自然的顺序。

这样就得出了第四个结论。即，在《太素·肠度》或《灵枢·肠胃》《灵枢·平人绝谷》所依据的原始记录或论文中，一定也记载了五脏的测量结果。而且，其中一部分大概作为《难经》的《四十二难》《四十三难》，被传承至今日。无须赘言，这里能看到的计量解剖学记述，与《汉书·王莽传》“量度五脏”的记事完全吻合。我认为正是这些文章传达了王莽的解剖记录。

事实上，三上义夫好像也有这种直觉。他在引用《灵枢·经水》的文章后，这样写道：

度，指测量长度。量，指测量容量。《素问》《灵枢》列举有身体各部分度量的数值，这一点不能忽视。廖温仁《支那中世医学史》援引《史记·正义》记述的身体诸器官的尺寸，与《史记·王莽传》的记事相符合。[①]

三上义夫的直觉，已经很接近答案了。

四、生理学和五行、天文思想

伯高派尝试将计量解剖学的成果与食物摄取的生理学结合在一起。那么，这种生理学是怎样的呢？在《太素》卷二《调食》的前半部分或《灵枢》卷八《五味》中，有简洁的记述。[②]

黄帝曰：愿闻谷气有五味，其入五脏，分别奈何？

伯高曰：胃者，五脏六腑之海也。水谷皆入于胃，五脏六腑皆禀气于胃，五味各走其所喜。谷味酸，先走肝。谷味苦，先走心。谷味甘，先走脾。谷味辛，先走肺。谷味咸，先走肾。谷气津液已行，营卫大通，乃化糟粕，以次传下。

所谓营气，按字面的意思，是环行的气。根据《黄帝内经》不久后完成的上焦、中焦、下焦理论，在中焦的作用下，营气由胃的中口[③]被运送进血管，并变化成血液，向全身运送营养。卫气与之不同，是护卫的气。它温暖肌肉，抗御外邪，滋润皮肤，制御

---

① 三上義夫:「王莽時代の人体解剖とその当時の事情」,『日本医史学雑誌』, 1943 年第 1 期，第 1–29 頁。

② 译者注：日文原书接下来有“ことばを補いながら訳しておく”一句，在此删除。因为在中文版中，我们将原书日译的引文恢复成汉语文献的原貌。

③ 译者注：疑为下口。

发汗。它在上焦的作用下，从胃上口被送出，在血管外运行[①]。在先前伯高派导入的上焦、下焦概念中，上焦具有输送营卫之气的作用。在这里，问答是这样展开的。

黄帝曰：营卫之行奈何？

伯高曰：谷始入于胃，其精微者，先出于胃之两焦，以溉五脏。别出两行，营卫之道。

先前的上焦被替换成了两焦这种概念。并且，它看起来预示了上焦和中焦。实际上，新的三焦概念就是从这里发展出来的，关于这一点，详见本书第八章的“补论三焦”。

伯高派理论的独特性在于，认为被消化了的谷物的一部分变化为“大气”。伯高接着说道：

其大气之抟而不行者，积于胸中，命曰气海。出于肺，循咽喉。故呼则出，吸则入。天地之精气，其大数常出三入一，故谷不入半日则气衰，一日则气少矣。

在这里也可以发现与计量解剖学完全相同的追求，即将食物的摄取、呼吸与生命的维持结合在一起，并从中发现定量规律。

虽然偏离了现在的主题，但我想简单地讨论一下伯高的五行论。回到开头的话题，黄帝欲闻谷之五味。面对该问题，伯高阐发了他的五行论。其内容可概括为一个列表（表 7-4）。五行说是将万物分为五类的分类原理。属于同一类的事物被认为具有相

① 参见《简明中医辞典》，第 60、769 页。

同的性质。在这里，五味就是共同的性质。它也是规定同类以及异类相互间关系的作用原理。这里设想同类间与异类间具有不同的原理。在同类间起作用的，是董仲舒《春秋繁露》中所说的同类相同[①]原理。也可以表达成吸引力或亲和力。“谷味酸，先走肝”，“黄色宜甘”（表 7–4 的五色），“肝病宜食麻、犬、李、韭”（表 7–4 的宜食 Ⅰ）一类即是。在异类间，适用两个不同的原理。一个是五禁中的相克说［图 7–1（a）］。像金克木、木克土这样，按金→木→土→水→火→金的顺序循环。在五禁中，克制一方的脏生病时，禁止摄取被克制一方的食物。另一个，则是表 7–4 宜食Ⅱ的“肝色青，宜食甘。粳米、牛肉、枣、葵皆甘”等一类情况下适用的原理［图 7–1（b）］。在木 – 土、土 – 水中按相克顺序使用相克说，在金 – 火中则按逆相克顺序使用相克说[②]，而在水 – 金、火 – 木中却使用相生说。因为按照金→水→木→火→土→金的顺序从左生出右是相生说，所以，它们都是逆相生的顺序。这种奇妙的略微混乱的，不以图 7–1（b）这样的图为前提就不大可能出现的原理，我们称之为生克制化说。

表 7–4　伯高五行论内容列表

五脏（五行）	五色	五味	五谷	五果	五畜	五菜	宜食 Ⅰ	宜食 Ⅱ	五禁
脾（土）	黄	甘	粳米饭	枣	牛	葵	脾病	咸	肾病
肝（木）	青	酸	麻	李	犬	韭	肝病	甘	脾病

① 译者注：疑为“同类相感”。

② 译者注：即相侮。

续表

五脏（五行）	五色	五味	五谷	五果	五畜	五菜	宜食Ⅰ	宜食Ⅱ	五禁
肾（水）	黑	咸	大豆	栗	猪	藿	肾病	辛	心病
心（火）	赤	苦	麦	杏	羊	薤	心病	酸	肺病
肺（金）	白	辛	黄黍	桃	鸡	葱	肺病	苦	肝病

该文章以下面这段话结束。

辛散、酸收、甘缓、苦坚、咸软。毒药攻邪，五谷为养，五果为助，五畜为益，五菜为充。气味合而服之，以补精益气。此五味者，有辛酸甘苦咸，各有所利，或散，或收，或缓，或坚，或濡。四时五脏病，五味所宜也。

尽管导入了三个作用原理，但该论文的五行说并没有太超出分类论的范围。在“五味各走其所喜”这种想法中，存在向生理学发展的萌芽，但它停留在了指示食物养生的原则上。

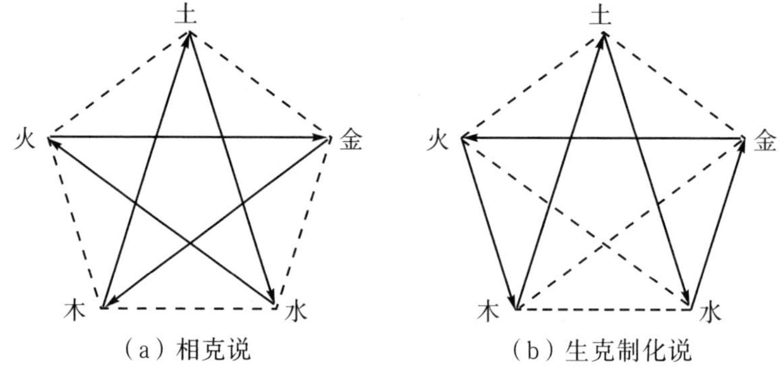

图 7-1　五行相克与生克制化示意图

这种极其朴素的五行说说明，它超越了分类原理，作为作用原理而被导入生理学、病理学以及诊断法中，属于最初阶段的文章。这里出现的观念，经由主张“五味入于口也，各有所走，各有所病”的少俞派论文，即《太素·调食》的后半部分或《灵枢》卷九《五味论》，进一步向生理学和病理学发展。而一般来说，五行说主要经由岐伯派之手，在多方面得到适用和发展。我们来引用暗示其间经纬的象征性的一节文字即《灵枢》卷九《阴阳二十五人》的开头一段。

黄帝曰：余闻阴阳之人何如？

伯高曰：天地之间，六合之内，不离于五，人亦应之。故五五二十五人之政，而阴阳之人不与焉。其态又不合于众者五，余已知之矣。愿闻二十五人之形，血气之所生，别而以候，从外知内，何如？

岐伯曰：悉乎哉问也。此先师之秘也，虽伯高犹不能明之也。

根据五行说构想人的体形和体质类型学的工作，不是伯高派，而是我们岐伯派开始才使之成为可能。这样的话语将两者在历史上的位置关系说得一清二楚。

若论《黄帝内经》中的五行说，那么，在早于伯高派的黄帝派和少师派论文中，言及五行说的除五色配伍五脏的《灵枢》卷八《五色》外，就只有《素问》卷二十三《示从容论》(《太素》卷十六《脉论》的一部分)。在该篇中，黄帝对雷公说：“若夫三藏(脏)

土木水参居，此童子之所知，问之何也？”王冰和杨上善都将土注释为脾，木注释为肝，水注释为肾。因为原本是回答雷公关于肝虚、肾虚、脾虚的问题，所以，土木水三脏一定是指脾、肝、肾。对黄帝进一步讲到的“夫二火不胜三水”，王冰从五行说的立场出发注解为“二火，谓二阳脏，三水，谓三阴脏。二阳脏者，心肺也，……三阴脏者，肝脾肾也”。与之不同，杨上善注解为“所谓二火者，二阳，即阳明也。所谓三水者，三阴，即太阴也”，否定了其与五行说的联系。不管怎样，前期两派对五行说不多的言及，仅限于配伍，即分类原理的适用。

以《黄帝内经》为首的医书中的五行说，在五脏配伍方面，采纳了所谓今文尚书学派的学说（表 7-5）。相反，始于刘歆的古文尚书学派，依据了《吕氏春秋》等中出现的配伍。值得注意的是，伯高派没有采用古文尚书学派的学说。这大概说明了刘歆对于医学学派的影响不是那么大。在《吕氏春秋》等的配伍说外，还存在另一个被罗根泽视为“汉初医家之作”的《管子·水地》[1]的配伍。在脾当木、心当土上，这两个学说是一致的。活跃于西汉文帝（公元前 179—公元前 157 年在位）时期的淳于意，为了加强他的理论，可能引用了其中的某一个学说。据《史记·仓公传》记载，淳于意对齐丞相门客的奴仆做了这样的诊断：“所以知奴病者，脾气周乘五脏，伤部而交，故伤脾之色也。望之杀然黄，察之，如死青之滋。众医不知，以为大虫，不知伤脾。所以至春

① 参见罗根泽《“管子”探源》（《诸子考索》，第 471-473 页）。

(死)(‘死’可能为‘衍’字)病者，胃气黄，黄者土气也，土不胜木，故至春死(‘死’可能为‘病’的讹误)。”这里淳于意显然将脾配伍木。同时，在他的二十五则病例中，尝试用五行说来解释的只有这一例，这点也值得注意。不同于阴阳说，对于医学理论而言，五行说还不是本质性的概念装置，即使是淳于意的解释，也只是在患者病于春，即木这一判断上，援引了五行说。

与淳于意不同，黄帝派似乎一开始就认可今文尚书学派的配伍。然而，在《示从容论》中，土、木、水[①]仅用作脾、肝、肾的称呼，在理论上没有任何作用。所谓“此童子之所知”，恐怕是在直接指出三脏“参居”是妇孺皆知这一事实，同时，也暗示五脏的五行配伍及其结果导出的推论并没有超出常识的范围。总之，对于前期两派来说，五行说不是医学理论的本质性构成要素。然而，此时虽说仍停留在萌芽阶段，但是，伯高派将五行说引入生理学却具有划时代意义。从这时起，五行理论开始了如决堤般的发展。

表 7–5　五脏对应的五行

书名	木　火　土　金　水	备注
今文《尚书》	肝　心　脾　肺　肾	《黄帝内经》及其他医书
古文《尚书》	脾　肺　心　肝　肾	《吕氏春秋》《说文解字》等
《管子·水地》	脾　肝　心　肾　肺	

我们再回到主题。在伯高派的生理学和病理学中，卫气是关

① 译者注：日文原版写作“火”，系“水”之误。

键概念。在《太素·营卫气行》或《灵枢》卷十《邪客》中，可以找到相关的讨论。（[ ] 内是《太素》中的文字）

> 黄帝问于伯高曰："夫邪气之客人也，或令人目不瞑不卧出者，何气使然？"
>
> 伯高曰："五谷入于胃也，糟粕、津液、宗气，分为三隧。故宗气积于胸中，出于喉咙，以贯心脉，而行呼吸焉。营气者，泌其津液，注之于脉，化以为血，以荣四末，内注五脏六腑，以应刻数焉。卫气者，出其悍气之慓疾，而先行于四末、分肉皮肤之间，而不休者也。昼日行于阳，夜行于阴，[入阴脉之时] 常从足少阴之分间，行于五脏六腑。"
>
> 今厥气客于五脏六腑，则卫气独卫其外。[行于阳不得入于阴。行于阳则阳气盛，阳气盛则阳跷满，不得入于阴，阴虚]，故目不瞑。

宗气，在前面的引用中被叫做"大气"，杨上善注云，"宗，总也"。根据另一篇论文[①]的记载，跷脉包含阴阳两脉，从足少阴脉别出，均始于脚踵，行至内眦。据说，阳跷脉气盛则目不瞑，反之，阴跷脉气盛则目不开。厥气，据杨上善注，为邪气。

正如杨上善指出的那样（《太素·调食》），在这种食物消化的生理学中，被消化的食物会分化为津液（营气、卫气）、宗气和糟粕，经由三个通道被输送至体内的各个器官或部位。在这种情况下，我关注的是，试图量化生理学过程的志向在这里所发挥的强

① 《太素》卷十《阴阳乔脉》，或《灵枢》卷四《脉度》及卷五《寒热病》。

大作用。关于宗气和糟粕，它们以怎样的量或比例排出体外，在前文提及的伯高派论文中已经论述过了。在这里，营气的运行对应漏刻的刻数，而卫气在白天和夜间运行于不同的脉。在《太素》卷十二《卫五十周》或《灵枢》卷十一《卫气行》(但是，答者写作“岐伯”)中，伯高派发展了卫气循环运行的时间论。

时间划分的基准，是太阳的运行(地球的自转和公转)。生物通过在体内装置“时钟”，一边巧妙地调整太阳运行和体内时钟的偏差，一边维持生理机能。也可以认为，在有关卫气循行与太阳运行存在密切相关的这种信念中，隐藏着对今天科学正在解明的生物体机制的直观理解。

黄帝问于伯高曰：“愿闻卫气之行，出入之合，何如？”

伯高曰：“岁有十二月，日有十二辰(十二时)，子午为经，卯酉为纬。天周二十八宿，而一面七星，四七二十八星。房昴为纬，虚张为经。是故房至毕为阳，昴至[尾](心)为阴。

阳主昼，阴主夜。故卫气之行，一日一夜五十周于身，昼行于阳二十五周，夜行于阴二十五周，(周)于五藏。

是故平旦阴气尽，阳气出于目，目张则气上行于头，循项下足太阳，循背下至小指之端。

其散者，别于目锐眦，下手太阳，下至小(手)指之间外侧。

其散者，别于目锐眦，下足少阳，注小指次指之间，以上循手少阳之分侧，下至小指(之间)[次指之间]。

别者，(以上）至耳前，合于［颌］(颔）脉，注足阳明，以下行至跗上，入中指之间。

其散者，从耳下下手阳明，入大指次指之间，入掌中。”(《太素》卷十二《卫五十周》及《灵枢》卷十一《卫气行》)

方位和二十八宿，以及此处所说的阴阳关系，如图 7-2 所示。

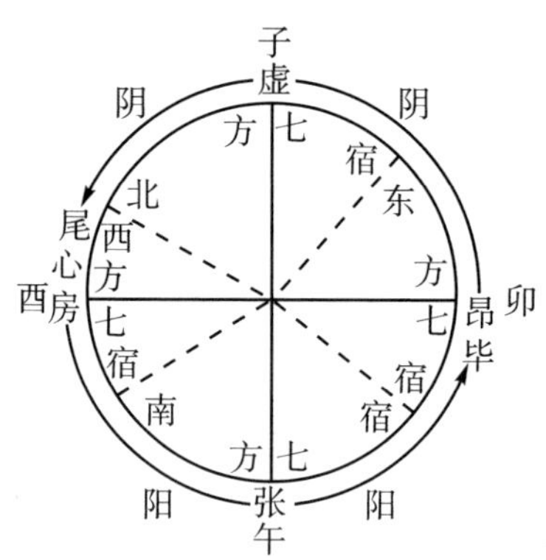

图 7-2　方位、二十八宿及阴阳关系示意图

说实话，上文关于卫气运行的记述，含糊不清的部分过多，无法抓住其清晰的脉络。不过，可以肯定的是，卫气运行的情况与营气完全不同。虽然伯高派也有营气循环这一思想，但没有具体展开它。论述了伯高派所缺的营气循环路径的，是岐伯派。也就是说，据《太素·营卫气别》的前半部分或《灵枢》卷四《营气》所述，营气自中焦注入手太阴脉，接着流向手阳明脉、足阳明脉，按照《灵枢·经脉》记载的脉的顺序循环。不过，其间也经过偏离五脏六腑和经脉的各种身体部位，最后甚至经过督脉，沿着极其复杂的路径回归至手太阴脉。继承这一学说，并通

过将路径限定在经脉上而使之变得整齐有序的，实际上是《难经·二十三难》。与此不同，关于卫气，《太素·营卫气别》的后半部分或《灵枢·营卫生会》云："上焦出于胃上口，并咽以上，贯膈，而布胸中，走［掖］(腋)，循太阴之分而行，还［注］(至）阳明，上至舌，下足阳明。"因为开始的太阴和阳明是手脉，所以进入"太阴之分"后的卫气运行的通道，看起来与营气相同。但是，如认为与营气相同，则无法解释接下来的记述，即"常与营俱行于阳二十五度，行于阴亦二十五度，一周也。故五十［周］(度）而复大会于手太阴"。杨上善解释说，营气白天运行故表达为"行阳"，夜间运行故表达为"行阴"，并云："昼行二十五周，夜行二十五周，故一日一夜行五十周，平旦会手太阴脉也。一度有一周，五十周为日夜一大周矣。"的确，如果按照这种解释，那么，就是一昼夜行于阴脉和阳脉交错串连的十二脉五十周，且符合"与营俱行"这一表达。但是，"行于阳二十五度，行于阴亦二十五度"这一表达，明显承袭了《太素·卫五十周》或《灵枢·卫气行》的"昼日行于阳二十五周，夜行于阴二十五周"，没有杨上善解释的余地。在这里，岐伯派从伯高派继承了卫气运行说的混乱。顺便说一下，岐伯派后来认为"其浮气之不循经者为卫气，其精气之行于经者为营气"（《太素》卷十《经脉标本》、《灵枢》卷八《卫气》)，明确说明了两者的运行路径。

如果回到伯高派的观点，那么，根据刚才引用的文章，自目而出的卫气似乎会分散后下行至六阳脉。另外，太阳脉、少阳脉、阳明脉的各个手脉和足脉形成一对，并从足脉连接至手脉。通过综合这些记述，想象卫气昼间运行的闭合回路就会没有那么困难了。另外，关于夜间的卫气运行进一步说道：

阳尽于阴，阴受气矣。其始入于阴，常从足少阴注于肾，肾注于心，心注于肺，肺注于肝，肝注于脾，脾复注于肾为周。

这样一来，“昼行阳脉行二十五周，夜行阴脉行二十五周”这种伯高派的观点，首先让我联想到类似图 7–3（a）的运行回路。即卫气在早上从 a（目）出发，沿着 ab（足太阳）、bc（手太阳）、cd（足少阳）、de（手少阳）、ef（足阳明）、fa（手阳明）运行，即白天绕着圆 abcdef 循环二十五周；到了傍晚，集聚在 d（足心），上行 dg（足少阴），抵达 g（肾），顺次注入 h（心）、i（肺）、j（肝）、k（脾）后，再次回到 g；而夜间围绕着圆 ghiljk 循环二十五周；清晨，通过 la（足少阴），上升至 a（目）。

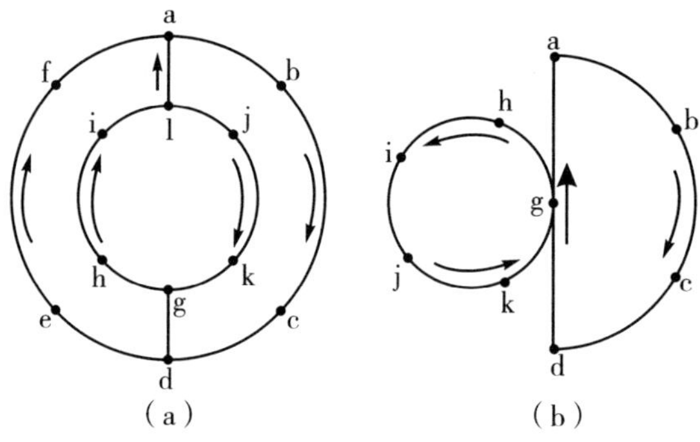

图 7–3　卫气运行回路示意图

然而，该图没有准确地抓住伯高派的观点。因为，据杨上善的说法，卫气夜间不是只上行足少阴脉一次，而是按照“其至于足也，入足心，出内踝，下（上？）行阴分，复合于目，故为一周”的方式，循行六阳脉一遍后，从足心上行足少阴脉回到目，完成一周。其过程，被论述为同时与漏刻时间对应。

水下一刻，人气在太阳。水下二刻，人气在少阳。水下三刻，人气在阳明。水下四刻，人气在阴分。……水下二十三刻，人气在阳明。水下二十四刻，人气在阴分。水下二十五刻，人气在太阳，此半［日］（月）之度也。

人气，即卫气。一日有百刻，二十五刻则是半日，即白天的一半。卫气在各个脉中的时刻，可以用下述公式表示。将 n 限制在 12，是因为白天有五十刻。

太阳 $=4n+1$，少阳 $=4n+2$，阳明 $=4n+3$，阴分 $=4n+4$（$n=0,1,2,3\cdots\cdots12$）。

矛盾是显而易见的。不知从什么时候开始，二十五周被偷换成了二十五刻。按这种记述，卫气在白天只循环全身十一周半。这个姑且不论，如果现在无视时间上的矛盾而只着眼于回路，那么，恐怕需要将图 7–3（a）改成图 7–3（b）那样。卫气在白天从 a（目）出发，通过 ab（太阳）、bc（少阳）、cd（阳明），并由 d（足心）通过 dg（足少阴）上行至 a（目），重复循环。夜间，上行 dg（足少阴），由 g（肾）通过 h（心）、i（肺）、j（肝）、k（脾），再回到 g（肾），并重复循环。早晨，上行 ga（足少阴），到达 a（目）。

将人气所在和刻数相对应的这篇文章，用叙述太阳运行和刻数关系的下面这段文字结束：

从房至毕（一）十四舍，水下五十刻。日行半度，回行一舍，水下三刻与七分刻之［二］(四)。

七分刻之二，是七分之二刻。舍与宿同。要想理解该段文章的意义与混乱，就必须读前面的一节。

日行一舍，人气行一周［身］与十分身之八。日行二舍，人气行［三］(二) 周于身与十分身之六。……日行十四舍，人气［行］二十五周于身与有奇分（与）十分身之四。

有奇分，指余数。严格来讲，应该以“行二周于身与十分身之六”这样的方式表达。如果设定白天太阳经过的舍的数量为 n，那么，该关系则为 $8n/10$，最后的余数四系二之误。

太阳大致以三百六十五又四分之一日绕行天球一周。如果一日约一度、五十刻，那么则“日行半度”。另一方面，天球做日周运动，一日旋转一圈。因此，二十八宿一半的十四宿将在白天通过子午线。所谓“从房至毕（一）十四舍，水下五十刻”，就指的是这个。然而，该篇的作者将地球的公转和自转引起的两个不同现象给弄混了，并似乎错误地认为，二十八宿被固定在同一方位上，而太阳一昼夜绕行它一周。这样一来，则“日行一舍，人气行一周［身］与十分身之八”，“回行一舍，水下三刻与七分刻之［二］(四)”。夜间的运行也是一样。

是故夜行一舍，人气行于阴藏一周与十分藏之八，亦如阳行（之）二十五周，而复合于目。阴阳一日一夜，合有奇分十分身之［二］(四)，与十分藏之二。

总而言之，伯高派关于卫气运行的基本理念如图 7-3（a）所示，认为昼外夜内，绕着两个不同圆环循行。然而，一旦考虑脉的实际路径，就不得不回到图 7-3（b）所示的异常回路上，这就暴露出了矛盾。

这里须注意的有两点：第一，认为“是故人之所以卧起之时有早晏者，奇分不尽故也”，将卫气的运行不能用整数除尽，产生一昼夜十分之二身和十分之二藏这一余数，与睡眠的生理学联系起来；第二，主张通过观察卫气所在，来选择施针治疗的时间。

分有多少，日有长短，春秋冬夏，各有分理。然后常以平旦为纪，以夜尽为始。是故一日一夜，水下百刻，二十五刻者，半日之度也。常如是毋已。日入而止，随日之长短，各以为纪而刺之。谨候其时，病可与期，失时反候者，百病不治。

纪，是施治的基准时间。

是故谨候气之所在而刺之，是谓逢时。［病］在于三阳，必候其气在于［加］阳［分］而刺之。病在于三阴，必候其气在［加］阴分而刺之。

在这里，三阳指太阳、阳明、少阳三脉，三阴指太阴、少阴、厥阴三脉。针刺治疗必须在白天进行，而阴病必须在阴脉上施治。四刻中有一刻是卫气在阴分，这一说明就这样被合理化了。太阳的运行、卫气的生理学与治疗法，由此构成了一个前后一致的理论体系。

剩下的问题，是一日五十周、一周需要的时间为二刻这些数值，是从哪里得来的。暗示其答案的伯高派论文没有传世。然而，幸运的是，岐伯派的论文《太素》卷十二《营五十周》或《灵枢》卷四《五十营》提供了线索。据其记载，一昼夜为百刻，设定一呼一吸为一息，则 270 息为二刻。二刻，相当于今天的 28.8 分。一般认为，人在安静时每分钟大约呼吸 10 ～ 13 次[①]，暂且假定约 10 次，那么二刻就是 290 息。270 息这一数值稍稍小了一些。但是，如果考虑到是通过极不成熟的漏刻（参照图 7-4）测量的，那么，不如可以看成是在误差范围内。可以肯定的是，所谓二刻 270 息，应该是实测值。这里做一个假设：如果一呼则“气行三寸”，一吸又“气行三寸”，那么，一息就共计“气行六寸”。这恐怕是考虑到一呼一吸之间，气自鼻孔出入约三寸，想象体内的气全部与之联动，以同样的速度运动。另一方面，“人经脉上下左右前后二十八脉，周身十六丈二尺”。所谓二十八脉，是左右对称走行的手足阴阳十二脉共计二十四脉，再加上跷脉的阴阳二脉，以及走行于身体前后正中线的督脉和任脉的数目。它们对应于天上的二十八宿。据岐伯派的另外一篇论文《太素》卷十三《脉度》或《灵枢》卷四《脉度》的记载，二十八脉的长度如表 7-6 所示。如果一息气行 6 寸，那么，270 息则气通过 162 尺，二刻则巡行身体一周。所谓营气一昼夜行五十周，是从呼吸数、脉的长度及一息之气行的假定中得出的结论。正如胸

① 『理科年表』六三，第 923 頁。

中积聚的气贯心肺而“行呼吸”所述那样，血液循环的原动力被认为存在于呼吸作用中。

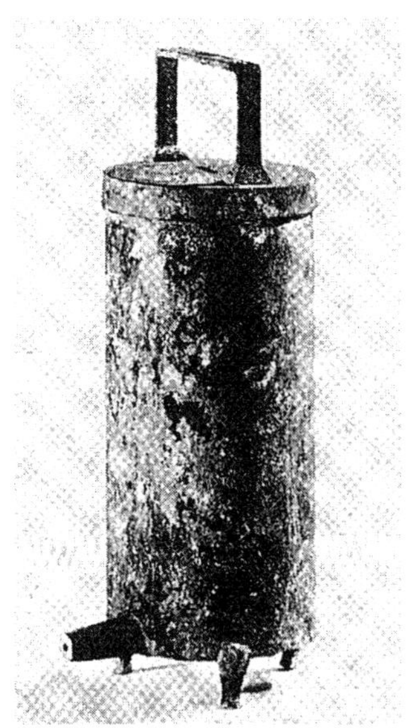

图 7-4 陕西省兴平市出土的西汉铜漏壶[①]

表 7-6 二十八脉的长度

名称	长度	合计
手六阳脉	5尺 0寸	3丈 0尺
手六阴脉	3 5	2 1
足六阳脉	8 0	4 8
足六阴脉	6 5	3 9
阴阳跷脉	7 5	1 5

① 引自中国社会科学院考古研究所编著《中国古代天文文物图集》，文物出版社，1980，图版 38。

续表

名称	长度	合计
督脉、任脉	4　5	0　9
合计		16丈　2尺

这里要说的是，一息气行六寸这一假设太过迟缓了。正如李约瑟和鲁桂珍注意到的那样[①]，在今天的知识中，血流只要 30 秒就能循环全身。这大约是 60 倍的速度。然而，我们不必对此苛责。因为没有测量手段，所以除了做出某些假设别无选择。将气行和血行等同起来，也是在气的生理学上合理的推论。

不管怎样，二刻 270 息，一息气行六寸，脉长 162 尺，构成一组密合的数值，不具有单独引入的性质。甚至可以认为，即便是一息气行六寸这一数值，也可能是假定二刻一周身后，根据 270 息和 162 尺计算求得的。这一组数值本身，无疑是伯高派测量和主张的。

五、大宇宙和小宇宙的关联

姑且不谈对二十八宿的误解，认为昼夜卫气循行和太阳运行，因而与一天的时间之间存在严密对应关系的伯高派的这一理念，必然会导致将人体视为可计量存在的思想的产生。驱使伯高派进行人体精密测量和计量解剖学，并进一步将其结果适用于生理学的动因，恐怕就在于此。更一般化来说，这就是所谓的天人

① Lu Gwei-Djen、Joseph Needham, op.cit, pp.32-33.

相感的思想，它发现宏观宇宙的天地和微观宇宙的人体之间存在对应关系。在这种思想中如果大宇宙是可计量的，那么，小宇宙也必定是可计量的。

伯高派将他们的天人相感论写进一篇文章中。它就是《太素》卷五的卷首缺题篇或《灵枢》卷十《邪客》的后半部分。

（黄帝问于伯高曰：“愿闻人之肢节以应天地奈何？”

伯高答曰：“天圆地方，人头圆足方以应之。天有日月，人有两目。地有九州，人有九窍。天有风雨，人有喜怒。天有雷电，人有音声。天有四时，人有四肢。天有五音，人有五脏。天有六律，人有六腑。天有冬夏，人有寒热。天有十日，人有手十指。辰有十二，人有足十指，茎垂以应之。女子不足二节，以抱人形。）[①] 天有阴阳，人有夫妻。岁有三百六十五日，人有三百六十节。地有高山，人有肩膝。地有深谷，人有腋腘。地有十二经水，人有十二经脉。地有［云气］泉脉[②]，人有卫气。地有草［蓂］（蓂），人有毫毛。天有昼夜，人有卧起。天有列星，人有牙齿。地有小山，人有小节。地有山石，人有高骨。地有林木，人有募筋。地有聚邑，人有䐃肉。岁有十二月，人有十二节。地有四时不生草，人有无子。此人与天地相应者也。”

九州，指冀、兖、青、徐、扬、荆、豫、梁、雍这九个地域。九窍，指两眼、两耳、两鼻孔、口这七窍，再加上前后阴的两窍。

---

① 此处括号内为《太素》缺文。

② 在仁和寺本的《太素》中，虽然“雲”字的“云”因虫食而不可见，但是，读成“雲”不会有错。参照人民卫生出版社的萧延平本注。

五音，指宫、商、角、徵、羽这五音阶。六律，指十二音律中的黄钟、太蔟、姑洗、蕤宾、夷则、无射这六阳律。关于十二经水，其定义见于《管子·度地》。

水有大小，又有远近。水之出于山而流入于海者，命曰经水。

下面接着是枝水、谷水、川水、渊水的定义。它们与经水合计为五水。关于十二经水和十二经脉的对应关系，详见岐伯派论文《太素·十二水》或《灵枢·经水》，表 7–7 是其一览表。关于云气与卫气的类比，《太素》卷二十六或者《灵枢·痈疽》云“上焦出气”，而《太素·营卫气别》或《灵枢·营卫生会》云“上焦如雾”。萯，杨上善注“草名也，又死草也”。蓂，叫蓂荚，被视为瑞草。

表 7–7　十二经水和十二经脉的对应

十二经脉	十二经水（水源—流入）
足太阳脉	清水（魏郡—黄河）
足少阳脉	渭水（陇西—黄河）
足阳明脉	海水（四海中最大的）
足太阴脉	湖水（渔阳郡—海）
足少阴脉	汝水（汝南郡—淮河）
足厥阴脉	沔水（武郡—长江）
手太阳脉	淮水（南阳郡—海）
手少阳脉	漯水（平原郡—海）
手阳明脉	江水（蜀岷山郡—海）

续表

十二经脉	十二经水（水源—流入）
手太阴脉	河水（昆仑山—海）
手少阴脉	济水（河东郡—长江）
手厥阴脉	漳水（上党郡—海）

注：（ ）内系杨上善注。在列举两个解说时，采用适当的那一个。

基于形态、现象和数的类比的天地和人的对应关系，在西汉中期的《淮南子》和《春秋繁露》等中，得到过明确的表述。《淮南子·精神训》曰：

头之圆也象天，足之方也象地。天有四时、五行、九解、三百六十六日，人亦有四支（肢）、五藏（脏）、九窍、三百六十六节。天有风雨寒暑，人亦有取与喜怒。故胆为云，肺为气，肝为风，肾为雨，脾为雷，以与天地相参也，而心为之主。是故耳目者，日月也；血气者，风雨也。

《春秋繁露》卷十三《人副天数》曰：

物疢疾莫能偶天地，唯人独能偶天地。人有三百六十节，偶天之数也。形体骨肉，偶地之厚也。上有耳目聪明，日月之象也。体有空窍理脉，川谷之象也。心有哀乐喜怒，神气之类也。……首坌而员，象天容也。发，象星辰也。耳目戾戾，象日月也。鼻口呼吸，象风气也。胸中达知，象神明也。腹饱实虚，象百物也。……足布而方，地形之象也。……天地之符，阴阳之副，常设于身，身犹天也。数与之相参，故命与之相连也。天以终岁之数，成人之身。故小节三百六十六，副日数也。大节十二分，副月数也。内有五藏（脏），副五行数也。外有四肢，副四时数也。乍视乍瞑，副昼夜也。乍刚乍柔，副冬夏也。乍哀乍乐，副阴阳也。心有计虑，副度数也。行有伦理，副天地也。

疢疾，指疾病。象，指模仿形状。副，指用刀切开。被切开的两部分，即正和副是彼此相似的。如对接起来，那么，会如符节般完美地契合。“天地之符，阴阳之副，常设于身。”人，可谓是天地的肖像，符节的另一半，或天地的副本，即“身犹天也”。在《淮南子》和《春秋繁露》，尤其是后者中，不仅在身体上，还在心的作用和行为上寻求对应关系。但是，对于当下主题来说，重要的是在“数”上人是天地的同类，而天根据一年中的各种数创造出人体，这种由董仲舒明确表达的观念。的确，也许“天之高，地之广也，非人力之所能度量而至也”。然而，天地也存在可以被测量的东西。天地之数理规律，首先体现在天体运行及其创造出的时间性秩序上。如果认为人的身体贯穿着这种规律，那么，通过外与内的测量，就能解明身体的生理性秩序，因秩序混乱引起的病理，以及进一步治疗应遵循的原则。

到西汉末年，这种所谓的天人相感论在占星术者中间广为扩散开来，为占星术提供了牢固的思想基础。《纬书》中的《孝经援神契》(《太平御览》卷三百六十三）曰：

人头圆象天，足方法地，五藏（脏）象五行，四肞法四时，九窍法九分，目法日月。肝仁，肺义，肾志，心礼，胆断，脾信，膀胱决难，发法星辰，节法日岁，肠法钤。

四肢，即四肢。九分，指九州分野。决难，是解决难题。钤，注云“曲也，主键闭”，即锁，此处就屈曲的形状而言。此外，《春秋元命苞》(《太平御览》卷三百六十三) 中也记载到：

头者神所居，上员象天，气之府也。岁必十二，故人头长一尺二寸。

人的疾病对应天地的异变。初元二年 (公元前 47 年) 2 月和 7 月，陇西发生了地震。“好律历阴阳之占”的翼奉上奏元帝 (《汉书》卷七十五《翼奉传》) 曰：

臣闻人气内逆，则感动天地。天变见于星气日蚀，地变见于奇物震动。所以然者，阳用其精，阴用其形，犹人之有五藏 (脏) 六体，五藏 (脏) 象天，六体象地。故藏 (脏) 病则气色发于面，体病则欠伸动于貌。

在论述针刺治疗原则的《太素》卷二十三《量顺刺》或《灵枢》卷八《逆顺》的黄帝和伯高的问答中，有下面这样一节。

黄帝问于伯高曰：余闻气有逆顺，脉有盛衰，刺有大约，可得闻乎?

伯高曰：气之逆顺者，所以应天 [下] (地)、阴阳、四时五行也。脉之盛衰者，所以候血气之虚实有余不足。刺之大约者，必明知病之可刺，与其未可刺，与其已不可刺也。

治疗在最基本的层面上，必须遵循自然的时间秩序。这种思考方式的萌芽，在黄帝派和少师派中已经出现了。然而，最早尝试在生理学、病理学、诊断法及治疗法中，将天人相感论作为其基础性观念，系统性地予以导入的，是伯高派。它经由岐伯派之手而得到进一步发展。《太素》卷五《阴阳合》或《灵枢·阴阳系日月》，即是其一例。

我们在此可以推测刘歆思想对伯高派的间接影响，因为《汉书·五行志》中记录的他的灾异论是基于天人感应的思想。从西汉末至新代指导学术界，且被王莽任命为国师的刘歆，是制定统一的度量衡制、编撰三统历的律历学者。可以说，刘歆的思想让伯高派的医师们对人体量化分析的可能性深信不疑。然而，刘歆的影响可能远不限于此。

支撑伯高派的，是对大宇宙和小宇宙的关联，即贯穿大宇宙和小宇宙的数理规律的确信。受这种天人相感论的引导，他们进行了人体解剖和测量，创造了气循环的思想。随后，岐伯派接受伯高派的卫气（淋巴液等）循环说，提出了营气即血液的循环说。

■ 六、伯高派和兵法家

在《黄帝内经》中留下约十篇论文的伯高派，在我看来，是活跃于王莽和刘歆时期的医师群体，并且，对王孙庆进行解剖的就是这一派的医师们。他们尊伯高为群体的鼻祖。那么，伯高到底是一个怎样的人物呢？

《列子·黄帝》云，列子的朋友中有一位伯高子，他曾邀请列子“乘风”往来神仙世界。很遗憾，这则插曲除传说伯高是神话性圣王黄帝的同时代人外，没有提供更多信息。其著作年代也可能在东汉末至魏晋时期之间。在《列子》之前，伯高的名字仅在《管子·地数》中出现过一次，且与《黄帝内经》相同，是与黄帝进行问答的一方，这一点值得研究。

当然，现存的《管子》八十六篇不是公元前7世纪政治家管仲的作品。其著作年代被认为从战国中期开始，延及西汉武帝（公元前140—公元前87年在位）、昭帝（公元前86—公元前74年在位）时期。作者的思想立场也跨越了法家、儒家、道家、阴阳家、墨家、兵家、杂家等。其中，《地数》篇属于所谓的《管子·轻重》十九篇。据金谷治研究，它们是以盐铁专卖政策为中心，以国家之手追求营利，试图重建国家财政的被称为轻重家一派的著作。特别是《地数》篇鼓吹矿物埋藏的调查和矿山的垄断管理。可以推定，这诸篇的著作年代，是从文帝（公元前179年—公元前157年在位）、景帝（公元前156—公元前141年在位）时期至武帝末年左右。①

《地数》整篇由桓公和管子的问答构成。在第一个问答的末尾，管子云：“昔者，桀霸有天下而用不足，汤有七十里之薄而用有余。天非独为汤雨菽粟，而地非独为汤出财物也。”总之，这是因为贤臣伊尹的政策好。接着，在第二个问答的开头，桓

① 金谷治：『管子の研究：中国古代思想史の一面』，岩波書店，1987，第152-157頁。

公就询问管子："请问天财所出？地利所在？"在桓公和管子的这两个问答之间，插入有黄帝和伯高的问答。从第一个问答中的"出财物"与第二个问答中的"天财所出"直接衔接这一点可知，它是后人插入的内容。此外，如果把管子对桓公第二个问题的回答与伯高对黄帝问题的回答比较一下，那么也能立刻明白在这里插入的理由。

管子对曰：山上有赭者，其下有铁。上有铅者，其下有银。一曰：上有铅者，其下有鉒银。上有丹砂者，其下有鉒金。上有慈石者，其下有铜金。此山之见荣者。苟山之见荣者，谨封而为禁。有动封山者，罪死而不赦。有犯令者，左足入，左足断；右足入，右足断。然则其与犯之远矣。此天财地利之所在也。

赭，指赤土。在明代李时珍《本草纲目》卷十《代赭石》释名中，"时珍曰：赭，赤色也。代，即雁门也。今俗呼为土朱、铁朱。《管子》云：山上有赭，其下有铁。铁朱之名或缘此，不独因其形色也。"关于鉒银、鉒金，明代方以智《通雅》卷四十八写有"丱也"，即地下矿藏。丹砂，指硫化汞。慈石，即磁石。铜金，指铜和金。《艺文类聚》卷八十三引《地镜图》曰"山有磁石，下有铜若金"。与犯，与"干犯"同。

在黄帝－伯高的问答中，与之对应的一节如下：

伯高对曰：上有丹砂者下有黄金，上有磁石者下有铜金，上有陵石者下有铅、锡、赤铜，上有赭者下有铁。此山之见荣者也。苟山之见其荣者，君谨封而祭之。距封十里而为一坛，是则使乘者下行，行者趋。若犯令者，罪死不赦。然则与折取之远矣。

陵石，属于本草别录品。《政和本草》卷三十《有名未用》玉石类记载，“陵石，味甘，无毒，主益气，耐寒，轻身，长年。生华山，其形薄泽”，但是，具体指称什么没有说明。“与折”，恐系“与犯”之讹误。

将这两篇文章比较后可发现，桓公－管子的问答道理更为通顺，意思也更容易理解。而黄帝－伯高的问答，恐怕是后人模仿《地数》篇的问答而写的文章，内容和表达都故作老套，冒充是管子言论的典据。例如，“距封十里而为一坛”这种祭祀设置，无疑是因意识到第一个问答中的“封于泰山，禅于梁父，封禅之王七十二家”这一段文字而制定的。这段文字出现在《史记·封禅书》管子言论中，原本属于《管子》失传的《封禅》[①]。不管怎样，它像是医学领域中伯高派出现之后不久写成并插入的文章。

管子和伯高所主张的完全不同。据管子云，玉、金、珠产于距离周“其涂（途）远而至难”的偏远地区。尽管如此，文王、武王之所以能“以天财地利立功成名于天下者”，是因为将天财地利置于国家的管理下，根据重要性使用它们，“以珠玉为上币，以黄金为中币，以刀布为下币”，采取稳定货币的政策。这正是武帝、昭帝时期财务官僚的主张。与之不同，伯高接着刚才的引文继续说道：

① 金谷治:『管子の研究: 中国古代思想史の一面』, 岩波書店, 1987, 第60頁。

修教十年，而葛卢之山发而出水，金从之。蚩尤受而制之，以为剑、铠、矛、戟，是岁相兼者诸侯九。雍狐之山发而出水，金从之。蚩尤受而制之，以为雍狐之戟、芮戈。是岁相兼者诸侯十二。故天下之君，顿戟一怒，伏尸满野。此见戈之本也。

葛卢和雍狐，意思不明。芮，指当时存在于今山西省运城市芮城县一带的国家。蚩尤，是神话中的英雄。相传黄帝与蚩尤争天下，战于涿鹿之野。蚩尤在山上筑坛祭祀十年，河川形成，金属流出。他将它们制作成武器，兼并诸侯。其行为显示了武力的本质，分明是兵法家的主张。

伯高恐怕是与兵法家有关系的人物。而且，伯高派的某些著作明显地保留有受到兵家思想影响的痕迹，如《太素》卷二十三《量顺刺》或《灵枢》卷八《逆顺》。

伯高曰：《兵法》(曰) 无迎 [逢逢] (逢逢) 之气，无击堂堂之 [陈](阵)。《刺法》曰无刺熇熇之热，无刺漉漉之汗，无刺浑浑之脉，无刺病与脉相逆者。

《孙子兵法》曰：

无邀正正之旗，无击堂堂之阵。此治变者也。(《孙子兵法·军争》)

在将刺法类比兵法，推导刺法原则之际，适用了其“治变”法。不仅如此，兵法还重视量的思考。

兵法：一曰度，二曰量，三曰数，四曰称，五曰胜。地生

度，度生量，量生数，数生称，称生胜。(《孙子兵法·军形》)

称，同秤，是称重的器具。计量就是胜利的这种信念，大概是伯高派从兵法家那里学到的东西。还有，兵法家的五行论思考，也值得关注。

声不过五，五声之变，不可胜听也。色不过五，五色之变，不可胜观也。味不过五，五味之变，不可胜尝也。战势不过奇正，奇正之变，不可胜穷也。奇正相变，如循环之无端，孰能穷之哉！(《孙子兵法·兵势》)

反过来说，正是为了理解多样性，五行的概念才是必要的。如果能理解贯通多样性的规律，即"循环无端"所表现出的这个规律，那么任何"奇正"之变，或说正常和异常的变化，都是能够应对的。对于伯高派来说，这样的规律性认识，应该是建构在人体计量基础上的。这一点大概是他们从兵法家那里学来的。他们以伯高之名讲述，绝不是随意的行为。

在这里，我不由得想起，被解剖的王孙庆曾是一位兵法家。在参与解剖的伯高派医师和王孙庆之间，或许存在某种联系。在人体解剖、测量和计量解剖学的出现，这个从未再次发生的事件背后，我觉得似乎隐藏着某种令人意想不到的复杂人际关系。

七、《黄帝内经》十八卷和黄帝学派

如果认为，伯高派是活跃于王莽和刘歆时期的一个医学流派，并且，属于这一群体的医师解剖了王孙庆，其记录保留在现存的《黄帝内经》中，那么，我们将首次获得《黄帝内经》形成的绝对年代。而且，如果像我推论的那样，少俞派和岐伯派是晚于伯高派出现的群体，那么收录进现存《黄帝内经》中的论文的一大半，就都是写于新莽至东汉时期。这里会立即引发一个问题：《汉书·艺文志·方技略》中著录的“《黄帝内经》十八卷”是什么？因为《汉书·艺文志》是刘歆将其与父亲刘向在建平年间（公元前6—公元前3年）完成的图书目录《别录》，进一步节略而形成的《七略》的摘要，所以《黄帝内经》中无疑没有包含以伯高派为首的后期三派的论文。

事实上，关于这一问题，廖育群已经做出了重要的说明。据廖育群[①]的研究，在《汉书·艺文志》中，“卷”和“篇”在完全相同的意义上被使用，而所谓“十八卷”，实际上只不过是十八篇。因而，这里所说的《黄帝内经》，是与现存《黄帝内经》，即涉及唐代混入的运气七篇及遗失两篇的共计八十一篇的《素问》，以及包含八十一篇的《灵枢》完全不同的书。这是一个尖锐的观点，并提出了一个出色的问题。

在这种情况下，会存在两种可能的立场，即将《汉书·艺文志》所说的“《黄帝内经》十八卷”看成与今本《黄帝内经》完全有别的书籍，以及将后者看成是在前者基础上做了大幅增补的版本[②]，而我站在后一种立场上。因为，正如我曾经究明的那样，

① 参见廖育群「湯液について」（『中国古代科学史論　続編』，第532頁）。

② 廖育群认为，雷公－黄帝问答形式的诸篇与《汉书·艺文志》中记载的“黄帝内经·外经”有密切关系。

黄帝派论文中的若干篇，以马王堆汉墓出土医书为祖型[①]。另外，即使从《史记·仓公传》和《黄帝内经》中可窥见的医学传授形式来看，也没有理由怀疑古代医书中存在长的连续性[②]。从廖育群这种卷即篇的观点出发，立刻能得出这种结论：“《黄帝内经》十八卷”被完全包含在《黄帝内经》中而传到了今天，其十八篇——即便这样说，在现存的书中也不见得有十八篇——之外的《黄帝内经》论文，则全部是在《别录》或《七略》形成以后，或者说从西汉末年至新代和东汉时期写成。我认为伯高派活跃于王莽、刘歆时代，而少俞派、岐伯派较之稍晚出现的这种看法，支持、强化了这一结论，且将之具体化了。顺便说一下，在《黄帝内经》中，岐伯派论文占有最大的分量，它们可能几乎都是在东汉前期写成的。

那么，“《黄帝内经》十八卷”的内容是怎样的呢？结论当然是，它是汇集黄帝派论文的书籍，或许也收录了少师派论文。这里我们来简单地探讨一下它的内容。表 7–8 列举《素问》《灵枢》中所收录的黄帝、少师两派论文的篇名，并将之与《太素》的篇名进行对照。

① 参见本书第五章“二、作为祖型的马王堆汉墓出土医书”。

② 参见山田慶兒「医学の伝授」（『夜鳴く鳥——医学・呪術・伝説』，第 53–96 頁）。

表 7–8　黄帝派、少师派论文对照表

	书名	卷数	篇名		篇名	卷数	书名
黄帝派	素问	23	著至教论 (方盛衰)	⟷	脉论	16	太素
		23	示从容论	⟷	脉论	16	
		23	疏五过论		缺		
		23	征四失论		缺		
		24	阴阳类论 (四时病类)	⟷	脉论	16	
		24	方盛衰论		缺		
		24	解精微论	⟷	水论	29	
	灵	3	经脉	⟷	经脉连环	8	
		3	经脉	⟷	经络别异	9	
		8	禁服	⟷	人迎脉口诊	14	
		8	五色	⟷	人迎脉口诊	14	
		11	官能	⟷	知官能	19	
少师派	枢	2	寿夭刚柔		缺		
		10	忧恚无言		缺		
		10	通天		缺		
		11	〔九宫八风〕	⟷	〔九宫八风〕	28	
		12	岁露论	⟷	三虚三实	28	
		12	岁露论	⟷	八正风候	28	

卷的空缺，指现存《太素》里缺失的篇。(方盛衰)(四时病类）在现存王冰本《素问》中被分别置于《著至教论》《阴阳类论》末尾而构成其一部分，但是，在王冰本的底本全元起本中，却被认为是独立成篇。〔九宫八风〕未采用问答结构，故不能从

形式上断定是少师派的论文，但是，从内容上来看，可以认为是属于少师派的。如果用王冰本《素问》和《灵枢》的篇目构成来计算，那么，黄帝派是十一篇，少师派算上〔九宫八风〕是五篇，共十六篇。如果按《素问》全元起本计算，则又增加两篇，合计十八篇。虽然有些许巧合的迹象，却与《汉书·艺文志》的“十八卷”完全匹配。姑且不论这是被再编辑可能性很大的篇数，我们先将它们设想为传至今日的“《黄帝内经》十八卷”。

虽然我在第五章图示了关于黄帝学派五个支派的时间先后关系或系谱的看法，并在第六章中进行了修正[①]，但是，在这里我必须给出再次修正了的示意图（图 7-5）。

活跃于西汉时期的，是黄帝、少师这前期两派。伯高派占据了王莽政权下以太医为首的政府医疗机构中枢，因此，随着新莽的灭亡而无可避免地衰退了。取而代之的是少俞派和岐伯派。尤其是岐伯派，他们发展了先前诸派的工作，并开展了更多方面的教育、研究与著述活动，完成了黄帝学派的技术和理论工作。这恐怕是东汉前期，即公元 1 世纪的事情。

① 本书图 5-1、图 6-6。

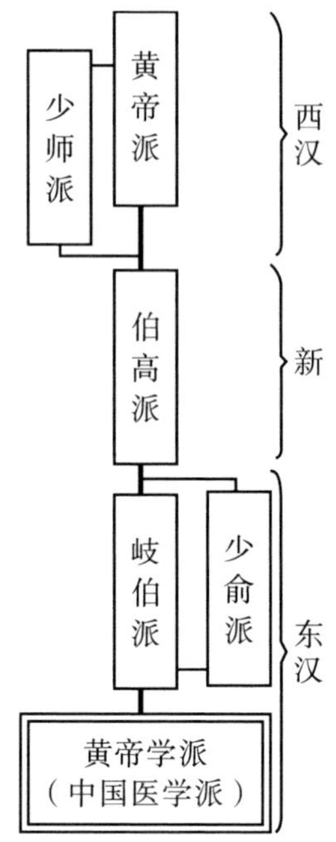

图 7-5　修正后的五个支派示意图

顺便说一下，如果这样考虑的话，那么，从传至今日的《黄帝内经》中的论文全部齐备，被汇编进《素问》和《九卷》或说《针经》这两部书的时期开始，直到1世纪末以后，言及“八十一难”的《伤寒杂病论》之前，《难经》被撰著时期，并没有那么长的时间上的间隔。在现存《黄帝内经》中未能看到的五脏等的计量解剖学记载，被收录进《难经》中而得到流传，至少从时间上来看，绝非不自然。

八、从计量解剖学到记述解剖学

最后，我们再一次回到解剖学上。新代出现的计量解剖学和人体测量的思想，最终未能形成学问的传统，它只是一次短暂的尝试而已。同时，其成果也没有被忘却。不仅如此，它还像经典一样一直得到坚守。就连明代的《类经图翼》，也全盘照搬《黄帝内经》和《难经》的数值，只是提醒说“古今尺寸不同”，古代的一尺大致相当于如今的八寸。

在这种意义上，宋代的解剖学不是古代解剖学的复兴，而是一种真正的新生[①]。它没有走计量化的道路，而是选择了记述和绘图。杨介在《存真图》的序中这样写道[②]：

宜贼欧希范被刑时，州吏吴简令画工就图之以记，详得其状。或以书考之，则未完。崇宁中，泗贼于市。郡守李夷行遣医并画工往观，决膜摘膏，曲折图之，得尽纤悉。介取以校之，其自喉而下，心、肺、肝、脾、胆、胃之系属小肠，(大)大肠、腰、肾、膀胱之营叠其中，经络联附，水谷泌别，精血运输，源委流达，悉如古书，无少异者。(( )内是衍字)

他还引用了吴简解剖欧希范的文章。

宜州推官吴简云：凡二日剖欧希范等五十有六腹，皆详视之。喉中有窍三，一食、一水、一气。互令人吹之，各不相戾。肺之下，则有心、肝、胆、脾。胃之下，有小肠。小肠下，有大

---

① 桜井謙介「『黄帝内経素問』王冰注に記された五蔵像について」(『漢方の臨床』，1991 年第 4 期，第 26-34 頁）指出，唐代存在记述解剖学的先驱，在《素问・五运行大论》王冰注中留下了五脏的正确记述。

② 僧幻雲史記標注、北里研究所東洋医学総合研究所医史学研究部編「『扁鵲倉公伝』幻雲注の翻字と研究」，1996 年，第 130-138 頁。

肠。小肠皆莹洁无物，大肠则为滓秽。大肠之傍则有膀胱。若心有大者、小者、方者、长者、斜者、直者、有窍者、无窍者，了无相类。唯希范之心，则红而石垂，如所绘焉。肝则有独片者，有二片者，有三片者。肾则有一在肝之右微下，一在脾之左微上。脾则有在心之左。至若蒙干多病嗽，则肺且胆黑，欧诠少得目疾，肝有白点。此又别内外之应，其中黄漫者脂也。

蒙干、欧诠，是人名。关于喉中有三孔这一记载是错误的这一点，北宋沈括（1031—1095 年）很快就在《梦溪笔谈》卷二十六《药议》中予以指出（参照图 7-6）。正如贾得道论述的那样，除去这一点，大部分内容基本上是正确的。在最后的蒙干等的记述中，还可以看到“企图想要证明疾病和内脏关系的病理解剖学的萌芽”[①]。其关心转向了病理解剖，这是特别值得注意的。相隔一千年的两个时代的解剖学，在计量解剖学和记述解剖学，对生理学的关心和对病理学的关心方面，形成了鲜明的对比，其中能看到医学历史真实的展开。

① 参见贾得道《中国医学史略》，第 151 页。参见金関丈夫「『頓医抄』と「欧希範五蔵図」」（『日本民族の起源』，第 368-374 頁）。

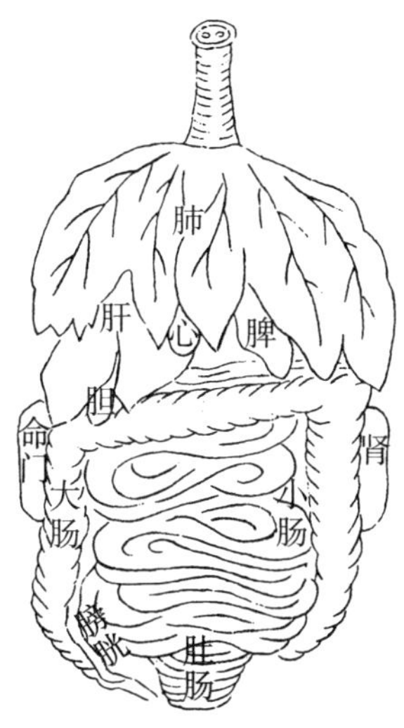

图 7-6　欧希范五脏图[①]

尽管如此，汉代的计量解剖学和宋代以后的记述解剖学被一条线连接了起来。因为一般认为，始于宋代的《难经》研究，催生了人体解剖和脏腑观察的潮流[②]。

伯高派的计量解剖学和人体测量的成果，仅仅为后世医学提供了确定穴位位置的基准数值。但是，伯高派试图通过解剖和测量去发现形态学上的和生理学上的规律性的尝试，在医学史上的先驱性，应该得到充分的评价。他们进行的这种测量，只有基于统计学才具有意义。即使认为伯高派的工作对实际的医学影响甚

① 引自《循经考穴编》，群联出版社，1955，第 363 页。

② 苏辙《苏黄门龙川略志》卷二《医术论·三焦》里记载的单骧三焦论和徐遁脏腑观察的报道，以及明代孙一奎《医旨绪余》卷上《难经正义·三焦评》里记载的何一阳人体解剖记录，都有力地暗示了《难经》研究所引起的对脏腑解剖学记述的关心（详见渡辺幸三「現存する中国近世までの五蔵六府図の概説」，『本草書の研究』，第 353-363 頁）。

微，这也是不可避免的。然而，从思想上来看，他们是当今解剖学家和体质人类学家的先驱。

■ 附 记

在王孙庆之前，并非完全没有人体解剖，至少肯定进行过局部解剖。例如，关于发声机构的少师派论文的正确记述，如果没有解剖是不可能的。

■ 补注：关于度量衡

伯高派论文中出现的度量衡，利用的是何种计量制度呢？能够设想的是两种情况：第一，利用了同时代的度量衡制；第二，利用了医学领域中传统的度量衡制。如果是前者，那么当然是新朝王莽制定的。如果是后者，则如席文（Nathan Sivin）所主张的那样（*Traditional Medicine in Contemporary China*,The University of Michigan,1987,pp.96–97,n.3），恐怕是周代的制度。据吴承洛《中国度量衡史》（1957 年）研究，它们的值分别如下：

朝代	一尺	一升	一斤
周代	19.91 厘米	193.7 毫升	228.86 克
新代	23.04 厘米	198.1 毫升	222.73 克

《骨度》所说的 7.5 尺，分别相当于 149.3 厘米和 172.8 厘米。

另一方面，已经报告了两例发掘出的保存良好的尸体的实测值。一例是湖南长沙马王堆一号汉墓的利苍夫人，身长 154 厘米（湖南省博物馆《马王堆汉墓研究》，1981 年，第 392 页）。另一例是湖北江陵凤凰山一六八号汉墓的遂小言（男），身长 165.7 厘米（《湖北江陵凤凰山一六八号汉墓发掘简报》，《文物》1975 年第 9 期，第 3 页）。二者都属于士大夫阶层。《骨度》的 7.5 尺不用说，设定的是男性。接近实际测量值的，是根据新代计量制的换算而非周代。另外，关于新代度量衡原器的实测值，请参照国家计量总局、中国历史博物馆、故宫博物院主编《中国古代度量衡图集》。

第八章
诊断诸法与“虚”的病理学

■ 一、《难经》中的古脉法

在假托扁鹊即秦越人，而实为东汉著作的《难经》或说《黄帝八十一难经》中，有传授古脉诊法的一节，它就是《十六难》。

脉有三部九候，有阴阳，有轻重，有六十首，一脉变为四时。离圣久远，各自是其法。

《难经》另外又对除六十首之外的四种，即三部九候、阴阳、轻重、六十首、四时脉这五种脉诊法，各设一“难”进行说明。所谓难，就是问的意思。

其中早就失传了的，是《五难》所论述的轻重法。

脉有轻重，何谓也?

然。初持脉如三菽之重，与皮毛相得者，肺部也。如六菽之重，与血脉相得者，心部也。如九菽之重，与肌肉相得者，脾部也。如十二菽之重，与筋平者，肝部也。按之至骨，举指来疾者，肾也。故曰轻重也。

在由《难经》定型化了的脉诊法中，通过将三指放在手腕的寸、关、尺三部来进行号脉。这里虽然没有写号脉的部位，但是，大概是在寸口部用手指按压。这个手指感受到的脉搏跳动的压力，用菽即豆类籽实的重量来计量。不，应该说是形容。所谓在皮毛、血脉、肌肉、筋、骨之处得脉，是指手指按压的强度。从手指轻触皮肤到重按至骨，划分为五个等级，并将之作为表现五脏状态的脉来进行诊断。轻重法在《黄帝内经》中全然没有留下痕迹，恐怕不是黄帝学派的方法。

阴阳法在《四难》中被提出来讨论。

脉有阴阳之法，何谓也?

然。呼出心与肺，吸入肾与肝。呼吸之间，脾受谷味也，其脉在中。浮者阳也，沉者阴也，故曰阴阳也。

中国的脉诊法依据脉象进行诊断。所谓脉象，是脉搏动的模式。脉象是成对的，浮－沉这一对可说是代表性脉象。根据《四难》，心、肺之脉为浮，肝、肾之脉为沉，脾之脉则在浮－沉之间（表8-1）。心脉浮兼大、散，肺脉浮兼短、涩，肝脉沉兼牢、长，肾脉沉兼濡、实。它们通过这些次级脉象而相互区别。这样一来，诊断五脏之脉，即“是阴阳之法也”。中，是中间，不是脉象的名称。

《四难》进一步讲到，在基本的三对脉象，即浮－沉、长－短、滑－涩的复合型里，存在如表8-2所示的六种脉，即一阴一阳、一阴二阳、一阴三阳和一阳一阴、一阳二阴、一阳三阴，并出现在寸口部位。从表 8–2 很容易就能看出，这两个系列是成对的，以及名称的由来。根据这些复合型分别属于哪个经脉，诊断何处“病逆顺”。

表 8–1 《难经・四难》的脉象

脏	脉象		
	浮	沉	中
心	○		
肺	○		
肝		○	
肾		○	
脾			○

表 8–2 《难经・四难》脉象的复合型

	一阴	一阳	
一阳	$\bar{a}c$	$a\bar{c}$	一阴
二阳	$\bar{a}bc$	$a\bar{b}\bar{c}$	二阴
三阳	$abc\bar{a}_t$	$\bar{a}\bar{b}\bar{c}a_t$	三阴

注：a. 浮，b. 长，c. 滑……阳；

$\bar{a}$. 沉，$\bar{b}$. 短，$\bar{c}$. 涩……阴；

t 表示暂时性地变成那种脉象。

《十八难》给出了三部九候的一个简洁说明。所谓三部，指寸、关、尺。所谓九候，是根据各部的浮、中、沉进行诊脉。在寸上诊断身体的上部，在关上诊断中部，在尺上诊断下部（表

8-3）。所谓浮、中、沉，指号脉时指头按压的强弱，与《四难》中的浮、中、沉是不同的概念。

表 8-3 《难经·十八难》的三部九候

部	候	诊断疾病的部位
寸	浮 中 沉	上部（法天） 头至胸
关	浮 中 沉	中部（法人） 膈至脐
尺	浮 中 沉	下部（法地） 脐至足

阴阳脉法与三部九候脉法均见载于《黄帝内经》，但其具体的手法与《难经》不同。这个问题留待后文论述。

《十五难》中的四时脉记载，几乎原封不动地照搬了《素问》卷六《玉机真藏论》的文字。它只是将形容秋脉的名称由浮变为毛，将形容冬脉的名称从营变为石，说明这些名称的由来，以及改变记述的顺序。在四时脉法中，当出现与表 8-4 所示正常脉象相反的脉象时，就根据它来诊断疾病。

表 8-4 《难经·十五难》之四时脉

脉	脏	方位	五行	脉象
春脉　弦	肝	东方	木	濡、弱、长
夏脉　钩	心	南方	火	来疾、去迟
秋脉　毛	肺	西方	金	轻、虚、浮
冬脉　石	肾	北方	水	沉、濡、滑

《十六难》中虽然列举了名称，但是《难经》的作者未加说明，因而，当时就已失传的诊断法只有一个，它就是六十首。

所谓六十首是什么呢？幸好在给《素问》画上完美句号的黄帝派论文中，发现了一个解决该问题的小线索。

二、揆度、奇恒

在《素问》的二十四卷中，第二十三、第二十四两卷收录有黄帝派的七篇论文。它们包含很多不见于或几乎不见于《素问》和《灵枢》其他篇的难以确定其含意的用语。这七篇论文是：

卷二十三《著至教论》《示从容论》《疏五过论》《征四失论》

卷二十四《阴阳类论》《方盛衰论》《解精微论》

在《太素》中，卷十六《脉论》收录了《著至教论》（除末尾的一段外）、《示从容论》和《阴阳类论》这三篇，而卷二十九《水论》对应于《解精微论》。其他的三篇在《太素》中亡佚（参照表7-8）。

从其用语与内容的古拙程度来看，这七篇可以认为是属于

《黄帝内经》中最古层的论文。提前说明一下，本章的意图在于，通过解读遍布阻碍读者理解谜团的这七篇文章，究明作为黄帝学派源头的黄帝派医学的诊断法、病理学与病因论。这里将见载于《素问》中的黄帝派的这七篇论文，简称为黄帝七篇。

所谓究明六十首的小线索，就是《方盛衰论》中的“奇恒之势乃六十首”这句话。王冰注云：“奇恒之势乃六十首，今世不传。”然而解读的线索就存在于奇恒里。

奇恒，是在黄帝七篇中出现了好多次的诊断法名称。我们先引用其中的三段文字。

善为脉者，必以比类、奇恒、从容知之。(《素问·疏五过论》)

诊病不审，是谓失常。谨守此治，与经相明。上经、下经、揆度、阴阳、奇恒、五中，决以明堂，审于终始，可以横行。(《素问·疏过五论》)

奇恒之势乃六十首，诊合微之事，追阴阳之变，章五中之情，其中之论(衍文?)，取虚实之要，定五度之事。知此，乃足以诊。(《素问·方盛衰论》)

这里列举的大部分用语，既指医学理论、诊断法和治疗法，同时也是论述它们的书籍题名。这一点不仅从一看就知道是书名的《上经》《下经》中得出，从例如“论在奇恒阴阳中”(《素问》卷十三《病能论》）这样的话语中也能推断出[①]。关于这里的《揆度》《奇恒》《上经》《下经》四书，幸好有后来岐伯派留下的简单解说。

《太素》卷十五《色脉诊》（《素问》卷四《玉版论要》）云：

> 黄帝问曰：余闻揆度、奇恒，所指不同，用之奈何？
>
> 岐伯对曰：揆度者，度病之浅深也。奇恒者，言奇恒病。[②]

在《素问·病能论》中，岐伯的话稍微详细一些。

> 上经者，言气之通天也。下经者，言病之变化也。金匮者，决死生也。揆度者，切度之也。奇恒者，言奇病也。所谓奇者，使奇病不得以四时死也。恒者，得以四时死也。所谓揆者，方切（脉）求之也，言切求其脉理也。度者，得其病处，以四时度之也。

---

① 在这一点上，值得参考的是明代马莳《黄帝内经素问注证发微》九卷中的观点。下面列举《素问》原文和马莳注。《示从容论》云"及于比类……别异比类"，注云"观前后篇内，俱有比类，系古经篇名。然实以比方相类为义，故曰别异比类"。同篇又云"明引比类从容，是以名曰诊轻"，注云"子当明引比类、从容等篇大义观之，则诊病必易轻，名曰诊轻"。《疏五过论》云"上经、下经、揆度、阴阳、奇恒、五中"，注云"然上经、下经中有揆度、阴阳、奇恒、五中诸篇，无不悉知大义"。《阴阳类论》云"帝曰，却念上下经、阴阳、从容"，注云"帝言即念上下经有阴阳从容诸篇……"。同篇又云"合之阴阳之论"，注云"合以阴阳篇中之论"，"阴阳论系古经篇名"。《方盛衰论》云"奇恒之势，乃六十首，诊合微之事，追阴阳之变，章五中之情"，注云"奇恒者，古经篇名也。六十首，古人诊法也。合微、阴阳、五中者，皆古经篇名也"。《解精微论》云"行教以经论，从容、形法、阴阳、刺灸、汤药所滋"，注云"经论中有从容、形法、阴阳等篇，刺灸、汤药等法"。（以上出自《黄帝内经素问注证发微》九卷）《病能论》云"上经者……下经者……金匮者……揆度者……奇恒者……"，注云"此历举古经篇名而释其义。……上经、下经、金匮、揆度、奇恒，俱古经篇名，今皆失之"。（《黄帝内经素问注证发微》卷六）

② 《素问》卷四《玉版论要》将"奇恒病"写成"奇病也"。

据此，《上经》是论述天气变化与人气变化存在关联的生理学著作。与之不同，《下经》是病理学著作。《素问》所引下述两段文字，旁证了这一点。

《下经》曰：胃不和，则卧不安，此之谓也。（《素问》卷九《逆调论》，《太素》卷三十《卧息喘逆》①）

故《下经》曰：筋痿者，生于使内也。……故《下经》曰：肉痿者，得之湿地也。……故《下经》曰：骨痿者，生于大热也。（《太素》卷二十五《五脏痿》，《素问》卷十二《痿论》②）

顺便说一下，王冰注云，“下经，上古之经名也”。《金匮》是他处不见之书名，大概是类似马王堆汉墓出土的《阴阳脉死候》之类的死生诊断法著作。

《揆度》与《奇恒》是常常被一块提及的在内容上有联系的诊断与治疗学著作。《太素·色脉诊》云：

阴阳反他，治在权衡相夺，奇恒事也。阴阳反他，揆度事也。③

前面引文中所说的切求其脉理，可以认为是指脉象。如果是这样，则所谓揆度，就是认识疾病部位，依据四时标准脉象来诊断其致病脉象的方法，并且是岐伯派后来称为“四时之脉”（《素问》卷四《移精变气论》）的脉法祖型。根据揆度的诊断，将疾病分

---

① 《太素》卷三十《卧息喘逆》中“下经”作“上经”。
② 《素问》卷十二《痿论》中“使内”作“肝使内”。
③ 《素问》卷四《玉版论要》缺后面的“阴阳反他”四个字。

成奇与恒，并实施治疗，就是奇恒之术。所谓“不得以四时死”为奇，“得以四时死”为恒，大概指疾病进展、死亡与四时之气的对应关系。在《素问·阴阳类论》中出现的如下这样的诊断，或许就属于这种诊断法。

冬三月之病，病合于阳脉者，至春正月，脉有死征，皆归出春。

如果是这样的话，那么春天就是旺盛生命力的象征，与之对应，因为死亡发生在春天过去后的夏天，所以，在这种情况下，就成了顺应季节的恒病。这些奇病与恒病的具体表现方式，或者从揆度方面来说单独和复合的脉象表现方式，构成了六十种类型，这恐怕就是“奇恒之势乃六十首”的意思。

据王冰注，正如“行奇恒之法，以太阴为始”（《素问·玉版论要》）这句话所表明的，这种脉诊是在手太阴脉寸口部位进行的。另外，所谓“权衡相夺”的治疗法，意指进行调整以恢复均衡。作为具体治疗的手法，按王冰注，是调阴阳二气的“高下之宜”，而按《太素》杨上善注，是补泻阴阳、虚实之气。不用说，这指的是针刺技术或说刺法。

有一种诊断法被称为五色脉变。虽然声称传承自古时候，但实际上似乎是岐伯派的发明。大概正因如此，才需要通过古时候的诊断法来建立其权威。他们主张，五色脉变与揆度、奇恒在原理上是一样的，且将之整理成了一种箴言形式。这种短文章，大概是弟子学习五色脉变技术时，由老师作为口诀传授给弟子的，可以说是弟子得到完全真传的标志。该文章在《太素·色脉诊》或《素问·玉版论要》中记录为岐伯的话（1），而在《太素》卷十四《四时脉形》或《素问·玉机真藏论》中记录为黄帝之语（2），且分别出现在不同的文脉中。

首先，我们将这两段文章照原文引用如下。（[ ] 内为唯见于《太素》、( ) 内为唯见于《素问》的词语或字）

（1）请言道之至数。五色脉变，揆度奇恒，道在于一。神转不[迴](回)，[迴](回)则不转，乃失其机。至数之要，迫近以微，著之玉版，命曰合[生](玉)机。

（2）吾得脉之大要。天下至数，(五色)脉变，揆度奇恒，道在于一[数]。神转[而]不[迴](回)，[迴](回)则不转，乃失其机。至数之要，迫近以微。著之玉版，藏之[于](藏)腑，每旦读之，名曰[生](玉)机。

据杨上善注，“合生机”意指“合养生之机”，而“生机”意指“摄生之机要”。而据王冰注，“玉机，篇名”，因“著之玉版，故以为名”，意指“玉版生气之机”。不管怎样，都如王冰注所说的那样，它一定是该箴言或包含它的一篇文章的题名。不过，在这里我将遵循杨上善注的解释，采用“生机”这个词。如果取出（1）与（2）的共同要素，则形成下文：

天下至数，五色脉变，揆度奇恒，道在于一。神转不回，回则不转，乃失其机。至数之要，迫近以微。著之玉版，命曰生机。

该箴言再一次给我们确认了揆度、奇恒的“道”是什么。

所谓五色脉变，是通过观察脉的颜色变化来诊断疾病的方法。据《色脉诊》云：“夫色脉之变化，以应四时之胜。”所谓“胜”，据杨上善注云，指“四时和气”。就是说，根据四季气的不同，脉的颜色会发生变化。果然，《太素》卷十五《色脉尺诊》（《灵枢》卷一《邪气脏腑病形》）云：

色青者其脉弦，色赤者其脉钩，色黄者其脉代，色白者其脉毛，色黑者其脉石。

这里出现的弦、钩、毛、石，最终被《难经》作为四时脉的脉象而予以固化。以之为基准，“见其色而不得其脉”则诊断为患病的这种“色脉尺诊”方法，的确与揆度、奇恒“道在于一”，并且毫无疑问地证明了揆度、奇恒是基于四时脉的诊断与治疗方法。

不管怎么说，揆度诊断法发展成了四时脉法，但奇恒治疗法看起来却失传了，它大概已经被一般化为不限于四时脉的治疗法了。

三、阴阳、从容、雌雄

论述阴阳脉法的，是《素问·阴阳类论》或说《太素·脉论》。在言及“上下经、阴阳、从容”后，黄帝教导雷公说：

三阳为经，二阳为维，一阳为游部。……三阴（原文作阳）[1] 为表，二阴为里，一阴至绝作［明］(朔）晦。

针对雷公的不理解，黄帝进一步说明这些脉的名称与寸口部出现的疾病脉象。迄今为止的注释，全都将此处所言六脉视为足脉。这里将之整理成表 8–5。需注意，与《难经》(表 8-1 和表 8-2）的情况不同，它们不是五脏的脉象，而是六脉的脉象。

表 8–5 《素问・阴阳类论》的阴阳脉法脉象

阴阳	从容?	足脉	疾病脉象
三阳	经	太阳	弦、浮、不沉
二阳	维	阳明	弦、沉、急、不鼓
一阳	游部	少阳	弦、急、悬、不绝
三阴	表	太阴	伏、鼓、不浮
二阴	里	少阴	?
一阴	?	厥阴	浮、不鼓、钩、滑

接着，黄帝用下面的话结束了这一段。

此六脉者，乍阴乍阳，交属相并，缪通五脏，合于阴阳，先至为主，后至为客。[2]（《素问・阴阳类论》)

但是，雷公并不满足，马上进行反问，让话题进一步展开。

① 采纳张景岳的观点。丹波元简《素问识》卷八《阴阳类论》：“张云，三阳，误也，当作三阴。三阴，太阴也，太阴为诸阴之表，故曰三阴为表。”

② 此处将“合于阴阳”，解释为前文所载的“合之阴阳之论”的省略形式。

臣悉尽意，受传经脉，颂得从容之道，以合从容，不知阴阳，不辨雌雄。[①]

黄帝对此答道：

三阳为父，二阳为卫，一阳为纪。三阴为母，二阴为雌，一阴为独使。

在给出这种定义后，又给他说明两种脉象一同出现的复合型脉象的症候及其疾病所在。表 8–6 是其复合型脉象的一览表。不知是出于偶然还是有意，欠缺父 – 独使、雌 – 纪、独使 – 纪这三种组合的记述。

表 8–6　阴阳、雌雄脉法复合型

<table>
<tr><td colspan="3" rowspan="3"></td><td colspan="3">雄·阳</td></tr>
<tr><td>父</td><td>卫</td><td>纪</td></tr>
<tr><td>一阳（少阳）</td><td>二阳（阳明）</td><td>三阳（太阳）</td></tr>
<tr><td rowspan="3">雌·阴</td><td>母</td><td>一阴
（厥阴）</td><td>一阴一阳
（厥阴、少阳）</td><td>二阳一阴
（阳明、厥阴）</td><td>三阳一阴
（太阳、厥阴）</td></tr>
<tr><td>雌</td><td>二阴
（少阴）</td><td>二阴一阳
（少阴、少阳）</td><td>二阴二阳（合病）
（少阴、阳明）
二阴二阳（交至）</td><td></td></tr>
<tr><td>独使</td><td>三阴
（太阴）</td><td></td><td>二阳三阴
（阳明、太阴）</td><td></td></tr>
</table>

注：1.（三腑）太阳，膀胱脉；阳明，胃脉；少阳，胆脉。

2.（三脏）太阴，脾脉；少阴，肾脉；厥阴，肝脉。

---

① 《素问·阴阳类论》："臣悉（尽意）[书尝]受传经脉，（颂）[诵]得从容之道，以合从容，不知[次第]阴阳，不辨雌雄。"（（ ）是《素问·阴阳类论》的文字，[ ]是《太素·脉论》的文字）

重要的是该问答的构成。黄帝在开头部分言及“阴阳、从容”，并将六脉定义为经、维、游部、表、里、(缺文)，然后论述了六脉各自疾病的脉象。雷公称之为“从容”，并询问了“阴阳、雌雄”。对此，黄帝将六脉定义为父、卫、纪、母、雌、独使，并讲解了其复合型。后面问答所说的雌雄，大概直接指父、卫、纪、母、雌、独使这六个概念，并进一步展示了以雌雄为脉象间关系原理的复合型脉法。如果是这样，那么，前面问答所说的从容，会不会是指经、维、游部、表、里、？这六个概念，以及以之为身体内定位原理的六脉单独的脉法呢？如果这个推论合理，则阴阳脉法包括从容与雌雄这两种技法。

从容是仅见于黄帝七篇的用语。如果要引用提到它的文章，那么首先来看《示从容论》篇。

夫脾虚浮似肺，肾小浮似脾，肝急沉散似肾，此皆工之所时乱也，然《从容》得之。

脾为足太阴脉，肺为手太阴脉，肾为足少阴脉，肝为足厥阴脉。《从容》在此大概是书名。这一节在支持我将“从容”视为六脉单独脉法假说的同时，也暗示“从容”以足脉为中心讨论了手脉。另外，《征四失论》云：

诊无人事，治数之道，从容之葆，坐持寸口，诊不中五脉，百病所起。

治数，指治疗方法。葆，虽被释为宝或保[①]，但其义不明。从该文章可知，从容是在寸口切按的脉法。

我想补充一点，在《著至教论》末尾有一段黄帝与雷公的简短对话。据林亿等人的新校正，在全元起本《素问》中，它是题为《方盛衰》的一篇独立文章。该对话云：

肾且绝，惋惋日暮，从容不出，人事不殷。

该文章的意思尽管不太清楚，但是，也有“从容”“人事”（《素问·疏五过论》）这样的表达。从容被认为与人事具有某种关系。另外，除前引“善为脉者，必以比类、奇恒、从容知之”（《素问·疏五过论》）之外，在《示从容论》中也有暗示从容与比类之密切关系的议论。关于这些，在讨论到比类与人事时，会有所涉及。

再补充一点，在《素问·解精微论》中雷公云：

臣授业，传之行教以经论，从容、形法、阴阳、刺灸、汤药所滋。

其中出现的从容、形法、阴阳，正如马莳指出的那样，应该视为书名。

另一方面，雌雄这一用语，出现在黄帝派的三篇论文中。

（1）此皆阴阳、表里、上下、雌雄相输应也。（《素问·著至教论》）

① 见《素问》卷八《征四失论》。

（2）圣人之治病也，必知天地阴阳，四时经纪，五脏六腑，雌雄表里。刺灸砭石，毒药所主，从容人事，以明经道。（《素问·疏五过论》）

（3）持雌失雄，弃阴附阳，不知并合，诊故不明。（《素问·方盛衰论》）

（1）中的“输应”，按字面意思，指输送与反应。如果翻译，那么大概相当于“交通”“关系”一类的词。（3）中的“持雌失雄”与“弃阴附阳”，根据表 8-6 可知，雌是阴、雄是阳，是对立的事物。《素问》卷一《金匮真言论》在引用（1）时，将“上下”置换为“内外”，而且还写到“察阴阳、表里、雌雄之纪”。但在岐伯派的论文中，言及雌雄的，只有这个引用部分。雌雄也与从容一样，是黄帝派固有的概念。在这种情况下要注意，以上引文中出现的雌雄，全都不是书名。我相信，没有题名为“雌雄”的书是一个正确的判断。雌雄的问题，大概是在《阴阳》篇中被加以论述的。

除《阴阳》外，还存在王冰注为“上古之医书”的《阴阳传》。据《著至教论》，它记述了手足三阳脉共六脉一起引发的宛如疾风霹雳般而至的重病病例。“外无期”，即不受时期限制。“内无正”，即不遵循任何规则。“不中经纪”，即不符合疾病规律。“诊无上下”，即无法根据诊断标准进行诊断。如其所述，在黄帝派的诊断法中，也存在无法进行有效诊断的疾病。

四、五中

目前为止究明的黄帝派阴阳脉法与《难经》中的阴阳脉法，是完全不同的东西，二者之间没有谱系上的关联。前者以太阳、阳明、少阳、太阴、少阴、厥阴六脉脉象群为基础，后者以心、肺、肝、肾、脾的五脏脉象和浮－沉、长－短、滑－涩三对基本脉象的阴阳为基础。那么，会不会在黄帝七篇中就不能发现《难经》阴阳脉法的祖型呢？引起我注意的是五中脉诊法。

五中也同样是仅见于黄帝七篇中的用语。在《阴阳类论》开头的问答中，黄帝这样问雷公：

> 阴阳之类，经脉之道，五中所主，何脏最贵？

此处所言阴阳、经脉、五中，与前面引用的“上经、下经、揆度、阴阳、奇恒、五中”（《素问·疏五过论》），或“诊合微之事，追阴阳之变，章五中之情”（《素问·方盛衰论》）的合微、阴阳、五中一样，皆应解释为书名。五中，一般理解为五脏。但如果是书名，则与其他书的情况一样，同时也是诊断法，或者说是与五脏有关的一种脉法。

我们来看一下《方盛衰论》中的一节。

> 别五中部，按脉动静，循尺滑涩寒温之意，视其大小，合之病能，逆从以得，复知病名，诊可十全，不失人情。

尺，和寸一样，都是手腕号脉的部位。正如“尺寸之论”（《素问·征四失论》）这种话所表明的那样，在《黄帝内经》时代，位于尺与寸之间的关，尚未被当作诊脉的部位。寸、关、尺这三个部位全部齐备，是从《难经》时代开始的。逆从，与逆顺相同。据此篇开头部分黄帝的说明，“阳从左，阴从右，老从上，少从下”。王冰注云“从者为顺，反者为逆”。部，比如《素问》卷十五《皮部论》所云“十二经络脉者，皮之部也”，“皮者，脉之部也”，指脉走行的区域，更确切地说，指脉的流域，脉掌管、统辖的身体部分。如果是这样，那么所谓“五中部”，必然意指五脏脉支配的区域。换句话说，必然意指五脏脉象所示疾病的所在范围。

如果这种解释正确，则《方盛衰论》这一节记述的脉法内容，虽然表达有异，但与《难经》中的阴阳脉法几乎一致。“别五中部，按脉动静”，对应于《难经》的“呼出心与肺，吸入肾与肝”。“循尺滑涩寒温之意”，与《难经》以浮沉代表脉象而无寒温，稍有不同。“视其大小”，与《难经》的“浮而大散者心也，浮而短涩者肺也”等，具有相同的含意。在黄帝学派中，诊脉的趋势从大小转向脉象，在这里得到了反映。另外，“合之病能（态），逆从以得”，相当于《难经》的“各以其经之所在，名病之逆顺也”。几乎可以肯定的是，黄帝七篇中所说的五中，正是《难经》阴阳脉法的祖型。作为基于五脏脉象的脉法，这两者完全一致。

与之形成对照，黄帝派的阴阳脉法似乎未被后世所传承。它恐怕已经解体成了若干部分。保留了以一、二、三命名的三阴三阳脉名称的岐伯派文章，在《素问》中仅剩有两篇。而且，其中一篇即卷七的《经脉别论》，仅单纯作为名称使用。而在另一篇即卷二《阴阳别论》(《太素》卷三《阴阳杂说》)中，能看到若干值得注意的显示解体方向的记述。第一，继一阳、二阳、三阳、二阳一阴、二阴一阳、三阳三阴疾病记述之后，写道：

> 鼓一阳曰钩，鼓一阴曰毛，鼓阳胜阴[①]曰弦，鼓阳至而绝曰石，阴阳相过曰溜(《太素》作“弹”)。

与色脉相通的弦、钩、毛、石的概念，如前所述，后来作为四时脉的名称在《难经》中登场，在这里色脉诊与阴阳脉法交错在了一起。第二，论述了在一阴、二阴、三阴、二阳、三阳、三阴三阳“俱搏”的情况下，各自几日后死亡。这里所谓的“俱”，意指手脉与足脉同时，也可以说是一种“阴阳脉死候”。第三，最值得注意的是下面的这一记述：

> 别于阳者，知病处也。别于阴者，知死生之期。三阳在头，三阴在手，所谓一也。

杨上善与王冰皆将头注解为人迎，将手注解为寸口。人迎属于足阳明脉，位于喉咙软骨两侧走行的颈动脉搏动部位。该记述明显是指我所说的人迎寸口脉法，即，通过在人迎与寸口把脉进行比较。人迎寸口脉法，实际上是黄帝派最重视的，并由岐伯派继承下来的脉法。

总之，黄帝派的阴阳脉法解体后，逐渐蜕变融合进四时脉

① 阴，《素问》作“急”，《太素》作“隐”。据《太素》萧延平注云：“别本‘隐上’有‘阴’字。”参考别本校改。

法、死生诊断法和人迎寸口脉法中。

■ 五、人迎寸口脉法

我刚才虽然提到黄帝派最重视人迎寸口脉法，但在黄帝七篇中却没有明确论述这种脉法的文章。不过，暗示其存在的很短的一节文字，被记录在《阴阳类论》中：

一阳者，少阳也。至手太阴，上连人迎。

这里的手太阴指寸口。

关于人迎寸口脉法的论文，全部都收录在《灵枢》或《太素》中，而不是《素问》。对人迎寸口脉法的简单概括，见于《太素》卷十四《人迎脉口诊》中采取黄帝雷公对话形式的第一段中。这一段在《灵枢》中构成独立的一篇，即卷八《禁服》。

雷公问于黄帝曰[①]：细子得之受业，通于九针六十篇，旦暮勤服之，近者编绝，久（《人迎脉口诊》作“远”）者简垢，然尚讽诵弗置，未尽解于意矣。

始于上述雷公话语的该篇，传达了古代师授的形式，从医学传授视角来看也是饶有兴味的，但该主题我会委之别稿讨论[②]。在举行完“割臂歃血为盟”的礼仪后，黄帝向雷公传授了简明的刺法原理。

---

① 译者注：山田庆儿原著中无“雷公问于黄帝曰”一句，今据《太素》卷十四《人迎脉口诊》增补。

② 参见山田慶兒『夜鳴く鳥——医学・呪術・伝説』，第79-83頁。

凡刺之理，经脉为始。营其所行，制其度量。内次五脏，外别六腑。审察卫气，为百病母。调其虚实，乃止泻其血络。血络尽而不殆。[①]

然而，雷公所追求的，并不是已经学过的原理，而是被形容为“夫大则无外，小则无内，大小无极，高下无度”的《九针》六十篇所记述的刺法具体操作要点，用今天的话来说就是一种类型化的总结。

人迎寸口脉法，是通过比较人迎脉与寸口脉搏动的强弱来确定疾病所在，了解脉的状态与症候，并决定治疗方法的诊断法。在这种情况下，“寸口主中，人迎主外”。也可以说，中为阴，外为阳。根据《灵枢》卷四《四时气》(《太素》卷二十三《杂刺》)的说法，则是“气口候阴，人迎候阳”。平人，即无病之人，人迎脉与寸口脉如同以同等力量拔河一样，相互呼应。并且，春夏时人迎脉稍强，而秋冬时寸口脉稍强。在生病的情况下，根据人迎脉与寸口脉哪个大多少倍，就可以确定其病属于何脉（表8-7）。而且根据脉的状态、症候和治疗法的类型化对应关系，医家可以立即知道应该采取的措施（表8-8）。不过，人迎脉和寸口脉各自大于对方四倍以上，而且脉象大、散时，被称为关格，是一种死亡疾病，被认为没有治疗方法。

---

① “内次五脏，外别六腑”，依据《灵枢》卷三《经脉》中所见引文。《灵枢·禁服》作“内刺五脏，外刺六腑”，《太素·人迎脉口诊》作“内次五脏，别其六腑”。另外，在《灵枢·禁服》中，“乃止”之上有“虚实”二字，“血络尽而”作“血尽”。

表 8-7 人迎寸口大小倍率与疾病属脉

倍数	人迎脉＞寸口脉	人迎脉＜寸口脉
1 倍	少阳	厥阴
2 倍	太阳	少阴
3 倍	阳明	太阴

表 8-8 人迎寸口脉法的症候与治疗法

脉象	人迎脉＞寸口脉		人迎脉＜寸口脉	
	（症候）	（治疗）	（症候）	（治疗）
盛	热	泻	胀满、寒中、食不化	泻
虚	寒	补	热中、出糜、少气、尿色变	补
紧	痛痹	肉刺	痹	先刺后灸
代	乍甚乍间	取血络、饮药	乍痛乍止	取血络
陷下		灸		灸
不盛		饮药、灸		饮药、灸
不虚		刺		刺

注：陷下，指从外面不能观察到的脉。乍甚乍间、乍痛乍止，指间歇性发作、疼痛。肉刺，指针刺肉。热中、寒中，指体内的热、寒。取血络，指泻血。出糜，指下痢。

在《人迎脉口诊》中，并没有言明阴阳六脉是足脉还是手脉。但是，从重视足脉胜过手脉，尤其是一直用足脉来进行“决死生”诊断的马王堆医书以来的传统来看，恐怕是指足脉。明确这一点，并进一步进行修正，将手脉也纳入人迎寸口脉法的，是《灵枢·禁服》。通过导入“静”的对立概念“躁”来表达脉的状态，将它扩大到了十二脉（表 8-9）。这种修正后的人迎寸口脉法，只是将譬如“人迎大一倍于寸口”的表达，改为“人迎一盛”这样的表达，就直接被岐伯派的论文《灵枢》卷二《终始》全盘继承。岐伯派将这种简略化了的用语一盛、二盛、三盛，用在了《素问》卷三《六节藏象论》和卷十一《腹中论》中。

表 8-9 《灵枢·禁服》中出现的人迎寸口脉法

倍数	人迎脉＞寸口脉	人迎脉＜寸口脉
1 倍	足少阳	足厥阴
1 倍 + 躁	手少阳	手心主
2 倍	足太阳	足少阴
2 倍 + 躁	手太阳	手少阴
3 倍	足阳明	足太阴
3 倍 + 躁	手阳明	手太阴

不仅如此，在《人迎脉口诊》的另一段黄帝 - 雷公对话中（《灵枢》卷八《五色》），还记载有一种人迎寸口脉法的变体。在这里，比较浮、沉、滑、坚等脉象而非搏动的大小，并说“脉之浮沉及人迎寸口气小大等者，其病难已”（表 8-10）。岐伯派论文《灵枢》卷十一《论疾诊尺》（《人迎脉口诊》），重复使用了《灵枢·五

色》中的这句话。在同为岐伯派论文的《太素》卷二十五《热病说》(《灵枢》卷五《热病》)中，可见气口静、人迎躁这样的组合。在人迎寸口脉法中，产生了一种确定的趋向，即诊脉的对象从脉的大小与脉象，逐渐转变成舍弃脉的大小而专据脉象。甚至出现不与寸口脉比较，而只依据人迎的诊断。例如《素问·病能论》的“人迎甚盛”,《素问》卷十三《奇病论》的“人迎躁盛”。这大概也显示了人迎寸口脉法的扩展。

表 8-10 《灵枢·五色》中关于人迎寸口脉法的变形

脉	脉象							病		
	滑	紧	浮	沉	小	大	盛	在内	在外	病势
脉口	○	○		○	○			○		益甚
人迎		○	○			○			○	益甚
脉口	○		○							日进
人迎	○			○						日损
脉口	○			○				○		日进
人迎	○		○				○		○	日进

注：脉口即寸口。

这里我们来谈谈题名为《经脉》的文献。在《人迎脉口诊》或者《禁服》中，提到“凡刺之理，经脉为始”。记述这些经脉路线的一篇文献，被收录在《黄帝内经》中。它就是《灵枢》卷三《经脉》或说《太素》卷八《经脉连环》。正如在讨论《黄帝内经》的形成时所指出的那样(本书第五章)，该篇是以马王堆汉墓出土的《阴阳十一脉灸经》与《足臂十一脉灸经》为祖型，并加以增补而成的。它采取下述这样的结构（[ ] 内为《太素》中的文字，( ) 内为《灵枢》中的文字）。首先，开篇是一个简短的问答。

雷公问于黄帝曰：禁［服］（脉）之言，“凡刺之理，经脉为始。营其所行，制其度量。内次五脏，［其］（外）别六腑”。愿尽闻其道……

黄帝答曰：经脉者，所以能决死生，处百病，调虚实，不可不通。

接着记述十二经脉的路线，各脉出现异常时的症状，以及所谓的所生病。在结尾部分，会出现固定的文字，指示针对每种脉的治疗法。

盛则泻之，虚则补之，热则疾之，寒则留之，陷下则灸之，不盛不虚，以经取之。盛者则寸口大三倍于人迎，虚者则寸口反小于人迎也。

脉的不同，只取决于人迎脉与寸口脉的大小及其倍率。如果忽略倍率，那么，其关系则如表 8–11 所示。依照《灵枢》，我们称呼该篇为《经脉》篇。

表 8–11　人迎寸口脉强弱与阴、阳脉的关系

脉	盛	虚
阳脉	人迎脉＞寸口脉	人迎脉＜寸口脉
阴脉	人迎脉＜寸口脉	人迎脉＞寸口脉

从这里可以立即推导出以下结论。第一，《经脉》的著者采用了人迎寸口脉法。第二，雷公所说的“禁［服］(脉)”，从后面的引文来看是书名，它指涉《人迎脉口诊》的前半部分或者《禁服》。第三，在《灵枢·经脉》的引用中提及《禁脉》，但是，从《太素》和《灵枢》的篇名来看，这一篇原本的题名应为《禁服》。第四，《经脉》的著者，在修订从战国末期流传下来的经脉记述时，根据《禁服》对其前后进行了增补。第五，进一步简化了与脉的状态对应的治疗方法。总之，构成中国医学基础的经脉论，是由采用人迎寸口脉法的黄帝派医师完成的。

我在提出关于《黄帝内经》形成的最初假说群（本书第五章）时，推测《经脉》在黄帝派著作中属于最古层的东西。但是，实际上它比《禁服》要新。不仅如此，收录在《灵枢》中的黄帝派的这些著作，从内容和与岐伯派的传承关系来看，其成书肯定比黄帝七篇还晚。另一方面，黄帝七篇中也记载有《经脉》这一书名，它恐怕是一部将现存《经脉》前后增补的文字去除后的著作，在形式上更接近马王堆汉墓出土《灸经》，但完成度较低。只有黄帝七篇中所说的《经脉》，才是属于黄帝派最古层的文献。

六、终始

在黄帝七篇中，并没有直接言及人迎寸口脉法的文字。但是，如果是暗示这一点的文章的话，则《阴阳类论》中就有。如果是这样，那么，与其认为人迎寸口脉法尚未被发明，从目前为止究明的两三个例子推断，倒应该怀疑是用了什么别的用语来称呼。给予我们解决这一疑问线索的，是题为《终始》且收录进《灵枢》卷二、采用论述形式的一篇文章（《太素·人迎脉口诊》后半部分），我们将之称为《终始》篇。

注解《灵枢·终始》标题，指出“终始，本古经篇名”的，是从《素问》中发掘出了诸多篇名的马莳。该篇开头部分写道：

凡刺之道毕于终始。明知终始，五脏为纪，阴阳定矣。

《灵枢·根结》（《太素》卷十《经脉根结》）也写道：

九针之玄，要在终始。故能知终始，一言而毕。

马莳根据这些记述，主张“故知其为古经之篇名也”[①]。我支持马莳的观点，同时也将它考虑成脉法的名称。

那么，什么是终始脉法呢？《终始》云：

谨奉天道，请言终始。终始者，经脉为纪，持其脉口人迎，以知阴阳有余不足，平与不平，天道毕矣。

无须赘言，这是一则讲述人迎寸口脉法的文字。接着，又针对“所谓平人者不病”，辅陈了《禁服》篇有关平人的记述[②]，并这样来结束整篇：

---

① 马莳《黄帝内经灵枢注证发微》卷一《终始》。另外，《太素》缺“九针之玄”中的“玄”字。

② 《灵枢·禁服》：“寸口主中，人迎主外。两者相应，俱往俱来，若引绳小大齐等。……如是者名曰平人。”《灵枢·始终》：“所谓平人者不病。不病者，脉口人迎应四时也，上下相应而俱往来也，六经之脉不结动也，……是谓平人。”

必先通十二经脉之所生病，而后可得传于终始矣。

“十二经脉之所生病”，记载于《经脉》篇中。如果是这样，那么，就没有怀疑的余地了。我所说的人迎寸口脉法，古时被称为“终始”。

在黄帝七篇中，言及终始的是《疏五过论》。除前面引用的“上经、下经、揆度、阴阳、奇恒、五中，决以明堂，审于终始，可以横行”外，它还写道“凡诊者必知终始”。如果“上经”“下经”“揆度”“阴阳”“奇恒”“五中”是书名，那么“明堂”与“终始”也应该是书名。终始脉法也与揆度等一样，是一种古诊断法。

这里再补充一下。据《示从容论》，存在一部被称为“脉经上下篇”的著作。它记述了“肝虚、肾虚、脾虚，皆令人体重烦冤”一类的内容。它与“上经、下经”是否为同一部书，尚无法确定。另一方面，在《史记·仓公传》中能看到“脉书上下经（或脉书、上下经）、五色诊、奇咳术、揆度、阴阳”等书名。奇咳是否指与奇恒相同的技术，也无法确定。但是，上面列举的书名，与黄帝七篇中出现的书名可能是相同的，或者说是极为相近的，这一点是无法否定的。我们来与《疏五过论》出现的上经、下经、揆度、阴阳、奇恒以及明堂比较一下。因为如后所述，明堂就是五色诊，所以，这种类似绝不可能是偶然的[①]。标准的医

① 详见龙伯坚《黄帝内经概论》第三篇“二、前期黄帝内经所引古代医书”（上海科学技术出版社，1980，第80-85页）、任应秋《〈黄帝内经〉研究十讲》“三、《内经》引用的古代文献”（任应秋、刘长林编《〈内经〉研究论丛》，第20-26页）。

书乃至医学领域的组合，在仓公淳于意活跃的西汉文帝（公元前179—公元前157年在位）时期已经形成，并由黄帝派继承。这暗示了黄帝七篇中出现的所谓若干古经的，或至少构成其祖型的书的著作年代，有可能追溯至西汉前半期，同时也提供了黄帝派出现时代的一些线索。

■ 七、比类、明堂

作为表示诊断法的用语，也作为书名，还需要予以讨论的，有比类与明堂。此外，还应该提到形名（《疏五过论》）、形法（《解精微论》）与五度、五诊（《方盛衰论》），但这些都只是被言及过一次名称。五度指脉度、脏度、肉度、筋度、俞度。而五诊除在《史记·仓公传》中提到过外，再没有任何线索了解其内容。我们先来讨论比类。

《疏五过论》是一篇论述诊断中易犯的五种过失的文献。雷公在被黄帝问及，是否知道“五过、四德”时，回答说：

> 不闻五过与四德。比类、形名，虚引其经，心无所对。

关于比类与形名的技术，他说，只是把死记硬背的《比类》《形名》两篇文献中的句子引用出来，被问及是什么意思时，因不懂其内容，所以无法回答。在黄帝所说的第三种过失中，也有已经引用过的“比类、奇恒、从容”这些说法。另外，论述治疗中四种过失的《征四失论》，列举其第三种过失为“不适贫富、贵贱之居，坐之薄厚，形之寒温，不适饮食之宜，不别人之勇怯，不知比类”。在这里，知比类，与了解患者性格，使之改变生活环境与习惯，一样重要。

作为问答的中心性话题讨论比类的，是《示从容论》或者《脉论》。该篇从黄帝向雷公提问开始。

> 黄帝燕坐，召雷公而问之曰：“汝受术诵书者，若善能览观杂学，及于比类，通合道理，为余言子所长。”

在几轮问答后，雷公又问，“所以三脏者以知其比类也”是什么意思。黄帝做了这样的说明：

> 帝曰：夫从容之谓也。夫年长则求之于腑，年少则求之于经，年壮则求之于脏。[①]

三脏，指肝、肾、脾。从容，是基于肝、肾、脾、膀胱、胃、胆的阴阳六足脉的诊断法。所谓比类使用三脏脉，实际上是三脏三腑六脉诊断的一部分。“援物比类”这种方法，可以通过下面的事例具体了解。雷公举出曾经诊断的某患者的三种症状与脉象，然后问到，我将之诊断为伤肺，但没能治好，它到底是什么病呢？黄帝解释说，这些症状与脉象，皆非由肺，而是由别脏异常引起的。由于不进行类比就无法理解，黄帝于是比较它与伤肺的病理及症候，结论为“此二者不相类也”。

总而言之，比类是在从容脉法诊断的基础上，比较综合脉象与症状，确定其病理与病名的方法。因为《疏五过论》记载

---

① 《太素》中没有年壮的记载。

有比类、奇恒、从容，所以将疾病分为奇与恒的做法，大概也被用于其综合判断中。所谓年长则腑，年少则经脉，年壮则脏，一定是把年龄与疾病的关系分为三类，作为确定病名与病理的线索。该篇以下面这句话结尾：

明引比类从容，是以名曰诊经[①]，是谓至道也。

据林亿等的新校正，在全元起本《素问》中，该篇题名为《从容别黑白》。但是，原本大概称《诊经》。

另一方面，《疏五过论》所说的“决以明堂”的明堂，没有误解的余地。它指的是依据面部出现的颜色进行诊断的方法，或论述它的书。明堂在周代是祭祀政治中心的殿堂。古代中国人也将面部构造比喻为明堂及其周围的宫城。这就是明堂这一名称的起源，而其技法的概略反映在《灵枢》卷八《五色》中。

雷公问“五色独决于明堂”这种话是什么意思，黄帝回答说：“明堂者鼻也，阙（门）者眉间也，庭者颜也，蕃（垣）者颊侧也，蔽者耳门也。”其各个部位对应身体的各个部分，如“庭者，首面也。阙上者，咽喉也。阙中者，肺也。下极者，心也。直下者，肝也”。颜面的各部位称为部。“五色各有脏部，有外部，有内部”，“五色之见也，各出其色部。”通过观察五色的各种表现来诊断疾病，其原则是这样的：

五色各见其部。察其浮沉，以知浅深。察其泽夭，以观成

① 《素问·示从容论》作“诊轻”，此处根据《太素·脉论》修改。

败。察其散搏，以知远近。视色上下，以知病处。

浅深，指病的轻重。泽夭，指光泽的有无。成败，指病况的好坏。散搏，指颜色的扩散方式。远近，指发病以来所经过的时间。上下，指颜面上的位置。颜色本身也表现症候，“青黑为痛，黄赤为热，白为寒”。这样一来，就可以提供诸如“赤色出两颧，大如拇指者，病虽小愈，必猝死”一类诊断的具体指南。在《灵枢》卷六《五阅五使》中，作者让黄帝再次询问岐伯：“五色独决于明堂乎。”该篇系岐伯派对继承的明堂诊断法的简洁概括。

八、问诊与人事

我认为，黄帝派发明、发展的诊断技术全貌，至此已基本探明。作为形成过程中的中国医学，它已经具有了令人赞叹的丰富性。可以认为，黄帝学派医学逐渐获得权威，压倒其他学派而成为中国医学本身的原动力之一，就在于黄帝派从一开始就发挥出的这种丰富的创造力。

目前为止探讨的脉诊与色诊，塑造了诊断法中需要高度熟练的技术性一面。然而，诊断法并不局限于此。它还有以经验积累为基础的另一面。论述诊断五种过失的《疏五过论》①，在列举了诸过失之后说，“凡此五者，皆受术不通，人事不明也”。《著至教论》中也有“人事不殷”这种说法。所谓与技术并列的诊断法

① 根据新校正，《素问·疏五过论》在全元起本中题名为《论过失》。

的另一面，就是这种人事。那么，人事是什么呢？我们来看一下《疏五过论》中的五种过失。

一过。在未诊察疾病之前，必须先询问患者是否一下子失去了社会地位与财产。在这种情况下，即便未中外部邪气，疾病也会由内部产生。医者诊察后很纳闷，不知病名。患者的身体日渐消瘦，气虚精无。病重时，外耗卫气（体液），内夺营气（血液）。良医之所以犯错，就是因为对疾病发生的情况一无所知。

二过。在诊察疾病的时候，必须询问患者的饮食习惯与居处状况，以及过激的苦乐与苦乐转变的经历。因为这些事情会损耗精气，而精气竭绝会损伤身体。暴怒伤阴气，暴喜伤阳气。愚医治疗的时候，不知补泻，不知疾病发生的情况。患者的精气日脱，同时受到邪气侵袭。

三过。擅于脉诊者，必须通过比类、奇恒、从容的方法来了解脉的异常。为医而不知这些方法，则其诊察不值得尊重。

四过。对于因地位、财产的剧烈变故和情志挫折等造成的“虽不中邪，精神内伤”、“虽不伤邪，皮焦筋屈”的患者，如果医家不能以严厉的态度对待，不能改变患者的思想观念，诊断犹豫不决，不能让病情好转，那么，治疗就达不到目的。

五过。诊察的时候，必须根据终始脉法来了解阴阳的有余与不足、平与不平，再了解剩余的细节。通过诊脉来确定疾病名称时，必须明确是男女的哪一个脉象。离别、心情郁闷、忧恐喜怒，会导致五脏变得空虚，使血气离开它应该守护的地方。如果医者不能究明是什么病，也不调查是如何发病的，那么，无论技术如何也无济于事。蹩脚的医生急忙针刺阴阳之脉，致使患者身体虚弱，加速死期，然后告之何时死亡。

《征四失论》提出来讨论的治疗四种过失，与之有很多重合之处。我们一并来看一下。

一失。诊察时没有理解阴阳、逆从的原理。

二失。没有完全掌握老师的医术，胡乱发明一些雕虫小技来沽名钓誉，滥用砭石而造成长期的恶果。

三失。没有让患者改变住宅、居室和饮食等，来适应其身份、财产和体质，没有辨别患者的性质耐受怎样的治疗，不知道比类的方法，头脑混乱而无法做出任何明确的判断。

四失。在诊断疾病时，不先问疾病的起因，有无焦虑之事，饮食节制与否，是否过度劳累，以及有无中毒等，只凭贸然寸口号脉，是无法诊断疾病的。胡乱安一个病名，最终自食恶果。

从这些过失中，反而清晰地浮现出黄帝派的诊断法和使之成为可能的病理观。之所以敢说使之成为可能，是因为我称为认识论切断的方法，在这里有意识地得到了适用。

诊察中最受到重视的就是问诊。当然，作为其前提，第一，必须精通比类、奇恒、从容、终始等各种技术性诊断法（三过、五过）。第二，必须通晓阴阳、逆从之理，即生理学的理论（一失）。没有掌握这两个方面，就是“为工而不知道”（三过），是重大的过失。但是，仅凭此还不能期待做出正确的诊断。因为，能否活用这些基本知识与技术，还与通过问诊究明的患者“人事”相关。

必须通过问诊弄清楚的事项，可以分为四类。

（1）与疾病和身体直接相关的事项。（五过、四失）

（2）与日常生活环境、行为习惯相关的事项。（二过、三失、四失）

（3）与社会地位和财产相关的事项。（一过、四过）

（4）与身边事件相关的心理性事项。（二过、五过）

（1）在这里可以排除，（2）（3）（4）都一致遵循着“虽不中邪，病由内生”（一过）的思维方式。所谓内是什么？所谓使疾病产生的内的功能是什么？要阐明它，必须预先说明一下黄帝派的五脏观。

黄帝派将五行分类原理应用于五脏，并使用五行作为表示五脏的名称。把脾、肝、肾三脏，描述为“若夫三脏土、木、水参居，此童子之所知”，就是其例。最早将五脏按照五行进行分类的文献，是《吕氏春秋・十二纪》。但是，医家的分类与之不同。采取与医家相同方式分类的，是《淮南子・地形训》，其编者淮南王刘安逝世于公元前 122 年。恐怕在西汉中期，这种分类方式已经广为人知，而医家们则采用了它。黄帝派很可能是其先驱（表 8-12）。

表 8-12　五脏的五行配属

书名	五行				
	木	火	土	金	水
《吕氏春秋·十二纪》	脾	肺	心	肝	肾
《淮南子·地形训》	肝	心	胃	肺	肾
《素问·宣明五气》	肝	心	脾	肺	肾
	魂	神	意	魄	志

注：《淮南子》中“胃”可能是“脾”之误。

这里需要注意的是，采用分类原理的五行，未必意味着采用说明原理的五行说。分类确实是认识的第一步。它将认识对象归属到有限的范畴，表明对象世界中存在某种秩序，因而是可以认知的。但是，如果只是这样，那么，什么都不能说明。分类之所以对认知真正具有意义，并能说明对象世界的存在方式，是因为它给出了同类间及异类间关系与作用的原理。在中国的自然哲学中，称呼同类间的关系为类或同类，并认为在同类间有一种亲和力在发挥作用。这种所谓的同类相感，是不只在五行中，也在阴阳等其他范畴中得到适用的普遍性原理。与之不同，就异类间来说，五行的场合是引入两种特异的作用原理，最终构建了各个领域中独特的理论。它们就是战国后期由思想家邹衍提倡的相生说与相克说（亦写作相胜、相尅）（图 8-1）。使用五行概念的思考，除了分类原理，至少再具备同类相感、相生、相克这三种作用原理当中的一种时，才可称为五行说。事实上，尽管没有使用木、火、土、金、水的范畴，但是将认识对象分类为五种的思考，可以追溯到殷代。

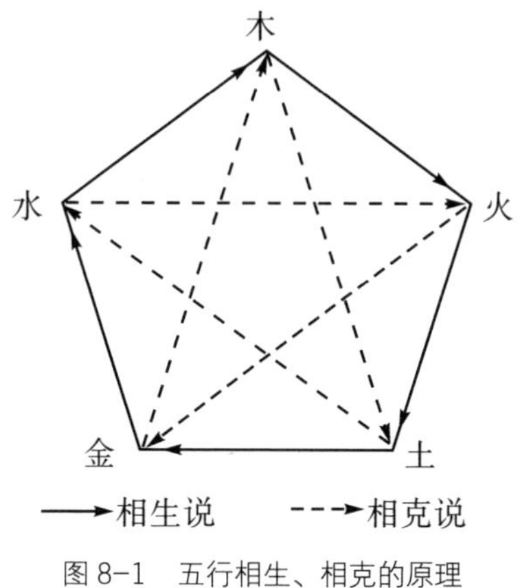

图 8-1　五行相生、相克的原理

黄帝派虽然使用了分类原理上的五行，但是，从未使用三种作用原理去说明现象。其恰当的例子，可以在《灵枢 · 五色》中找到。虽然该篇云“以五色命脏，青为肝，赤为心，白为肺，黄为脾，黑为肾”，将五色配伍了五脏，但是，在它与颜面各部分出现的颜色之间，并没有设定任何的关系。不仅如此，就面部的颜色来说，也并不拘泥于五种分类，而是将青与黑、黄与赤一并使用。五行说要成为医学理论中不可或缺的构成要素，必须等待伯高派与少俞派，特别是岐伯派时代的到来。

从内外来说，五脏当然是内。当说“病由内生”时，内意味五脏。在中国医学中极具特征的是，五脏不仅具有生理性功能，而且还被认为是心灵功能的承担者。五脏分有心灵的五种位相或作用：魂、魄、神、意、志（表 8-12）。因此，心灵的活动立即表现为五脏的生理性功能变化，其中的前提是气的连续性观念。《太素·水论》(《素问·解精微论》)曰“水之精为志，火之精为神”，水即肾脏之精为志，火即心脏之精为神。身心任何的功能，都不外乎是气的功能。顺便说一下，《太平御览》卷三百六十三引《韩诗外传》佚文记载，“情藏于肾，神藏于心，魂藏于肝，魄藏于肺，志藏于脾”，可见早在在西汉前半期，将心灵作用归属于五脏的思想已经产生了。

我们回到“虽不中邪，病由内生”这一问题。五过在心理因素中寻找疾病的原因。当剧烈的感情发作时，五脏气会变得空虚，气血离开本来应该存在的场所，由此产生各种各样的疾病。一过称从高位跌落而罹患的疾病为“脱营”，即营气或说血液的脱离；称从富转贫而罹患的疾病为“失精”，即精气的丧失；而一旦“气虚无精”，病情危重，那么，卫、荣(营)或说气血将尽失。四过将同样的事态表达为内部“精神”，即精气之神受到损伤。根据二过，不适宜的住宅和饮食，以及苦乐的激变等会损伤精气，而精气耗竭则损伤身体。不管直接的原因是什么，体内发生的变化都是一样的。作为生命力源泉，同时又司掌精神作用的精气脱散，充满全身以防卫身体的体液卫气与循环全身以供给营养的血液营气耗尽。引起这些问题的，应该通过问诊来究明的，属于三个范畴的事项，正是黄帝派医师们称为“人事”的东西。

探明患者的人事，不仅仅是诊断法上的问题，医者也应据此对患者进行心理指导。如果了解到生活环境、习惯与饮食不好，那么，必须指导患者对其加以改变(三失)。对于因地位与财产剧变而情绪低落的患者，反而要严厉对待，改变其思想，使病情向好的方向发展。如果不这样，那么“医事不行”，治疗技术也无用武之地（四过）。问诊就这样被视为治疗行为的一环，被定位为它的第一步。

九、内因论与“虚”的病理学

我们将作为病因的人事，或说人事因，统称为内因。无论人事的哪一种，都不仅仅是或多或少的心理性因素介入其中。因为体内产生的所有变化，都与心理因素为主因造成的情况一样，它们都被归类为“虽不中邪”而发生的疾病。黄帝派在疾病的原因方面最重视“人事”，并将由这种内因产生的疾病视作主要的诊疗对象。“五过”与“四失”不容置疑地证明了这一点。回想一下，病理学书《下经》也论述了由“使内”而产生的内因病。

黄帝派当然不是否定外因的存在。对于反复申说“虽不中邪”的黄帝派来说，体外邪气侵犯造成的今天所谓的感染症的存在，是自明的前提。他们还说，一旦内因病引起精气脱散，则会罹患由“邪气乃并”的外因引发的并发症（二过）。尽管如此，黄帝派对于外因引发的疾病，几乎什么也没讲。不，是并不打算去讲。

尽管知道某原因和它引起的现象的存在，却断然将之置于考虑之外，只一心注意另一个原因及其引起的现象，这是认识论切断[①]的一种形态。认识一般通过限定认识对象而成立。所谓认识论切断，是有意识进行的这种限定，是为了将对象认识变为可能

① 参见山田慶兒「バターン・認識・制作」（『混沌の海へ：中国的思考の構造』，第 180-185 頁）。但是，那里叙述的是引入观测仪器的认识论切断。

和可靠的操作。认识论切断，制造出了一个认识的场。从这个场中被排斥出去的东西，对于当前的认识来说，只是扰乱认识的因素。也可以将“当前的认识”，说成是“认识的这个阶段”。当前的认识完成了的时候，这种认识论切断即被解除，而认识则移至下一个阶段。新认识的场，因为可能包含之前从对象中被排斥出去的东西，所以，在这里会形成更加全面的认识。我认为，黄帝派固执于内因论的立场，属于认识论切断。

黄帝派的病理学可谓是一种“虚的病理学”，这一点值得注意。《示从容论》可以说正是论述虚的病理的一篇论文。正如已经论述过的那样，肝虚、肾虚、脾虚，是根据从容才能正确诊断的疾病。脉浮、弦时是肾气不足，而沉、石时是肾气附着于内而不循环。咳而胸闷时，是肾气向上逆行。脉浮、大、虚时，是脾气外绝，出于胃外。伤肺，是脾气离开了应据守的场所。梦，也是虚症的指标。据《方盛衰论》云，做梦是在五脏气虚的时候。换言之，是在阳气有余而阴气不足的时候。而且，根据哪个脏虚，做的梦也不同。体弱气虚的时候，则死。身体之气有余而脉气不足的时候，则死。但是，如果脉气有余，即便身体之气不足也能生存。《疏五过论》不断反复提及的，就是不可忘记内因会引起虚的疾病。疾病的内因论与虚的病理学像两个齿轮般密切咬合，构成了一个理论体系。

虚的病理学的发展使得在某些病例中，此前一直由粗糙的外因论解释的东西，重新被认为是基于内因的疾病。例如，在雷公举出某症候群与脉象后请教，“此何脏之发也”，并询问黄帝所谓知比类的根据在于三脏是什么意思时，黄帝训斥说“今子所言，皆夫八风菀热，五脏消铄，传邪相受”(《太素·脉论》)[①]，然后用虚的病理学对这个病例进行了说明。

对内因论的有意识的自我限定所带来的，并不只是病理学的发展。诊断法，特别是脉法多样且快速的发展这一大的成果，如果没有内因论是不可能产生的。与外因引起的疾病相比较，内因引起的疾病特征，一般体现在身体发生的缓慢且连续的变化上。这是观察与跟踪脉象微妙变化的绝好对象。细致连续地观察能够很早就注意到，在气候变化与脉象之间存在一定的对应关系。四季的正常脉象，为脉法提供了一个基准。这就是《揆度》立足的所谓四时脉。在生理学方面支持它的，是论述天之气与人之气呼应的《上经》理论。在此基础上，各种各样的脉法竞相绽放。

反过来说，黄帝派医学的缺陷，正在于外因论的缺失，将外因疾病排除在诊疗体系之外。纵然认识论切断在理论与诊断法领域结出了丰硕的成果，但在临床上，仍然必须直面大量的外因病。无法逃避它们，是以治疗为使命的医学的宿命。古时候医学之所以将病因全部归于外因，并不单纯是心理因素造成的。外因病的严重程度和剧烈程度自不必说，令今天的我们惊讶的，是魏晋以后临床医学书记载的传染病种类的多样性。在重视外因病的观念里，也存在相应的医学根据。正因为如此，专注于内因病的

① 在《素问·示从容论》中，“夫”作“失”。在这种场合下，应读成“今子所言皆失”，而八风以下则系黄帝主张之外因论。但是，那样就违背了论述虚之病的整体文脉。

黄帝派医学是划时代的和革命性的。但是，确立了黄帝派医者们名声的这个强项，也直接反过来成为其弱点，或说致命伤。在《著至教论》中看到的《阴阳传》所说的三阳脉之气同时如疾风、霹雳般袭来的严重的疾病，从记述来看，应是外因病，或说感染症。但黄帝派医者对此无能为力。这样一来，重新导入外因论，并确立外因疾病的诊断法与治疗法，就作为燃眉之急摆在了黄帝派后继医者们的面前。这时的外因论，必须要能够适应黄帝派创建的生理学与病理学，并且能够与之结合。借助九宫八风说把虚实的概念引进风里，突破旧有实感性外因论的局限，谋求在医学理论中再次导入外因论的少师派工作（见本书第六章），是对其第一个课题的回应。而第二个课题的解决，则留给了后继者岐伯派。下一章，我们来探讨岐伯派的这项工作。

■ 十、补论三焦

我认为，现存《黄帝内经》中的《经脉》篇，不是由黄帝派完成的，最终恐怕还夹杂着岐伯派的增订。这是因为，三焦被算作六腑之一，但同时，也使用了中焦一词。尽管三焦或上、中、下焦被认为是六腑之一，但是，与其他五腑不同，没有与之对应的独立器官，所以自古以来争论不绝，而且这些争论还极其错综复杂[①]。本文没有机会对三焦概念的起源与变迁进行综论。在此陈述一下笔者关于其起源的看法。从与《经脉》的关系来说，三

① 金関丈夫：『日本民族の起源』，第 313-367 頁。

焦、中焦这两个词是后面添加的可能性很大，而且，可以将添加者看作《经脉》最后的整理者。

三焦这个词，最早见于《史记·扁鹊传》。它讲到阳气“别下于三焦膀胱”。三焦、膀胱连在一起的表达，在《黄帝内经》中也能看到。例如，“夫胃、大肠、小肠、三焦、膀胱，此五者天气之所生也”(《素问》卷三《五脏别论》)，以及将脏与腑对应，云“肾合三焦膀胱”(《灵枢》卷七《本藏》)等。特别值得注意的，是《本输》篇所云下面的这段话：“肾合膀胱，膀胱者津液之府也。……三焦者，中渎之府也。水道出焉，属膀胱。是孤之府(不与脏相对应的腑)也。”(《灵枢》卷一，《太素》卷十一)府为仓库或官衙，或主管的官人。“中渎之府”不太好理解，但是，与《素问》卷三《灵兰秘典论》中所说的“三焦者，决渎之官，水道出焉”相同，可以理解为负责“水道”水门开闭的官署或其官员之义。因为写着“属膀胱”，所以，它应该位于膀胱的一部分上或相邻部位上，但是，究竟是在膀胱的上口一侧还是下口一侧，仅据此仍不清楚。在《灵兰秘典论》中，三焦被记述在了膀胱的前面。从《史记》以来的“三焦膀胱”这种称呼方式来看，我们考虑其位于上口一侧。

在以上诸例中，三焦不是“三个焦”，而明显是一个“三焦”。所谓三焦，原本被认为是单一的某个东西，位于膀胱的上口或与之邻接的部位，发挥着流通水量的调节作用。上文引用的岐伯派的四篇文章表明，即使在三焦被认为是复数而非单数后，仍残留有古时的用法。但是，《黄帝内经》中的三焦用例大多数是复数，与之并行出现上焦、中焦、下焦的概念。那么，三焦的概念是在什么时候，如何从单数转变成复数的呢？我认为，成为其契机的，是伯高派的新说。

首次具体地论述谷物消化与呼吸、循环生理学的，是伯高派。《灵枢》卷十《邪客》(《太素》卷十二《营卫气行》) 云：

> 五谷入于胃也，糟粕、津液、宗气分为三隧。故宗气积于胸中，出于喉咙，以贯心脉，而行呼吸焉。营气者，泌其津液，注之于脉，化以为血，以荣四末[①]，内注五脏六腑，……卫气者，出其悍气之慓疾，而先行于四末分肉皮肤之间，而不休者也。

在胃中被消化的谷物，分成宗气、津液、糟粕，从三个通道出去。宗气也称大气，是谷物变成了气体。它蓄积在被称为气海的肺中，与从外部吸入的空气一起进行呼吸作用，并经过喉咙，通过心脉，成为循环作用的原动力。血液则被认为是由呼吸推进而循环体内的。所谓“行呼吸”，在这里指循环作用。从谷气变成的液体津液中，首先分化出快速运动的活跃之气，先浸透进四肢的筋肉与皮肤之间，巡行体内，即卫气。剩余的津液，流入脉中而变化为血液，循行四肢并注入五脏六腑，即营气。营、卫两气从同一通道出去。关于糟粕及其通道，这里没有提及。

言明上下焦与胃的构造关系的，是解剖诸篇中的一篇，即《灵枢》卷六《平人绝谷》(《太素》卷十三《肠度》。文字异同的表示，《太素》用 [ ]、《灵枢》用 ( ))。

---

① 译者注：《太素》卷十二《营卫气行》，“荣”作“营”。

胃大（一）尺五寸，径五寸，长二尺六寸，横屈受（水谷）三斗（五升）。其中之谷，常留［者］二斗，水一斗（五升）而满。上焦泄气，出其精微，慓悍滑疾，下焦下溉诸肠。小肠大二寸半……。

精微即营气，慓悍滑疾即卫气。它们的出口被称为上焦，而糟粕的出口被称为下焦。上焦和下焦分别指胃的上口与下口，这是没有疑问的。伯高派站在人体解剖的成果之上，试图开拓消化与循环的生理学。此时导入的，应是胃的上焦、下焦的概念。与起到消化谷物作用的胃本体不同，它被设定为胃的两端部分，承担将消化了的东西输送到其他器官的任务。对于以谷气流通为主轴来创建生理学的伯高派来说，这大概是思考的自然结果。

在这种情况下，给营气与卫气这样的性质与作用皆不相同的两个事物设想不同的出口，也是很自然的事情。《灵枢》卷八《五味》(《太素》卷二《调食》) 曰：

胃者，五脏六腑之海也。水谷皆入于胃，五脏六腑，皆禀气于胃，五味各走其所喜。……谷气津液已行，营卫大通，乃化糟粕，以次传下。……谷始入于胃，其精微者，先出于胃之两焦，以溉五脏。别出两行，营卫之道。其大气抟而不行者，积于胸中，命曰气海。出于肺，循喉（咽）[咙]，故呼则出，吸则入。

大气的出口位于胃的何处，始终不明。但是，之前称为上焦的出口，在这里换言为胃的两焦。虽说营气与卫气被总括为精微之物，但是，因为被看成是分别出来的，所以两焦无疑意味着两口。两焦被定名为上焦、中焦，已然只是一个时间问题。

在发展了伯高派《五味》篇的少俞派文献《灵枢》卷九《五味论》(调食) 中，我们能解读到这种动向。

五味入于口也，各有所走，……酸入于胃，其气 (涩) [濇] 以收，上之两 (焦)[膲] 弗能出入。……咸入于胃，其气上走中 (焦)[膲]，注于脉则血气走之。……血脉者，中 (焦)[膲] 之道也。……辛入于胃，其气走于上 (焦) [膲]。上 (焦) [膲] 者，受气而营诸阳者也。……苦入于胃，五谷之气皆不能胜苦，苦入下 (脘)[管]，三 (焦)[膲] 之道皆闭而不通。……甘入于胃，其气弱 (小)[少]，不能 [上](至) 于上 (焦)[膲]。

至此，两焦明确区分，被称为上焦、中焦。成为问题的是下焦，而下脘指胃囊的下部。伯高派所说的下焦位于下脘。当说苦味进入下脘，三焦之道全都闭塞不通的时候，这是指胃的上焦、中焦、下焦 (上脘、中脘、下脘)，还是将一直被称为三焦的膀胱上口，重新定义为下焦，并与胃的上焦、中焦合在一起，称为三焦呢？从文脉上看，可以考虑成前者。不管怎样，根据《黄帝内经》残存的资料，继承伯高派新说，将上、中、下三个焦这种概念进行整合，并将之称为三焦的，看起来像是少俞派。

另一方面，在保留古三焦概念痕迹的同时，却又确立了以古三焦为下焦的新三焦概念的，是岐伯派。我们通过《灵枢》卷四《营卫生会》(《太素》卷十二《营卫气别》) 来了解一下其观点。

人受气于谷，谷入于胃，以传与肺，五脏六腑，皆以受气，其清者为营，浊者为卫。……营出于中焦，卫出于上焦（《灵枢》作“下焦”，据《太素》改）……上焦出于胃上口，并咽以上，……。中焦亦并胃口，出上焦之后。……下焦者，别回肠，注于膀胱，而渗入焉。

回肠，据《太素》杨上善注，是大肠。

如果简要总结目前为止论述的内容，那么，则如图 8–2 所示。

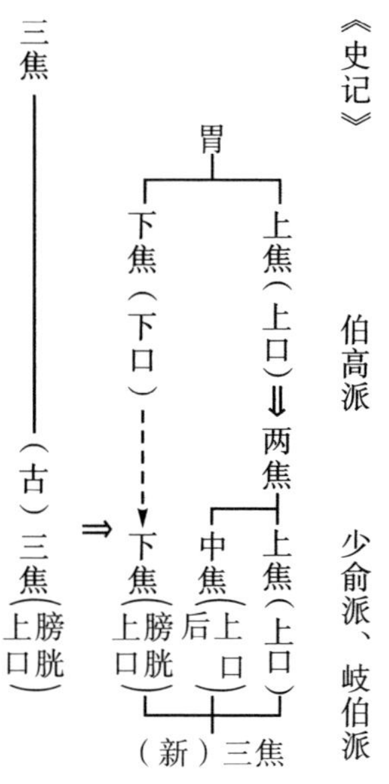

图 8–2 三焦概念的演变

在理解三焦概念时重要的是，它不是器官而是作用域。古三焦担当送至膀胱水量的调节作用，而新引入的胃上焦、下焦或者说两焦，担当将消化了的谷物送至其他器官的作用。换句话说，是将胃与膀胱所具有的功能拿出一部分而使之独立，并将实施其功能的范围设定在各自的上口与下口。《营卫生会》在三个焦的名称之下，记述各自谷气走行的路线，具有象征意义。换句话说，它强烈地暗示了三焦之外的五腑也不是具有多种功能的单一器官，而是被当作具有一种功能的一个功能域。

话说回来，三焦又是如何成为六腑之一的呢？之所以这样问，是因为在六腑旧概念中没有包含三焦。“五脏六腑”这种表达，最早出现在《吕氏春秋·恃君览·达郁》中。那么，六腑是什么呢？在《太平御览》卷三百六十三引《韩诗外传》的佚文里，有如下记载：

何谓六腑？咽喉量入之府，胃者五谷之府，大肠转输之府，小肠受成之府，胆积精之府，膀胱精液之府也。

在这里，不是三焦而咽喉才是六腑之一。在整个西汉，咽喉一直属于六腑。这一点下述资料能给出旁证。《灵枢》卷六《肠胃》系伯高派解剖诸篇之一，它就“六腑传谷者”进行了论述。《难经·四十二难》有其更加完整的论述。在这些论述中，都只有咽门或喉咙而无三焦。《难经》在此处故意避开“六腑”这一表达，也暗含深意。

进入东汉以后，三焦才开始在六腑中出现。章帝建初四年（79年）在白虎观召集儒者，举行了有关五经的学术讨论会。班固所撰报告书《白虎通义》卷下《情性》，在定义“六腑者何谓也？谓大肠、小肠、胃、膀胱、三焦、胆也”之后，引用了《礼运记》中的下述之语。

胃者，脾之府也。脾主禀气也。胃者，谷之委也。故脾禀气也。膀胱者，肾之府也。肾者，主泻。膀胱常能有热，故先决难也。三焦者，包络府也。水谷之道路，气之所终始也。故上焦若窍，中焦若编，下焦若渎。胆者，肝之府也。……小肠、大肠，心肺之府也。

虽然不清楚《礼运记》是怎样的书，但可以认为，其著作年代能追溯至东汉前期。那是岐伯派活跃的时代。

如前所述，伯高派通过导入胃的上焦、下焦及两焦的概念，开始了生理学理论的构建。与此同时，胃与膀胱各焦的功能忽然备受关注，产生了将咽喉置换为三焦的动向。在《礼运记》中出现的三焦的定义向我们证明，值其置换之际，咽喉的作用被归属进了三焦中。该定义在《难经·三十一难》中被全盘采用，即

三焦者，水谷之道路，气之所终始也。

另一方面，《灵枢》卷十《忧恚无言》是在解剖学意义上记述发声结构的少师派的一篇论文，它对咽喉、喉咙做了如下这样的定义：

咽喉者，水谷之道也。喉咙者，气之所以上下者也。

从咽喉、喉咙到三焦的替换，是一目了然的，只不过将“上下”改为了“终始”。做这种改动的是岐伯派，几乎毋庸置疑。事实上，在《黄帝内经》中，六腑包含三焦的，仅限于岐伯派的诸篇。在采取论述形式的《素问》卷七《宣明五气》中，称胃、大

肠小肠、膀胱、胆与下焦之病为五病。

最后，我们引用与《白虎通义》类似的三焦描述，以及源于《韩诗外传》的六腑定义来做总结。《营卫生会》篇以黄帝所云“余闻上焦如雾，中焦如沤，下焦如渎，此之谓也”结篇，而《素问》卷三《灵兰秘典论》在定义心、肺、肝、胆、膻中之后，接着定义道：

> 脾胃者，仓廪之官，五味出焉。大肠者，传道之官，变化出焉。小肠者，受盛之官，化物出焉。肾者，作强之官，伎巧出焉。三焦者，决渎之官，水道出焉。膀胱者，州都之官，津液藏焉，气化则能出焉。

所谓膻中，指与三焦相对应的脏，即心包。

另外，还可以再补充一点。《礼运记》论述说“膀胱常能有热”，这或许暗示了“三焦”一词的起源。位于膀胱的上口，具有温热膀胱作用的，会不会就是最初的三焦呢？[①]

① 关于三焦，请参阅山田慶兒『中国医学はいかにつくられたか』，第94-97、144-146頁。

第九章

三部九候法与古代医学形成的范式

一、三部九候论的构成

有一种脉法被称为“三部九候”。但是，它与后来《难经》所说的三部九候完全不同。在《素问》中，它也不见于黄帝七篇，而只出现在岐伯派论文的脉法中。《灵枢》则没有直接言及三部九候。明确表达三部九候脉法立场的《素问》论文，有下述五篇：

卷六《三部九候论》

卷八《宝命全形论》《八正神明论》《离合真邪论》

卷十七《调经论》

在《太素》中，它们相当于以下诸篇：

卷十四诊候之一（约为《三部九候论》的三分之二）

卷十九《知针石》（《素问・宝命全形论》）

卷二十四《天忌》《本神论》（《素问・八正神明论》），《真邪补泻》（《素问・离合真邪论》），《虚实补泻》《虚实所生》（《调经论》）

虽说不过仅有五篇（《太素》将两篇二分，计七篇）[①]，但是，它们批判旧有学说，发明新的技法，在主张的尖锐性与技术的革新性方面都极为突出。

所谓三部九候是什么呢？

人有三部，部有三候，以决死生，以处百病，以调虚实，而除邪疾。（《素问·三部九候论》）

三部，指上、中、下，即头、手、足这三部。各部的天、地、人，即诊脉的三个部位，合起来称九候。通过九候诊断的，是五脏与身体四个部分的气。将三部九候脉法予以整理，可形成表9-1。请将此表与《难经》的三部九候（表8-3）进行比较。

表9-1　相脉法与三部九候法

三部	九候	诊脉的部位	诊断对象	相脉法的诊脉部位
上	天	额头的动脉	头角之气	
	地	两颊的动脉	口齿之气	
	人	耳前的动脉	耳目之气	
中	天	手太阴（的动脉）	肺	臂太阴的动者
	地	手阳明（的动脉）	胸中之气	
	人	手少阴（的动脉）	心	臂少阴的动者

① 从用语和内容来看，采取三部九候脉法立场或被认为受其影响的论文，还有很多。例如，《素问》卷十八《四时刺逆从论》中有“必审九候”这样的语句，它恐怕是三部九候脉法谱系中的论文。

续表

三部	九候	诊脉的部位	诊断对象	相脉法的诊脉部位
下	天	足厥阴（的动脉）	肝	
	地	足少阴（的动脉）	肾	骭少阴的动者
	人	足太阴（的动脉）	脾胃	（足太阴内髁上五寸）

注：动脉、动者，指脉的搏动位置。

三部九候不仅仅是一种脉法，而是一个整合诊断法与治疗法的诊疗体系。在这里，我们将这个体系命名为三部九候法，将其理论称为三部九候论。三部九候论的立场，在《离合真邪论》（《真邪补泻》）开头黄帝与岐伯的问答中得到了鲜明地表达。

黄帝问曰："余闻《九针》九篇，夫子乃因而九之，九九八十一篇，余尽通其意矣。经言气之盛衰，左右倾移，以上调下，以左调右，有余不足，补泻于荥输，余皆以知之矣。此皆荣卫之倾移，虚实之所生，非邪气从外入于经也。余愿闻邪气之在经也，其患者何如？取之奈何？"

岐伯对曰："夫圣人之起度数，必应于天地。故天有宿度，地有经水（十二条主要的河川），人有经脉（十二脉）。天地和温，则经水安静。天寒地冻，则经水凝泣。天暑地热，则经水沸。卒风暴起，则经水波涌而陇起。

夫邪之入于脉也，寒则血凝泣，暑则气淖泽。虚邪因而入客，亦如经水之得风也。经之动脉，其至也亦时陇起，其行于脉中循循然。其至寸口中手也，时大时小。大则邪至，小则平。其行无常处，在阴与阳，不可为度，循而察之。三部九候，卒然逢之，早遏其路。”

在黄帝问话中出现的荥，是五输之一，即被称为井、荥、输、经、合的五种穴位中的一个。正如“所出为井，所溜为荥，所注为输，所行为经，所入为合”① 所说的那样，它是通过想象泉水涌出流淌成河，然后注入湖泊的过程而被选定的。五输穴虽然在十二经脉中都得到了指定，但是，在这里我们仅举出五脏脉的穴位（表 9-2）。这些穴位全都位于前臂与小腿，而荥集中在掌与趾。② 治疗中重视五输的观念，一直延续至《难经》③。岐伯回答中所说的宿度，虽然一般是指二十八宿，但是，在这里大概是将周天十二等分的十二次。经水，指清、渭、海、湖、汝、沔、淮、漯、江、河、济、漳这十二条主要河川。经脉，指手和足的三阴三阳脉，共计十二经脉。

表 9-2　五脏脉的穴位

五脏脉	五腧				
	井	荥	输	经	合
肺手太阴脉	少商	鱼际	大渊	经渠	尺泽
心手少阴脉	中冲	劳宫	大陵	间使	曲泽

① 《灵枢》卷一《九针十二原》或《太素》卷二十一《九针要道》。《灵枢》“输”作“腧”。

② 五输的记载详见《灵枢》卷一《本输》或《太素》卷十一《本输》。另外，《太素》作“太渊”“太敦”“太溪”。

③ 参见《难经集注》第十二《藏府井俞》。

续表

五脏脉	五腧				
	井	荥	输	经	合
肝足厥阴脉	大敦	行间	大冲	中封	曲泉
脾足太阴脉	隐白	大都	太白	商丘	阴陵泉
肾足少阴脉	涌泉	然谷	大溪	复溜	阴谷

据《离合真邪论》记载，黄帝学习过《九针》九篇。不只是该篇，还有多篇论文都提到黄帝接受过《九针》的讲义。确实存在被称为《九针》的科目，也肯定存在总称为《九针》的多种著作。我们取《八正神明论》(《本神论》) 中的“九针之论”一语，将这一科目或著作的内容称为九针论。黄帝所聆听的，是由内因造成的营气（血液）与卫气（其他体液）的上下、左右倾斜移行，其中显现的虚与实的症状及其治疗方法的讲义。这些内容至少构成了九针论的一部分。相比之下，九针论所欠缺的，是关于体外侵入脉的邪气，即外因引发的疾病及其治疗方法。

从岐伯的回答中可以看出，相对于九针论，被定位为外因论医学的三部九候论，在理论上由三个层次构成，每一层次都带有历史的多重性。首先，在基层上，横亘着人体之气与天地之气相呼应的思想。一般来说，这当然也是黄帝派医学的根本思想，但是，在这里必须注意的是，作为了解经脉状态的模型而使用了经水。论述经脉与经水呼应的，是《灵枢》卷三《经水》或《太素》卷五《十二水》。主张“经脉十二者，外合于十二经水，而内属于五脏六腑”的该篇属岐伯派论文，正如本书第七章所论述的那样，是以伯高派的解剖学工作为前提的。

且夫人生于天地之间，六合之内，此天之高，地之广，非人力之所能度量而至也。若夫八尺之士，皮肉在此，外可度量切循而得也（之），其死可解（剖）[部]而视（之）也。

活着的时候通过测量和触摸，死后通过解剖，不仅能知道脏腑的坚度、大小和脉的长度等，还可以知道血之清浊与气之多少[①]的规律。其规律的根据是，每组对应的经水－经脉都有不同的“其远近浅深，水血之多少”。针刺多深，留针多长时间，都根据它们的量来决定。三部九候论虽然从《经水》（《十二水》）中提取出了经水－经脉对应这种观念，但并不是从量上，而是从流动的角度来把握的。他们设想经水与经脉对应季节的流动状态是一样的。基于天地与人呼应的人体可测性这一始于伯高派计量解剖学的思想，在这里变质为另一种模型，成为三部九候论的基础。

在这种基层之上，是将“邪”视作风，将“病脉”视作波的起伏的第二层。万物皆为气的凝集，是《庄子》以来中国自然哲学的大前提[②]。气是连续性的流体，并且，因密度的不同而呈现出气体、液体和固体的某一状态。充满固体人体内，并在其中流动的气，即卫气与营气，一部分是气体，但大部分是流体。如

① 译者注：山田庆儿原文为“血の清濁と血気の量”，疑有误。因《太素》卷十二《十二水》作“血之清浊与气之多少”，故改译为“气之多少”。

② 山田慶兒：「伝統中国の死生観と老人観」，『老人精神医学雑誌』，1991年第8期，第992-997頁。

果身体状态发生了某种变化，它将作为波，特别是通过脉来传导[①]。这是通过脉诊能够认识疾病的根据，而通过脉波大小当然可以判断疾病的有无。

现在我们想象一下，在脉中按一定间隔排列并流动的球。这种球的行列就是波。如果球小，则波也小；如果球大，则波会变成大浪。像大浪一样的大波，是由风这种作为疾病外因的邪气引起的。从邪气也称为“虚邪”可知，这种风的概念显然源自少师派。在《八正神明论》中，这一点得到了更加直接的表达。或称“虚风”，并云“虚邪者，八正之虚邪气也”，或曰“八正者，所以候八风之虚邪以时至者”。而“月郭（月的本体）满，则血气实，肌肉坚。月郭空，则肌肉减，经络虚，卫气去，形独居”这段话，基本上是模仿少师派论文中出现的下述文字：“故月满，则……人血气［精］（积），肌肉充。至其月郭空，则……人血气虚，其卫气去，形独居，肌肉减……”（《太素》卷二十八《三虚三实》《灵枢》卷十二《岁露论》）少师派通过在风中适用虚实的概念，重新导入了外因论。但是，创建外因病的病理学与治疗法这一工作，却留给了后世。三部九候论将完成这个课题。

第三层，是使用三部九候脉法的必要性的理由，不，是必然性的理由。在这一点上，三部九候论的主张几乎带有党派性。据之前引用的《离合真邪论》云，进入脉中循行于体内的邪气特征，在于“其行无常处，在阴与（在）阳不可为度”，而且还说，

① 参见山田慶兒『中国医学はいかにつくられたか』，第 90-92 頁。

“时来时去，故不常在”。这种行为的邪气，仅在寸口部位等是无法把握的，必须在全身布网来“守候”它。通过在头、手与足这三部诊脉，而且在各自的部中“以地候地，以天候天，以人候人”，始能“卒然逢之”。

故曰：刺不知三部九候，病脉之处，虽有大过且至，工不能禁也。(《素问·离合真邪论》)

这应该说已经是三部九候论的宣言了。即便将这个宣言解读为对九针论的批判，也绝不会有偏差。事实上，用“三部九候为之原，九针之论不必存也”这句话来概括的一篇，是《八正神明论》篇。

不过，《八正神明论》的作者在使用“原”这一字时究竟有什么深意？是理论上的根源，还是时间上的渊源？如果是后者，那么，从这个第三层中就能发现某种历史性。三部九候脉法实际上拥有古老的历史。不过，这个问题留待最后讨论。

那么，被三部九候论视为对立的九针论，到底是什么呢？

■ 二、九针的技法与九针论

所谓九针，指镵、员（圆）、鍉、锋、铍、员利、毫、长、大这九种类型的针。据《灵枢》卷一《九针十二原》或《太素》卷二十一《九针所象》记载，其形状与用途如下。

镵针：长一寸六分。头大末锐，用于泻阳气。

员针：长一寸六分。针尖成卵形，揩摩分间，不得伤肌肉，以泻分气。

鍉针：长三寸半。锋如黍粟之锐，主按脉勿陷，以致其气。

锋针：长一寸六分。刃三隅（锋为三角形，所谓三棱针），以发痼疾（泻血）。

铍针：长四寸，广二分半。末如剑锋，以取大脓。

员利针：针长一寸六分。大小如牦牛牛尾毛，且员且锐，中身微大，以取暴气。

毫针：长三寸六分。尖如蚊虻喙，静以徐往，微以久留之而养，以取痛痹。

长针：长七寸。锋利身薄，可以取远痹。

大针：长四寸。尖如梃，其锋微员，以泻机关之水也。

关于九针的形状与用途，另外还有三篇文章涉及，但内容可以说是大同小异。

由前一章所引用《灵枢》卷八《禁服》（《太素》卷十四《人迎脉口诊》）中的“九针六十篇”一语可知，九针在黄帝派时期已经存在，并且关于它的论文也得到了撰写。不仅如此，从河北省保定市满城区中山靖王刘胜墓出土的金银针，也证明在西汉前半期至少存在四种类型的针。其余五种，没有理由认为在该时期尚不存在。

九针的形状取决于用途，反过来，形状自然也决定用途。正如《灵枢》卷二《官针》或者《太素》卷二十二《九针所主》所云：

凡刺之要，官针最妙。九针之宜，各有所为。长短大小，各有所施也。不得其用，病弗能移。

讲授在何种场合中如何恰当操作九种针的，原本就是被称为《九针》的讲义。只要使用九针，作为操作法的《九针》就是不可或缺的。从用语与内容来看属于三部九候法的《灵枢》卷十一《刺节真邪》(《太素》卷二十二《五邪刺》) 云："刺痈者，用铍针。刺大者，用锋针。刺小者，用员利针。刺热者，用镵针。刺寒者，用毫针也。"大概在九针中，这五种针尤其经常被使用。不管怎样，对采用三部九候法的人们来说，只要用针，九针的技法就是应该学会的基本治疗技术。

但是，针刺技法并不仅仅是基于针的形态与特性的操作，即所谓的《官针》，这是因为它与病理学、诊断法、治疗法等结合在了一起，形成了一个诊疗体系。如果看一下黄帝派著作中言及《九针》的唯一一篇论文《禁服》，就能明白构成这个九针论的脉法－疗法是什么了。作为《九针》六十篇的概括，黄帝所强调的，就是人迎寸口脉法，以及基于它的治疗方法——人迎寸口法。

"九针"的名字在岐伯派的许多论文中反复出现，这证明"九针"是其医学教育的基本科目。而且，在以黄帝问岐伯的形式中，其表述暗示了岐伯派与"九针"的关系，以及他们从"九针"中期望得到的东西与未能得到的东西。

我们来举几个例子。

余闻九针九篇，余亲受其调，颇得其意。夫九针者，始于一而终于九。然未得其要道也。(《灵枢》卷七《外揣》、《太素》卷十九《知要道》)

余闻九针于夫子，众多博大矣，余犹不能悟。敢问九针焉生，何因而有名。(《灵枢》卷十二《九针论》、《太素》卷二十一《九针所象》)

他们都在九针及其技法中，寻求超越针之形态与特性的意义。也有人就针刺时反应的不同而寻求说明。

余闻九针于夫子，而行之于百姓，百姓之血气，各不同形。……愿闻其方。(《灵枢》卷十《行针》、《太素》卷二十三《量气刺》)

针刺技术的实践，自然迫切需要解决这些外延性问题。在这个过程中，不仅是技术，理论也会得到发展。但是，如果是面对这样的问题与需求，那么，在以往九针论的范围内就能回答。

对于少师派以来的黄帝学派医师们来说，积极地将外因纳入视野，早已是自明的前提。虽说采纳了外因论，但九针论恐怕并没有发生什么大的变化。事态变得不同起来，是在医师开始积极迎战外因病的时候。黄帝派承认，其诊断法对某些疾病来说是无能为力的。除非出现新的诊疗体系，否则同样的无力感将继续存在于医师之间。在《灵枢》卷七《病传》的下述问答中，我们能看到，医师在面对用九针论无法处置的疾病时的困惑。

黄帝曰：余受九针于夫子，而私览于诸方，或有导引、行气、乔摩、灸熨、刺焫、饮药之一者。可独守邪，将尽行之乎？

岐伯曰：诸方者，众人之方也，非一人之所尽行也。

如果要彻底坚守针法，那么，就必须要探索有效的诊疗体系。黄帝当即要求道：

今余已闻阴阳之要，虚实之理，倾移之过，可治之属。愿闻病之变化，淫传绝败而不可治者。

这个问题与开头引用的《离合真邪论》的黄帝之问，在内容上是相同的。就是说，已经了解了可以治疗的内因病及其病理，现在想知道外因的病理与不治之症。

不言而喻，三部九候论就是对这种发问的解答。但是，论述三部九候论概要的《三部九候论》，却意外地采取了回应黄帝关于“九针”的刻板请求的形式。

余闻九针于夫子众多博大，不可胜数。余愿闻要道，以属子孙，传之后世。

三部九候论就是“九针”的“要道”，即核心的方法原理，至少《三部九候论》的作者是这样认为的。

三、九针篇中的历史

论述“九针”的著作，一说有九篇，一说有六十篇，也有说有八十一篇的。其中大概既有讲授用的文本，也包含文本讲授者所做的解说与注释。篇数只是一种修辞，但也可以认为，以

“九针”之名汇总在一起的文章达到了相当的数量。现将它们合称为九针篇。在从黄帝派到岐伯派的跨越几个世代的漫长时期里，九针篇或被继承，或被重新增订。如果能从《黄帝内经》中找出几篇，那么，就能究明“九针”的内容伴随着时代如何变化，三部九候论的历史定位也会在这里浮现。

当然，九针篇中有多少篇被现存的《黄帝内经》收录，如果被收录了，又是哪些篇，这些皆无法确定。但是，我们可以挑选出那些疑似的文章。在关于针刺技法的文章中，有几篇对原文进行了注释，而且原文与注释构成了不同的论文。其中，也包含具有复数个注释的原文。原文与注释的这种存在方式，有力地证明它们系讲义用文本与注释。我所说的，就是在《灵枢》卷一《小针解》或说《太素》卷二十一《九针要解》中得到注释的，《九针十二原》或《九针要道》中的六段短文章。以下根据注释的排列顺序，将这六段文章称为九针篇的第一段文章、第二个文本等。

顺便说一下，《九针十二原》或《九针要道》采取的形式是，为响应黄帝不用烈性药，也不用手术，想仅以小针救治众人疾病，为此请“先立针经”的这种要求，岐伯一一陈述若干段独立的文章。这些文章的数量，在前者中除去“十二原”的部分后共有十段[①]，在后者中则有九段。其中只有六段得到了注释，

① 其中一段属于《九针十二原》篇或《九针所象》篇中说明九针形状与用途的文章。当然，不仅说明九针形制的该段文章，所有十段文章都可以视为是所谓的九针诸篇。

被汇总成为一篇论文。

在此，我们从这六段中抽出第一段与第四段文章来讨论[①]。这两段除了有《小针解》或《九针要解》的注释，还有另外一篇文献提供的一个部分性注释。接下来，我们通过确认原文与注释、注释与注释之间解释的不同，推测各自著者的立场，来重建“九针”的历史。

首先通读并引用第一段文章。

小针之要，易陈而难入。[粗](麤)守形，[工](上)守神。神乎神，客在门。未[睹](视)其疾，恶知其原。刺之微在速迟。[粗](麤)守关，[工](上)守机。机之动，不离其空，空中之机，清静(而)[以]微。其来不可[迎](逢)，其往不可追。知机之道者，不可[挂](掛)以发。不知机(道)[者]，[扣](叩)之不发。知其往来，要与之期。[粗](麤)之暗乎，[眇](妙)哉，工独有之。往者为逆，来者为顺，明知逆顺，正行无问。[迎](逆)而夺之，恶得无虚？追而济之，恶得无实？迎之随之，以意和之，针道毕矣。([ ]内为《太素》文字，( )内为《灵枢》文字，下同)

粗与工，指医者中的平庸者与优秀者。机关，是弩的发射装置。但是，与机指称装置的运动或者说功能不同，关指装置本身，用今天的话说，就是软件之外的硬件。

这个文本，以诊断的难度为前提，说明针刺的微妙性。对于针刺来说最重要的是：第一，出入针的速度；第二，气的往

① 译者注：此注篇幅过大，将其作为补注，移至本章末。

来、逆顺与补泻时间的关系。尽管如此，这个文本在内容与表达方面，都不是初学者能够理解的文章，它是夹杂着隐喻来简洁给出针的原理的文章，恐怕是用它给弟子做讲解，当然注释就成了必要。

全文的注释如下：

所谓易陈者，易言也。

难入者，难著于人也。

[粗](麤)守形者，守刺法也。

[工](上)守神者，守人之血气有余不足可补泻也。

神客者，正邪共会也。神者，正气也。客者，邪气也。

在门者，邪循正气之所出入也。

未睹其[病](疾)者，先知邪正何经之疾也。

恶知其原者，先知何经之病所取之处也。

刺之微在数迟者，(刺针的微妙)徐疾之意也。

[粗](麤)守关者，守四肢而不知血气正邪之往来也。

[工](上)守机者，知守气也。

机之动不离其空(中)者，知气之虚实，用针之徐疾也。

空中之机清[静](净)以微者，针[已](以)得气，密意守气勿失也。

其来不可[迎](逢)者(a)，气盛不可补也。

其往不可追者(b)，气虚不可泻也。

不可[挂](掛)以发者(c)，言气易失也。

[叩](扣)之不发者(d),言不知补泻之意,血气已尽而气不下也。

知其往来者,知气之逆顺盛虚也。

要与之期者,知气之可取之时也。

[粗](麤)之暗乎者,冥冥不知气之微密也。

[眇](妙)哉!工独有之者,尽知针意也。

往者为逆者,言气之虚而小,小者逆也。

来者为顺者,言形气之平,平者顺也。

明知逆顺,正行无问者,言知所取之处也。

迎而夺之者,泻也。

追而济之者,补也。

(《灵枢》卷一《小针解》、《太素》卷一《九针要解》)

这位注释者将神与客解释为正气与邪气,明显秉持外因论的立场。文本并列了四个三字句,“粗守形,工守机。神乎神,客在门”。“神乎神”,是《黄帝内经》的作者们熟悉的表达,是形容神的惯用语①。像这位注释者这样,读为“神乎,神客在门”,是没有道理的。之所以特意这么做,一定是为了将神与客对立,并将之置换成正与邪,从而导入外因论的解释。反过来,它也强烈暗示了“客”原本不是意指由外侵入之邪气的词。事实上,在黄帝七篇之一的《阴阳类论》中,就有“先至为主,后至为客”

① 比如,《素问·八正神明论》或《太素·本神论》云:“[黄]帝曰,何谓神。岐伯曰,请言神。神乎神,(耳)不[可]闻,目明心开(而)[为]志先,慧然独悟,口弗能言。”

的记述。不过，这是“客”用作名词的唯一例子。或许第一个文本是从内因论立场出发写成的文章，其作者是黄帝派的医师。

在《离合真邪论》或说《真邪补泻》中，插入有对部分文本的解释。与其说它是注释，不如说是解说。它出现在岐伯对黄帝所问“候气奈何”的回答中：

夫邪气去络入于经也，舍于血脉中，其寒温未和如涌波之起也，时来时去，故不常在。故曰，方其来也，必按而止之，止而取之。

无逢其冲而泻之。真气者，经气也。经气太虚，故曰“其来不可逢”(a)，此之谓也。

故曰，候邪不审，大气已过，泻之则真气脱，脱则不复，邪气复至，而病益蓄。故曰“其往不可追”(b)，此之谓也。

“不可挂以发”（c）者，待邪之至时而发针泻矣。若先若后者，血气已尽，其病不可下。故曰，知其可取如发机，不知其取如扣椎。故曰，“知机道者不可挂以发，不知机者扣之不发”（c）(d)，此之谓也。

在前一个解释与这个解释之间，最显著的是视角的转换。我们将前者称为解释 A，将后者称为解释 B。

A 将（a）解释为气盛不可补，而 B 将之解释为对来袭的邪气不可泻。虽然，A 是从补、B 是从泻的视角来把握的，但是，在技法方面未必是矛盾的。A 将（b）解释为气虚不可泻，而 B 解释为邪气离去后不可泻。因为邪气离去后是真气，且真气太虚，所以B与A一致。关于（c），A解释为气易失，而B解释为要待邪气而泻。但是，这也只不过是从补或泻的不同角度来看的差异。关于（d），A与B在认为血气尽失而病不愈这一点上都观点相同，至于理由，A认为是不知补泻的意义，B则认为是贻误了泻的时机。

至少根据这四句来看，与认为A与补泻有关不同，B只从泻的角度来把握。另外，A采用盛虚这一对立概念，而B则强烈主张真气邪气这一对立概念。换句话说，A始终采用一种可以看作是内因论的说明，因而很可能延续了黄帝派的解释。与之不同，B则鲜明地打出外因论旗帜，并尝试赋予其新的意义。立足于虚的病理学的内因论喜好补法，而主张来自体外邪气入侵的外因论重视泻法，这是自然而然的发展方向。不用说，B属于三部九候论。

这里预先说明一下，这六段文章可能是由不同著者撰写的。这一点可以通过下述事实而大体得到确认。第一段文章被推测依据了内因论。与之不同，第二、第三段文章却使用邪或邪气的概念，并视之为必要①。另外，被收录进《小针解》中的注释，可以确定不是成于同一人之手。因为，对于诊脉的寸口，在第二段文章的注释中称“气口”，而在第六段文章的注释中称“脉口”②，又在第四段文章的注释中，如下所述这样使用了尺寸脉。

① 《灵枢·九针十二原》或《太素·九针要道》载“邪胜则虚之”（第二篇），“邪气在上”（第三篇）。

② 《灵枢·小针解》或《太素·九针要解》载“气口虚而当补之也”（第二篇），“脉口气内绝不至”（第六篇）。

具有两种注释的另外一段，是极短的第四段文章。

观其色，察其目，知其散复。一其形，听其动静，知其邪正。右主推之，左持而御之，气至而去之。

请注意，在前半部分的诊断中，除脉诊外，还使用了色诊。后半部分是刺法，讲述了左手持针稳住、右手出入针这种基本技法。它大概是面向完全初学者的文本。另外，关于邪正暗示了与人迎寸口脉法关系这一点，后面再论述。

我们来看《灵枢·小针解》的注释。

"睹其色，察其目，知其散复（a)，一其形，听其动静（b)"者，言上工知相五色于目，有知调尺寸小大、缓急、滑涩，以言所病也。

"知其邪正"者，知论虚邪与正邪之风也。

"右主推之，左持而御之"者，言持针而出入也。

"气至而去之"者，言补泻气调而去之也。①

这是将"邪正"解释为"虚邪与正邪之风"的外因论。同时，我们以之为线索，可以稍微更具体地解明注释者的立场。

少师派导入了八正"虚邪"概念，而导入"正邪"概念的，是三部九候论者。这一点后面再论述。有一个派别继承了三部九候论者的虚邪－正邪概念，并将之与色脉诊相结合。《灵枢》卷一《邪气脏腑病形》(《太素》卷十五《色脉尺诊》）云：

① 注释后面还有文本中没有的"调气在于始终一者，持心也"。

黄帝曰：邪之中人，其病形何如？

岐伯曰：虚邪之中身也，洒淅动形。正邪之中人也微，先见于色，不知于身。

所谓色，首先是脉之色。但是，正如被认为“诸脉者，皆属于目”(《素问》卷三《五脏生成论》)这样，它也和目之色呼应。

黄帝曰：色脉已定，别之奈何？

岐伯曰：调其脉之缓急、小大、滑涩，而病变定矣。

黄帝曰：调之奈何？

岐伯答曰：脉急者，尺之皮肤亦急。脉缓者，尺之皮肤亦缓。脉小者，尺之皮肤亦减而少气。脉大者，尺之皮肤亦贲而起。脉滑者，尺之皮肤亦滑。脉涩者，尺之皮肤亦涩。凡此六变者，有微有甚。故善调尺者，不待于寸口；善调脉者，不待于色。

与三部九候论者不同，他们在寸口部的寸、尺两部位诊脉。而且，特别重视尺脉，甚至主张“审其尺之缓急、小大、滑涩，肉之坚脆，而病形定矣”(《太素》卷十五《尺诊》)。

通过追踪“九针”的注释，我似乎预见到了历史的走向。这里所展示的，是一条三部九候论被超越的路线。在头、手、足九个部位诊脉的《黄帝内经》三部九候脉法，到了《难经》时，变为在寸口部的寸、关、尺三个部位，用浮、中、沉三种按压方法诊断的脉法[①]。完全相同的变化，也发生在人迎寸口脉法中。将左手关前一寸（近掌方为前，近肘方为后）的部位称为人迎，右手关前一寸称为气口，并在此诊察手脉的脉法，在三国魏王叔和《脉经》中得到了确立[②]。丰富了形成期医学的在身体各个部位诊脉的多种脉诊技法，逐渐向着寸口部诊脉集约的趋势，在《黄帝内经》时代已经开始了。推进这种趋势的一股力量，是带着将尺寸脉法与色脉诊结合来进行诊断的这种新技法登场的一个派别。他们高举的尺脉一处就能诊断疾病的明快的口号，在打破非三部九候脉法则无法把握外因病这种主张上，作为一股强大的动力而发挥了作用。

从使用的用语与表达的观点来看，第四段文章的注释者无疑属于这一个派别。总而言之，这是三部九候论之后出现的注释。

另一个部分性注释，出现在《灵枢》卷四《四时气》或《太素》卷二十三《杂刺》中。

“睹其色，察其目，知其散复”者，视其目色，以知病之存亡也。

“一其形，听其动静”者，持气口人迎，以视其脉。坚且盛且滑者，病日进。脉软者，病将下。诸经实者，病三日已。气口候阴，人迎候阳也。

① 详细内容请参见山田慶兒『中国医学はいかにつくられたか』，第 137-142 頁。

② 王叔和《脉经》卷二《平人迎神门气口前后脉》，参见山田慶兒『中国医学はいかにつくられたか』，第 141-142 頁。

依据人迎寸口脉法进行解释的这一篇，是岐伯派的文章。在三部九候脉法占据优势之前，岐伯派也使用人迎寸口脉法。

拥有三部九候论之前与之后两种注释的第四段文章本身，与任一注释都不同，大概是一篇采用内因论的文献。这样说，是因为“知邪正”中的邪正，原本不是意指虚邪与正邪的用语。在少师派的论文《灵枢》卷十《通天》中能看到下面的话：

> 谨诊其阴阳，视其邪正，安容仪，审有余不足。盛则泻之，虚则补之，不盛不虚，以经取之。此所以调阴阳，别五态之人者也。

虽然中间四句无意中证明了少师派也曾使用人迎寸口脉法，但是，在这里我更想将目光投向它与邪正的关联上。据少师派的观点，人的体质有太阴、少阴、太阳、少阳与阴阳和平五种类型。产生类型差异的是五态，即五种不同的体质。例如，相对于“阴阳之气和，血脉调”的阴阳和平之人，太阴之人则“多阴而无(少)阳，其阴血浊，其卫气涩，阴阳不和，缓筋而厚皮”。表达拥有这种均衡体质与没有这种均衡体质的概念，就是邪正。通过人迎寸口脉法来进行这种诊断。第四段文章所说的“听其动静，知其邪正”，与《通天》所说的“视其邪正……审有余不足”，只不过是将视角置于脉或气上的不同。注释者有意将体质的邪正，解读成了外因的邪正之风，这反而暗示了原始文本本来的立场。不管是黄帝派还是少师派，都属于初期的黄帝学派，这一点是没有问题的。

总结一下。在解释流传下来的两段古文本时，注释者进行了若干操作。第一，替换文本中的旧概念，导入新概念。例如，将神客解释为正气、邪气，将邪正解释为虚邪与正邪。第二，转换解释的视角。例如，对于第一段文章，解释 A 从补泻，特别是补的视角来把握，而解释 B 则专门从泻的视角来考虑。第三，移转论点。对于第一段文章中的“机”，解释 A 将其视为表现气之往来的抽象概念，而解释 B 则将其理解为表示针刺时机重要性的弩机之喻。第四，在解释中明确表达新的立场。我想举的例子是，就像古老注射中提到的那样，将暗含人迎寸口脉法的第四段文章的“听其动静”，解释成通过尺寸脉法进行诊断的新注释。

通过这四种操作，注释者们不只是公开表明了自己的立场。他们对古文本的再解释，也是对传统的一种态度表达。对于注释者来说，这意味着将古老传统作为正统继承的同时，在新的外衣下复苏其生命。正因如此，三部九候论者才能够意识到，其理论与技术是构成“九针”核心的方法与原理。

当然，仅仅凭借对古文本的再解释，是不足以说明新理论与技术的。在六段文章中，除采用内因论外，也包含有采用外因论的内容，这显示了它们在成书年代上的差异。注释虽然全部依据了外因论，但是，从脉法来看，又分为人迎寸口、三部九候、尺寸这三种技法。其发展的趋势，基本上就是依此顺序推移的。这里简单地以图示表示时间上重合的对应关系（图 9-1）。

关于该图再说一下，虽然脉法的趋势是从人迎寸口向三部九候，再向尺寸移行，但是，人迎寸口脉法与三部九候脉法并非就那样被弃而不顾。这里所发生的是一个渐进性的变质过程，并且正如已经叙述过的那样，它们最终都被吸收和整合进从尺寸脉法逐渐发展而来的寸关尺脉法中，并成为它的一环。

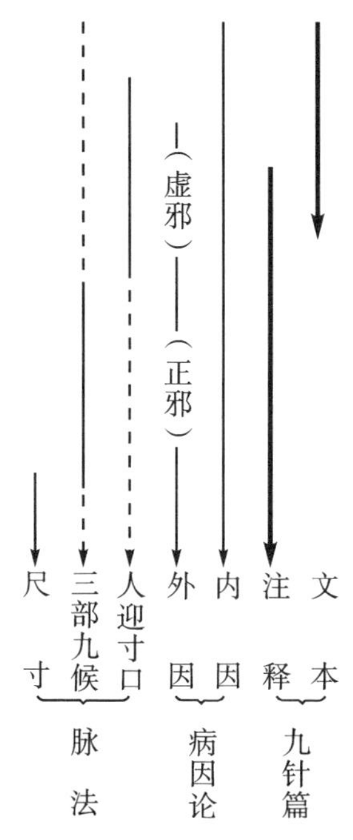

图 9-1　时间上重合的对应关系图

三部九候论者是脉法的革新者，同时也是刺法的革新者，他们通过两个以原文与注释的关系而联系在一起的论文，来表达这一点。在记住这种形式的同时，我们来看看刺法中出现的革新是怎样的。

四、三部九候法的刺法

虽说《灵枢》卷十一《官能》（《太素》卷十九《知官能》）采取了黄帝－岐伯的问答形式，但实际上却是具有独一无二结构的一篇。该篇从黄帝下面的话语开始。

余闻九针于夫子众多矣，不可胜数。余推而论之，以为一纪。余司诵之，子听其理，非则语余，请正其道。令可久传，后世无患。

就这样，在毕恭毕敬说“谓听圣王之道”的岐伯面前，黄帝接连朗读了三段独立的文章。在第三段文章后，插入“乃言针意”一句话，接着是具体讲述针刺技法的第四段文章。

就这种形式来说，黄帝朗读的前三段文章，是岐伯派讲义的笔记。与之不同，接在“乃言针意”后的第四段文章，相当于黄帝所谓的“推而论之”的部分。这种构成强烈地暗示了最初的三段是已经存在的《九针》讲义用文本，而第四段文章则是新写成的文本。另外，它还暗示了第四段文章的作者就是《官能》的编者本人。而且，从用语来看，第四段文章的作者是一位三部九候论者。如果我的推论正确，那么，《官能》是从三部九候论的立场编辑的《九针》文本。

可以证明这一点的论文保留了下来。该论文解说和注释《官能》中的第三、第四段文章，就是究明三部九候论刺法的《八正神明论》(《太素·天忌》和《太素·本神论》)。下面，我们来分析《官能》中的这两段文章和《八正神明论》。

首先，通读一下《官能》中的第三段文章。

> 用针之服，必有法则。上视天光，下司八正。以辟奇邪，而观百姓。审于虚实，无犯其邪。是得天之露，遇岁之虚。救而不胜，反受其殃。故曰必知天忌。

“得天之露，遇岁之虚”这种表达，源于《太素》卷二十八《八正风候》(《灵枢》卷十二《岁露论》)的“诸逢其风而遇其雨者，命曰遇岁露焉。……因岁之和，而少贼风者，民少病而少死。岁多贼风邪气，寒温不和，则民多病而死矣。”无需再次指出，这是受到了少师派思想的影响。

《八正神明论》也同样依据少师派的论文《三虚三实》（《灵枢·岁露论》），对刺法的原则进行了如下解说。“必有法则”，就是“法天则地，合以天光”。更详细来说，则是：

凡刺之法，必候日月星辰、四时八正之气，气定乃刺之。是故天温日明，则人血淖液，而卫气浮，故血易泻，气易行。天寒日阴，则人血凝泣，而卫气沉。

月始生，则血气始精，卫气始行。月廓满，则血气实，肌肉坚。月廓空，则肌肉减，经络虚，卫气去，形独居。是以因天时而调血气也。是以天寒无刺，天温无疑，月生无泻，月满无补。月郭空无治。

上面这部分文字，似是《三虚三实》的原文，只有一点点表达上的变化。

若要说天地之气与人之气的交通与相互作用这种一般性的思想，那么，黄帝派中当然也存在。例如，“树天之度，四时阴阳合之，别星辰与日月光，以彰经术”（《素问·著至教论》），“临观八极，正八风之气”（《素问·阴阳类论》），“至阴虚，天气绝，至阳盛，地气不足”（《素问·方盛衰论》）。至阴和至阳，是处在阴、阳极限的体内之气。据王冰注，它们与天地之气“是所谓不交通也”。如果寻找这种观念的源头，那么，甚至可以追溯到马王堆出土《阴阳脉死候》中“凡三阳天气也”“凡三阴地气也”的思想[1]。然而，它并不是出自西汉思想家董仲舒（公元前179—公元前104年）在《春秋繁露》卷十三《人副天数》中论述的如下这样的天人感应论。

阳，天气也。阴，地气也。故阴阳之动，使人之足病，喉痹起。则地气上为云雨，而象亦应之也。天地之符，阴阳之副，常设于身。身犹天也，数与之相参，故命与之相连也。

少师派进一步具体描述了气候的寒温、月的盈亏等与人体生理变化的呼应。但是，其目标指向了养生，指出“乘年之衰，逢月之空，失时之和，因为贼风所伤”，“逢年之盛，遇月之满，得时之和，虽有贼风邪气，不能危之也”（《太素·三虚三实》）。从根本上讲，少师派的虚邪之风说，有可能就是养生论。事实上，“圣人避风，如避矢石”，被用作《九宫八风》的结束语。三部九候论者将这种思想引进了针刺技术中。天人感应的思想，如今已经被具体化为刺法的原则。

《八正神明论》接着，在定义“星辰者，所以制日月之行也。八正者，所以候八风之虚邪以时至者也。四时者，所以分春秋冬夏之气所在，以时调之也”之后说：

八正之虚邪而避之勿犯也。以身之虚而逢天之虚，两虚相感，其气至骨，入则伤五脏。……故曰天忌。

八正，原本指一种季节风。冬至、夏至和春分、秋分形成二至二

① 参照本书第一章中的“阴阳脉死候”。

分，与立春、立夏、立秋、立冬的四立，合起来形成所谓的八节。一般认为，一到八节，风就从各自规定的方向开始吹起来。在其应吹季节里吹的风，就是八正。《淮南子·坠形训》云："凡八纮之气，是出寒暑，以合八正，必以风雨。"高诱注云："八正，八风之正也。"但是，此处若不解释为八方，就没有意义。不管怎样，关于天之气与人体之气的关系以及"虚"病等的黄帝派以来思想的历史性归宿，在这里简洁地得到了表达。

新写成的《官能》中的第四段文章，由三部分构成。这里将之分为三节，每节都将文本与注释放在一起来读。

（1）法于往古，验于来今。观于窈冥，通于无穷。粗之所不见，良工之所贵。莫知其形，若神仿佛。

《黄帝内经》往往借用哲学上的，特别是道家的概念，来阐述诊断与针刺的复杂性。往古与来今，指过去与未来。《淮南子·齐俗训》云"往古来今谓之宙"。窈冥，是一种深邃而无法感知的存在。《老子》（《道德经》）二十一章云"窈兮冥兮，其中有精"，王弼注云"窈冥，深远之叹。深远不可得而见"。无穷，是没有尽头的无限世界。《庄子·在宥》云："入无穷之门，以游无极之野。"不管其影响达到理论怎样的深处，对于医学来说，道家思想通常是引导思考的一个有力原理。

据《八正神明论》的注释，这第一节直接上承第三段文章而写成。顺便说一下，《官能》中的第二段文章，以"针论毕矣"这句话结尾。

"法往古"者，先知针经也。

"验于来今"者，先知日之寒温，月之虚盛，以候气之浮沉，而调之于身，观其立有验也。

"观于冥冥"者，言形气荣卫之不形于外，而工独知之。……

"通于无穷"者，可以传于后世也。是故工之所以异也。……视之无形，尝之无味，故谓"冥冥""若神仿佛"。[①]

冥冥，指幽暗而无法感知的东西。《庄子·知北游》云："视之无形，听之无声。于人之论者，谓之冥冥。"文本中的"通于无穷"与"观于冥冥"一样，都是指认识那些无法感知的体内现象，而注释明显偏离了文本的文脉。在这里能读到的，是微妙的体内变化也能诊断的这种三部九候论者的自负。

在第一节之后，第二节导入虚邪与正邪这一对立的概念。

（2）邪气之中人也，洒淅动形。正邪之中人也，微先见于色，不知于其身。若有若无，若存若亡，有形无形，莫知其情。是故上工之取气，乃救其萌芽。下工守其已成，因败其形。是故工之用针也，知气之所在，而守其门户，明于调气，补泻所在，徐疾之意，所取之处。

"邪气"，正如下面所引用注释表明的那样，为"虚邪"之误。虚邪与正邪的这种记述，是从症候上来看的一种定义。正邪的概

① 另外，《素问·宝命全形论》中有"是谓冥冥，莫知其形"的说法。

念在这种定义下被导入了病因论，使邪气概念更加灵活地适用成为可能。只要与少师派的虚邪说明进行比较就能明白，虚邪概念，也是通过和正邪对比而得到再定义的。前面引用的《邪气脏腑病形》篇，也大致遵循了这个定义。萌芽，指病的先兆。已成，指发病后。门户，是针刺形成的孔。徐疾，是出入针的速度。所取之处，是针刺的位置。

相反，在注释中，虚邪与正邪被从病因的角度进行定义和解释。

“虚邪”者，八正之虚邪气也。

“正邪”者，身形若用力汗出，腠理开，逢虚风，其中人也微。故莫知其情，莫见其形。(《素问·八正神明论》、《太素·本神论》)

我们可以看到，即便同称虚风，虚邪与正邪也是完全不同的概念。

其后注释一味宣传三部九候论，此处省略不谈。文本在第三节才开始具体说明针刺补泻的技法。不用说，刺法的根本在于补泻。

(3) 泻必用员(圆)。切而转之，其气乃行。疾而徐出，邪气乃出。伸而迎之，摇(原作遥，据《太素》改)大其穴，气出乃疾。补必用方。外引其皮，令当其门，左引其枢，右推其肤，微旋而徐推之。必端以正，安以静，坚心无解，欲微以留。气下而疾出之，推其皮，盖其外门，真气乃存。

我们将它与《九针》古文本记载的针刺或补泻的单纯技法进行比较。从中我们可以看到，称为方圆的三部九候论者的手法，如何精巧地得到了打磨。顺便说一下，真气－邪气这一对立概念，是三部九候论特有的用语[①]。

实际上在上一节没有提出来讨论的《九针》第二个文本里，已经给出了补泻技法的原则，即“徐而疾则实，疾而徐则虚”。根据《小针解》，针刺时如果徐徐插入而快速拔出则气变实，反之，快速插入而徐徐拔出则气变虚。前者为补，后者为泻。三部九候论者的方圆，也没有破坏“疾而徐出”为“泻”与“徐推之”而“疾出之”为“补”这一原则。不过，虽然在这个文本里没有写出来，但他们在这里又增加了另一个原则。按照《离合真邪论》的说法，就是将针的出入与呼吸即气息的出入配合起来，泻的时候“吸则内针”而“候呼引针”，补的时候“呼尽内针”而“候吸引针”。

注释将焦点放在了方圆上。说到方圆，任何人大概都会想到这两个几何学图形所包含的象征性意义。在中国思想中，方圆象征天地，意味着动与静、旋转与静止。然而，这个注释通过给方圆的“方”一个出人意料的牵强附会的解释，反而尖锐地揭示了这种刺法的某个方面。

“泻必用方”。“方”者，以气方盛也，以月方满也，以日

---

① 使用真气－邪气（或邪、虚邪）这种对立概念的，除《素问·离合真邪论》《素问·调经论》外，还有《素问》卷一《上古天真论》、卷九《评热病论》、卷十《疟论》，《灵枢》卷二《根结》、卷十《邪客》、卷十一《刺节真邪》。使用真－邪这种对立概念的，除《素问》的《八正神明论》、《离合真邪论》和《灵枢·根结》以外，还有《灵枢》卷五《口问》、卷六《胀论》、卷八《天年》、卷十二《九针论》。只使用真气概念的，有《灵枢》卷五《周痹》。它们都秉持三部九候论的立场，可以看成是受其强烈影响的论文。但是，在这些论文中也有构成复杂、未必都能说是通篇如此的论文。

方温也，以身方定也，以息方吸而内针，乃复候其方吸而转针，乃复候其方呼而徐引针。故曰“泻必用方，其气而行焉”。(《素问·八正神明论》、《太素·本神论》)

这里将“方”看作助词而非名词。如果抛开它是注释来读，那么，所谓方是时机的这种解释，可以说突出了重视针的动止速度、时间、时机的刺法特质。由此我们知道，三部九候论刺法的特征，在于谋求气、日、月、体、息的所谓五个一致的时机。

与将“方”视为表示时间的助词不同，圆的解释则根据通常的图形象征意义。

“补必用员”。“员”者行也，行者移也。刺必中其营，复以吸排针也。故员与方非针也[①]。

营，指血液。这种操作，可以通过《离合真邪论》的“疾出以去盛血，而复其真气”这句话来理解。真气回复就是补。这里请注意，泻血不是泻，而是被定位于补的操作。针刺的各个手法含意，也变得不再单纯。

从第四个文本与注释中，可以将三部九候论的补泻原则极其简单地定式化。即，在日月、四时之气旺盛，体内之气安定时，配合气息的出入，有缓有急地进针出针，并开闭其孔口。但像脉法那样的技法更替现象，没有出现在刺法中。一边接受生理学和

① 出自《素问·八正神明论》或《太素·本神论》。杨上善对“故”以下的文字注曰：“员之与方，行针之法，皆推排针为补泻之。”作为补泻技法的一般说明，这样是可以的，但是，他没有根据这段话强调这一点。这里应该采纳写作“非针”的《素问》的观点。

病理学等新学说并从这里探求新的意义，一边完善针刺的技法，这就是刺法中的革新方向，也是其历史的发展。

关于三部九候论者如何将刚才定式化的，也可说是这一历史发展之总括的原则，适用在各种各样的具体案例中，并创建出刺法多样性发展的基础，《调经论》进行了详细的说明。

五、从相脉法到三部九候脉法

三部九候论者虽然重视外因，并发展了处置这种疾病的脉法与刺法，但这并不是否定内因。不如说是在能包摄内因的更加广泛的框架中，试图把握外因。《素问·调经论》这样论述道：

> 夫邪之生也，或生于阴，或生于阳。其生于阳者，得之风雨寒暑。其生于阴者，得之饮食居处、阴阳（性）、喜怒。

邪，在这里并不局限于外因，而是包含黄帝派重点论述的广义的内因概念，即扩展到了病因的更广泛意义上。开头部分所说的阴阳，可以置换成内外。例如，《调经论》论述说，在风雨伤人的时候，首先宿于皮肤，再传入孙脉（毛细血管）。孙脉满盛则传入络脉（从经脉分出的支脉），络脉满盛则输于大经脉（纵行于体内的主要血管），与血气混合后，邪宿留于肌肉。另外，如果不抑制喜怒的发作，则阴气向上逆行，而下方空虚，阳气流入这里。它们都是邪引发的实的状态。

然而，如果换个角度思考，那么将内因视为邪的一种，实际上意味着在外因中消解内因。至少，无法在与外因病不同的特性上来把握内因病。这种学说迟早也要被超越[①]。通过将内因视为邪，三部九候论表明了将内因论医学也融入自身之内的决心。一方面说“九针之论，不必存也”，批判现有的九针论，另一方面又将自身的学说定位在“九针”的“要道”上。在这里，三部九候论者通过否定先行者而成为历史继承者。

然而，这还不是全部。三部九候脉法本身，实际上起源于马王堆汉墓医书的成书时代，具有更悠久的历史。

1983年至1984年，从湖北省江陵县张家山汉墓出土了竹简《脉书》。该书包含了相当于马王堆汉墓出土的《阴阳十一脉灸经》《脉法》和《阴阳脉死候》等文章。其中，文字残缺了的《脉法》一节，被判读如下。

> 相脉之道，左□□□□□案之，右手直踝而簟（弹）之。它脉盈，此独虚，则主病。它脉滑，此独衔（涩），则主病。它脉静，此独动，则主病。夫脉固有动者，骭之少阴，臂之巨阴、少阴，是主动，疾则病。（□为不可识读之字）

另一方面，《太素》卷十四卷首的缺题篇云：

> 察其九候，独小者病，独大者病，独疾者病，独迟者病，独

① 病因论最终由南宋陈言的《三因极一病证方论》（1174年）解决。陈言区别“天之常气”的寒、暑、燥、湿、风、热六淫（六气）和“冒之则先自经络流入，内合于脏腑”的外因，“人之常性”的喜、怒、忧、思、悲、恐、惊七情和“动之则先自脏腑郁发，外形于肢体”的内因，以及饮食、身心疲劳、性、虫兽咬伤、刀伤骨折等不内外因这三因，提倡“断其所因为病源，然后配合诸证，因随施治”的三因论。我一直称之为内因或广义内因的黄帝派病因，是混合了陈言所说内因和不内外因的东西。但是，在黄帝派那里完全没有在两者之间要设置某种区别的意识。

热者病，独寒者病，独陷下者病。以左手足上去踝五寸按之，庶右手足当踝而弹之。

毫无疑问，《脉法》的文字是其祖型，不可辨识的五个字，大概是“手去踝五寸”。

在足踝上方五寸的地方，有足太阴脾经走行。那是诊脉的部位。在《脉书》中，还记载了骭之少阴，臂之巨阴、少阴，它们相当于三部九候脉法中所说的下部“地”足少阴肾脉、中部“天”手太阴肺脉，以及上部“人”手少阴心脉这些所谓的“动脉”①（参见表 9-1）。足太阴脾经，按三部九候来说属于下部的人。根据《脉法》的记述，除掉五脏脉中的足厥阴肝脉，将其他四脉在手足四个搏动部位诊察，即是此相脉法。不过，当时脉与脏腑连接的设想尚未出现，所以还不能称为脏脉。不管怎样，当诊脉的四个部位扩展到头、手、足的九个部位时，三部九候脉法就得以形成。

不管三部与九候的形态如何，延续出土医书相脉法血统的脉法，在黄帝派时代当然也被一些医师继承，并用于实际诊断。然而，在以《素问》黄帝七篇为首的黄帝派论文中，不仅没有任何记载，而且，连这种相脉法或三部九候法的相关用语也未能检出。尽管它言及了其他几种脉法。这大概是因为，三部九候脉法

① 参见马继兴《马王堆古医书考释》（湖南科学技术出版社，1992）第 292-301 页。另外，根据《太素》卷十四卷首缺题篇的杨上善注，动脉在中部天的手太阴脉有四处，人的手少阴脉有两处，下部天的足厥阴脉有三处，地的足少阴脉有六处，人的足太阴脉有六处。

的形成过程与外因论深深地结合在一起了，因而黄帝派有意识地排除了这个系统的脉法。这是我所说的认识论切断引发的情况。在始于相脉法的三部九候脉法历史中，存在一个很长的潜伏期，它也是诊脉部位扩张的时代。经这一潜伏期而完善为一种脉法后，三部九候脉法取代人迎寸口脉法，跃升为诊断法的主流。

顺便说一下，可以认为马王堆、张家山两汉墓出土的医书，在整体上取外因论的立场。例如，《五十二病方》只主要记载对症疗法，除刀伤、火伤、咬伤、虫刺、漆疮等病因明确的场合外，几乎不涉及病因。但是，在有时举出的病因里不包含内因，而是将从伤口进入的风或种种“疫鬼”等作为原因来记载。不过，值得注意的是，《脉书》中出现的下面这段文字：

夫留（流）水不腐，户貙（枢）不橐（蠹），以其动。动则实四肢而虚五脏，五脏虚则玉体利矣。夫乘车食肉者，春秋必泧。不泧则脉阑而死。脉盈而洫（虚）之，虚而实之，诤则侍（持）之。

《吕氏春秋·季春纪·尽数》以“流水不腐，户枢不蠹，动也”开头的一段，依据了该文章的前半部分，这一点首先是无可置疑的。这足以作为《脉法》与《脉书》的成书能追溯至先秦的证据。不管怎样，在文章的后半部分里，乘车巡游、大快朵颐的富贵身份者的生活，被明确地视作为一种病因①。这种让人预感到黄帝派内因论医学的认识，与三部九候派脉法祖型在同一土壤中萌芽

① 并不是说以前没有美食对身体不好的认识。《左传·襄公二十三年》云：“美疢（诊）不如恶石。夫石，犹生我；疢之美，其毒滋多。”美疢指好吃的食物。另外，关于石，在这里大概不是指植物药，而是指矿物药，但也有视其为砭石的解释。

了。内因论的医学，是作为外因论统治的医学世界的迟到者而逐渐发展壮大的。

关于那一发展过程中的医学或说将出土医书与《黄帝内经》相连接的时代医学，《仓公传》留下了宝贵的证言。构成《史记·仓公传》的主要材料，是淳于意撰写的二十五个案例。关于其中的二十一名患者，明确记载了其病因。现将病因分为内因与外因，内因进一步分为心理性因素（狭义的内因）与身体性因素（广义的内因），外因分为三部九候论者所说的虚邪与正邪，形成表9–3。该表说明，淳于意所擅长的好像不是外因病而是内因病，并且，在内因中尽管特别关注身体因素，但是也正视心理因素。淳于意的医学以药物疗法为主，有的病例也使用针灸疗法。虽然以针灸为主、药物为辅，疗法的重心颠倒了，但是，从病因论立场来说，淳于意的医学所指示的方向，已经预示了黄帝派内因论医学的诞生。另外，关于外因，我们要注意，后来三部九候论者讨论了从虚邪中区分出来的正邪。

表 9–3　淳于意诊籍中的病因

内因	心理性因素	忧（1）　怒＋性（1）　性欲不满（1）	3
	身体性因素	性（2）　酒（2）　酒＋性（2）　尿闭＋性（1） 落马（2）　持重（1）　饱食＋疾走（1）	11
外因	虚　邪	寒湿（1）　风（1）　汗＋风（1）　酒＋风（1）	4
	正　邪	汗＋卧地（1）　湿发＋卧（1）	2
其他		药石服用（1）	1
		合计	21

再补充一点。因为淳于意诊察了十八位患者的脉，其他三位

患者也可间接推测进行了脉诊，所以，可以认为他的诊断主要依据了脉法。诊脉的部位，分别使用了脉口、左口、右口、口等词语各一次，可知是两手的寸口部。淳于意将《诊法》《诊脉法》《脉法奇咳》《病法》等书中的字句作为判断根据，其中，从《脉法》中引用了六次。但只有其中的三次引用，可在王叔和《脉经》中找到基本相同的文字[①]。与之相比，他与《黄帝内经》的关系是薄弱的。尽管如此，淳于意所依据的《脉法》在形态改变的同时，确实传给了后世。

六、古代医学形成的范式

《黄帝内经》是形成过程中的古代医学在历史上留下的轨迹的集成，是漫长时间里众多著者留下的散乱的轨迹。我将准星对准三部九候法，追踪其发展轨迹，致力于从中发现古代医学逐渐形成自身的脚步。

我们再一次将三部九候法的轨迹置于这段历史长河中。首先，它的祖型恐怕是在战国时代后期，以相脉法之名，出现在出土医书中。相脉法是在手与足的四个部位诊察手、足之太阴、少阴四脉的脉法，是主要用灸与砭石进行治疗的某一医学流派的诊

① 《史记·仓公传》引《脉法》云“脉长而弦……其病主在于肝”，《脉经》卷一《迟疾短长杂病法》云“脉长而弦，病在肝”。《史记·仓公传》引《脉法》云“热病阴阳交者死”，《脉经》卷七《热病阴阳交》云“热病阴阳交者死”。另外，《素问》卷九《评热病论》云“病名阴阳交，交者死”。《史记·仓公传》引《脉法》云“沉之而大坚，浮之而大紧，病主在肾”，《脉经》卷六《肾病证》云“肾脉，沉之大而坚，浮之大而紧”。

断法[1]。当时，医学受外因病理观的支配，相脉法自然也与它结合在一起。但是，在这个时期，关注饮食习惯与生活方式的内因病理观也开始萌芽。

相脉法的轨迹一度在此消失。它发展成熟为三部九候脉法，展现出辉煌的轨迹，已经是进入与之相隔甚远的东汉时代了。在这段漫长的潜流时期里，到底发生了什么呢?

战国末期，医疗技术发生了一次革新，即使用针的治疗法的出现。它是通过继承灸法与砭法所积累的疾病与医疗的经验性知识与技术，所发明的脉与脉法，以及基于气理论所建立的基础等成果而形成的新医学。以针法为主体，辅助性地使用灸法，根据情况也实施药物、罨法等的这种新医学的推进者们，不仅在诊疗上，在理论、教育、著作等方面也展开多种多样的活动。在促进诊疗技术与医学理论飞跃性发展的同时，逐渐形成了所谓的针灸学派。其中的一个派别，尊黄帝为开山始祖。它就是留下了黄帝垂教雷公这一问答形式著作的，我称为黄帝派的，黄帝学派中最初的团体。

对于古代医学的形成来说，黄帝派的出现是划时代的。这是因为他们有意识地选择了内因论的医学立场。在察觉到面对外因病无能为力时，他们将关注的焦点集中在内因病上。内因病的世界可谓是一个实验室。与突然袭来且往往带给身体急剧异常变化的外因病不同，内因病引起的身体状况变化大致是缓慢的、持续

① 参见山田慶兒『中国医学はいかにつくられたか』，第 48-52 頁。

性的。这为观察脉的变化、具体化气的虚实理论提供了绝好的材料。黄帝派虽然发明了各种各样的脉法，奠定了诊断法的基础，但是，他们特别重视的是人迎寸口脉法，而且通过建立对应人迎寸口脉类型的治疗原则，创立了一种可以称为人迎寸口法的诊疗方法。这是中医学基本理念的最原始表达，影响到了统合诊断与治疗的这种现代中医学诊疗体系特有的辨证论治（根据基础理论来辨别证候、论述治疗对策）方法的形成。形成自身体系的中国医学的这种第一步成就，可以说，只有有意识地采取内因论的立场，才可能达成。黄帝派医学的划时代性即在于此。

黄帝派的内因论医学，一方面暴露出对于外因病的无能为力，另一方面也迫使旧外因论医学进行革新。因为黄帝派之后的人们，面临一个急需解决的课题，即站在与黄帝派所达到水准相当的高度上，并且用与之能够在理论上对接的方式，重新引入外因论。对此做出回应的是少师派的外因论。它将虚实的概念带进风中，导入虚邪的概念，将天之气与人之气的各种相互作用具体化为生理性变化描述给我们。同少师派一起，外因论恢复了在理论中应占有的位置。活跃于新代，并进行了人体解剖的伯高派，也强调天地与人体构造的同形性与作用规律上的同一性。他们将侵入脉中的邪气视为球状的团块，将脉动视为被大风吹起的脉的波浪的这种看法，给予了外因诊断一个具体的依据。

然而，将基于九针技法、内因病理学与人迎寸口法的黄帝派诊疗体系取而代之的新诊疗体系，并没有马上产生。岐伯派起初虽然对病因说明进行了修正，但是，却仍沿用人迎寸口诊疗法。

然而，主张只有三部九候脉法能够准确诊断外因病的一个派别，终于在岐伯派内部产生了。三部九候脉法是相脉法的后裔，它将这种脉诊的手、足四个部位，扩展到了头、手、足九个部位的动脉。

三部九候论者除了虚邪的概念，又提出了正邪的概念，将外因论置于更加坚固的基础之上。而且，在少师派与伯高派的深刻影响下，他们又将天人相感、宏观世界的大地与微观世界的人体的关联，具体化为脉法与刺法中的原则，并琢磨出配合呼吸与时机的精巧针刺技法，发明出具体适用于形形色色症状的各种手法。克服人迎寸口法弱点的诊疗体系即三部九候法，在这里出现了。三部九候论者还通过将内因也看成是一种邪气，试图在其体系之中也纳入内因论的医学。

岐伯派的三部九候法是黄帝学派医学的一个重大突破。但是不久后，尺寸脉法一派在岐伯派内部登场了。他们在手腕寸口部取脉这种自古实施的标准方法的基础上，又增加了尺部诊脉，并特别声称用尺脉可诊断一切疾病。时代潮流的天平偏向了尺寸脉法。不论是人迎寸口脉法，还是三部九候脉法，皆被吸纳其中。时代正朝着尺寸脉法的完善迈进。与此同时，各种各样团体提出新主张、新理论与新技术，并以尊为鼻祖的传说性医师名义进行讲述的，创造与混乱紧密地交融在一起的形成期医学的时代，即将宣告结束。医师们不再借权威之口讲述，问答形式的著作让位于论述形式的著作。黄帝学派的医学已不复存在，中国医学开始形成。

在中国医学形成期的历史中看到的正是这种模式：即便新要素出现，旧要素也会持续存在而不会消失。旧要素或与新要素共生，或被新要素重新解释，或改变形态，或被其他模型置换，或被转移到另一个体系中，有时也跨时代复活。在这种意义上，没有任何东西消失，反而使整体不断变得丰富。尽管内部存在无数小的龟裂与断层，但它似乎始终是一味的，连续的量的膨胀。只有这个模式，实际上才是贯穿中国医学历史的模式。到东汉末，由《黄帝内经》《难经》和《伤寒杂病论》完成的中国医学古典形态，呈现出与形成期古代医学相同的发展模式，最终走向了现代中医学。

■ 补　注

在这里我想说明一下。关于第二个文本“凡用针者，虚则实之，满则（泄）[洩]之，宛陈则除之，邪胜则虚之。大要曰，徐而疾则实，疾而徐则虚。言实与虚，若有若无，察（后）[先] 与（先）后 [后]，若（存）[亡] 若（亡）[存]，为虚与实，若得若失”，除《小针解》或《九针要解》的注之外，还有另一篇文献，即《素问》卷十四《针解》或《太素》卷十九《知针石》，也有一个对它的全文注释。但是，这个注释存在问题。

关于文本“徐而疾则实，疾而徐则虚”，《小针解》注曰：“徐而疾则实者，言徐内而疾出也。疾而徐则虚者，言疾内而徐出也。”如 531 页所述，这是刺法中的补泻原则。但是，《针解》注云“徐而疾则实者，徐出针而疾按之。疾而徐则虚者，疾出针而徐按之”。这样一来，针的出入就与原则相悖。宋代林亿等新校正客观地表示：“与《太素 · 九针解》（现存文本是《九针要解》）经同而解异，二经互相发明也。”但是，杨上善为了使原则符合逻辑而煞费苦心。他说，“泻法徐出针为是，只为疾按之，即邪气不泄，故为实”，“补法疾出针为是，只是徐徐不即按之，令正气泄，故为虚也”，通过把焦点放在出针的操作上，而将原则适用于这里，并用按压方法来说明虚实。但是，在《九针要解》篇中杨氏对前者注曰“此乃补法”，对后者注曰“此乃泻法”，陷入一种自相矛盾。如果认真阅读，那么只能认为《针解》的注释把补泻搞反了。丹波元简《素问识》卷六《针解》篇，也指出《小针解》和“此解不同”。

《针解》接着又对两段文章进行了注释。其中一段文章，出现在《宝命全形论》末尾岐伯的话中，即“刺虚者须其实，刺实者须其虚。经气已至，慎守勿失。深浅在志，远近若一，如临深渊，手如握虎，神无营于众物”。在其注释里，因为可以看到像“针下热”这样的，与第二个文本的注释共同的表达，所以，可以确定是同一个注释者写的。这里存在两种可能性：一个是，这段文章也和第二个文本一样，是九针诸篇之一，并且，《针解》对它进行了注释，而《宝命全形论》将它用作岐伯的话。另一个是，《针解》抽取出《宝命全形论》的文章而加以注释。如果是后者，那么，《针解》的形成比《宝命全形论》晚，并且，还可以认为《针解》和三部九候论有关。

但是，不管怎样，《针解》的解释是孤立的，无法很好地定位其补泻技法。将它从分析对象中排除出去，正是因为这个原因。

后 记

1973年，从长沙马王堆三号汉墓发现了许多科学史文献（天文学与医学），它们的一部分释文于1975年发表。以此为契机，1977年日本京都大学人文科学研究所启动了合作研究项目“新发现中国科学史资料研究”。在最初的报告书（1985年）前言里，我写道：

有一种发现就像在黑暗房间墙壁上凿开的一扇窗。从小窗突然照射进来的光束即刻捕捉到的，也许不过是飞舞的微尘和对面墙壁上的斑点。但是，随着眼睛习惯那光束，逐渐能看清四周了。物品的形状变得清晰可辨，甚至可以通过将散乱的物品拿在手里确认，移动位置，来整理房间。在我看来，继1972年发现的所谓的《武威汉简》之后，1973年长沙马王堆汉墓出土的科学史文献，尤其是数量上最多的出土医学文献，正是这样一种发现。虽然现代中国考古学让大量埋藏在地下的科学技术史领域资料重见天日，但是，这一发现毋庸置疑是其中最出色的和划时代的成果。

就这样，我踏进了古代医学史的世界。但是，对于此前主要游走在科学思想史和天文学史等领域的我来说，这是一个我几乎一无所知的陌生地带。我不知道向何方前进才会有广阔的前景。在汇集研究过程副产物的《夜鸣之鸟——医学、咒术与传说》(『夜鳴く鳥——医学・呪術・伝説』, 岩波書店, 1990 年）后记中，我写道：

不管怎样，对我而言，这里就像是布满危险沼泽的未知旷野一样，……所以，我只是凭借前人足迹，向着似乎能行进的地方前行。

这就是我当时真实的心境。就本书的主题来说，虽然过去十年了，但我的研究仍未摆脱摸索的状态。

当初我之所以把目光投向医学史，是因为只有医学，将构成中国自然哲学，即气哲学基础理论的阴阳五行说，多方面地实际适用于具体的现象，并建构出极其精巧理论。但是，在与马王堆汉墓出土医书打交道过程中，我的兴趣转移到了中国医学的起源上。两年后，我总算从迟缓的进展中提出了一连串工作假说。这就是 1979 年 3 月出版的《亚洲学刊》(*ACTA ASIATICA*)[①] 第三十六卷刊载的《〈黄帝内经〉的形成》（The Formation of the Huangti Nei-ching)。本书第Ⅱ部分开篇的《〈黄帝内经〉的形成》(「『黄帝内経』の成立」) 即是其译文。以后的工作就是适用该工作假说群去分析下一个对象，并根据分析的结果修正假说群，然后再将其适用到下下一个对象的分析中。这样的过程是反复进行的。分析的主要对象，第一是中国医学最初的，而且是最重要的古典《黄

① 译者注：《亚洲学刊》（*ACTA ASIATICA*）系日本东方学会主办的一份英文期刊，旨在将东方学、日本学相关的最新研究论文及各专门领域的研究动向等，以特集的形式出版，介绍给海外学者。

帝内经》。第二是关于形塑了中国医学显著特质的针灸、汤液、本草这三个主题的各种古代文献记载。在这些成果中，前者构成了本书的第Ⅱ部分，后者构成了第Ⅰ部分。

从1989年起，我转职国际日本文化研究中心。在此之前，我已经撰写了相当于第一章至第七章的论文底稿。然而，《黄帝内经》的分析还远未完成。我一边组织本草的合作研究，一边开始写作相当于第九章的论文。但是，四百字一页的稿纸写到三百页时，我放弃了。研究完全进行不下去。过后一想，其原因很清楚。在这之前应该解决的问题，一直没能得到解决。但是当时，我陷入了这种困境。一时间我甚至感到不安和焦虑，担心关于黄帝学派的一部分工作假说会完全崩塌。这样一来，就出现了很长时间的研究中断。其间，我涉足本草和炼金术的领域，埋首于日本医学史的探索，还重返了天文学史的研究工作。

1997年9月到10月，我逗留在北京。此行是给北京中医药大学的研究者和研究生做有关日本与中国的阴阳五行说和医学理论的讲座。当时，我只携带了一本中文书，即《素问》。我抽空翻完了卷二十三和卷二十四收录的七篇文章。我认为在《黄帝内经》中属于最古层的这七篇是用雷公–黄帝问答的形式写成，并且使用了很多不见于其他篇章的，也没有其他用例的用语，此前这些一直阻碍着我的理解。研究陷入僵局的主要原因，归根结底，还在于一直都没能读懂这七篇文章。就本书来说，就是没能写出第八章。但是，有了不被工作缠身的闲暇后，在中国的一个月我反复阅读这七篇文章。渐渐地，我发现长期阻挡在我面前的这堵墙，在不知不觉中消失了。

从北京回来不久就到了 10 月末。我开始伏案写作，一气呵成，完成了第八章与第九章，接着又修改了已经发表的论文。1998 年 4 月初，全部工作结束。从着手研究马王堆汉墓出土医书开始，历时二十一年，即使除去中断的时间，也花费了十四年，终于能够勉强得出一个结论了。

第一章至第七章，除订正史实错误外，对原论文未加任何修正的，只有构成整个研究出发点的第五章《〈黄帝内经〉的形成》。在工作假说的适用与修正交替进行的方法论下，直到达至最终结论的阶段，中间阶段的论文都落入了一开始就注定的改稿宿命。除去作为通往下一章的过渡而无法改变的部分外，每一篇论文我都做了大幅的删减与增补，那些全都是关乎论旨的修正。特别是第六章“九宫八风说与‘风’的病因论”，改稿几乎达到原论文的一半。因此，本书已经不是原论文的集成，而是完全独立的一本书。但是，为了避免混乱，特将它们与原论文的关系做成如下一览表。

本书内容	原论文
前言	新撰写
针灸的起源（針灸の起源）	『新発現中国科学史資料の研究　論考編』(山田慶兒編)，京都大学人文科学研究所，1985 年
阴阳脉死候（陰陽脈死候）	『新発現中国科学史資料の研究　論考編』所收「馬王堆出土医書三則」中的 1 节。原题「陰陽脈死生候」

续表

本书内容	原论文
汤液的起源（湯液の起源）	『新発現中国科学史資料の研究　論考編』(山田慶兒編)，京都大学人文科学研究所，1985年
本草的起源（本草の起源）	『中国科学史論』(山田慶兒編)，京都大学人文科学研究所，1989年
最初的临床医书（最初の臨床医学書）	『新発現中国科学史資料の研究　論考編』所收「馬王堆出土医書三則」中的2和3节。无共同的原题
《黄帝内经》的形成（『黄帝内経』の成立）	『思想』，1979年8月号
九宫八风说与“风”的病因论(九宮八風説と「風」の病因論)	『東方学報』京都第五十二冊、京都大学人文科学研究所、1980年。原题「九宮八風説と少師派の立場」
计量解剖学与人体测量的思想(計量解剖学と人体計測の思想)	『中国科学史論　続篇』(山田慶兒、田中淡編)，京都大学人文科学研究所，1991年。原题「伯高派の計量解剖学と人体計測の思想」
诊断诸法与“虚”的病理学(診断諸法と「虚」の病理学)	新撰写
三部九候法与古代医学的范式(三部九候法と古代医学形成のパターン)	新撰写

由于存在方法论上的制约，换句话说，由于反复进行工作假说的适用与修正，因此，原论文始终停留在草稿的状态，缺陷特别多。如今，我想将原论文全部“废弃”，而把本书作为定稿。今后，参考、引用、批判等场合，请以本书为准。

对于原论文，日本以及中国大陆和台湾等地的年轻友人们多次提出了尖锐批判。击中要害的意见，不用说已经吸收进了本书。但是，那些对论旨的误解和完全离题的批判等，也让我充分注意到自己在资料方面的遗漏与误读，在阅读上的马虎与理解的肤浅，以及视野的狭窄与思考的欠缺等。改稿时受惠于这些批判的地方不少。但是，必须致以最大谢意的，是在日本京都大学人文科学研究所曾经进行合作研究的成员们。特别是全体成员合作完成的《新发现中国科学史资料的研究　译注篇》(『新発現中国科学史資料の研究　訳注編』,1985年)，不仅得到了国内外高度的评价，也给我的研究提供了坚实的基础。

如果再做补充的话，那就是本书完成后，我又撰写出版了著作《中国医学是如何形成的》(『中国医学はいかにつくられたか』,岩波書店，1999年)。书中，我讨论了唐代以前的医书。本书没有详细论述的《难经》与《伤寒论》，在那本书里也各自分配了一章的篇幅。我对中国医学从诞生到确立这一过程的理解，在那本书里有简明的论述。

尽管出版环境恶劣，但是，岩波书店的大家信一氏仍承担起了这样一部纯研究图书的出版工作。在此我致以衷心的感谢。因为有很多删减、订正和增补，原稿变得很杂乱。编辑部押田连先生和印刷所员工为此与原稿展开了“搏斗”。我对他们的感激之情无以言表。

山田庆儿

1999年4月1日

译后记

自古以来，就有学者关注中医学的起源。司马迁在《史记·扁鹊仓公列传》中认为“自古天下言脉者自扁鹊始”，将脉诊技术的发明归功于扁鹊。《黄帝内经·素问·异法方宜论》的作者，从地理环境与起居饮食的角度，论述了砭石、毒药、灸焫、九针和导引按蹻，分别产生于东方、西方、北方、南方和中央。例如，他们认为，东方为鱼盐之地，当地人“食鱼而嗜咸”，“其病皆为痈疡”，宜用砭石去脓，故砭石技术产生于东方。

如今，学者们也提出了一些具有我们这个时代观念特征的主张。比如一些学者认为，医学的起源与古代先民的日常生活经验有关。当他们观察到一些外部刺激能给身体带来一些良性变化后，会总结归纳这些知识，于是医学就产生了。例如，当先民用火取暖时，注意到受热部位变得舒适或病痛得以缓解，于是就发明了灸法。这类观点往往将中医学的起源追溯到遥远的蒙昧时代。

然而，也有学者不赞成上述观点，提出了一些全新的解释。山田庆儿先生的著作《中国医学的起源》，即是这方面的一部重磅力作。他在书中给我们描绘了一幅全景式的中医学起源的历史画卷。他认为，中医学的起源并不像有些学者认为的那样古老，而是产生于战国时期。在这个时期，灸疗法和针疗法相继出现。利用这类技术治病的一些医家创建和发展了一套全新的医学理论。他们提出了包括经脉、脏腑、气血、虚实等在内的影响后世中医学的基本概念，并基于这套理论发展出了脉诊诊断方法，以及在经脉实施灸刺的治疗方法。针灸家发明的这套医学理论与脉诊方法等，后来又渗透进以药物疗法为主的医学活动中，进而形成了整个中医学体系的基础框架，其标志就是东汉末年张仲景融合了脉的生理病理学与脉诊技术的经方医学的成熟。由此，具有鲜明特征的中医学就形成了。

山田庆儿先生上述观点的提出，很大程度上与他秉持的认识论有关。在有关中医学知识从何而来的问题上，山田庆儿先生的看法显然与很多医史家不同。他认为，独特的中医学体系并不是经由单纯的经验探索就能形成的，而是受到高度理论性思考引导的结果。基于这样的认识论，山田庆儿先生将目光投向了经脉、脏腑、气血、虚实等中医学一系列特有的生理学、病理学观念的产生，以及基于这些理论而得以整合与发展的经验知识。在他所描绘的历史图景中，不存在像日常生活用火就能催生灸疗法之类的经验论的想象，而是大量基于史料的、对观念演进的历史的追踪与梳理。在这种历史研究中，山田庆儿先生给出了目前为止最为详尽的中医学起源的知识地图。

山田庆儿先生的这种认识论观点，很可能与他早期从事科学思想史和天文学史研究有关。深耕这些领域，让他较其他学者更加注重观念因素的研究。但是，山田庆儿没有在书中专门讨论这种认识论，而只是零星地提及。这在某种程度上可能会影响我们对其研究方法的把握，以致不能看清其思考问题的思路。我们很可能会沉迷于书中视野开阔的旁征博引，以及由此得出的诸多清晰而又新颖的结论，并赞叹作者虽非中医学出身，却能在十余年间取得如此丰富的成果，但无法沿着他所开辟的道路推进该主题的研究。

我认为，山田庆儿先生这部著作最重要的价值，就在于凸显了观念在科学活动中所扮演的重要作用。不论是《黄帝内经》中有关砭石、毒药、灸焫、九针和导引等医疗活动起源的论述，还是如今一些学者主张的灸法产生于用火经验之类的观点，都是一种经验论的认识论。它在本质上是一种决定论，相信外部的刺激最终会在人类的头脑中建立起事物之间的因果关系，从而发展出科学。事实是，我们每个人对外部刺激所赋予的意义或说解读都是不同的，并基于这种不同而采取行动。我们带着期待和观念来理解这个外部世界，并参与其中的运作。至于这种期待与观念是如何产生的，这也许是人类永远也不能解开的谜。正因为如此，并不是所有有用火经验的族群都发明出了灸法，而只有在中国历史上某个时期、某个地域的带着某种期待和观念的人们，有意识地观察某些现象，积极构建其背后的因果关系，最终才发明了该医疗体系。

2019 年 4 月，我们开始着手该书的翻译工作。考虑到该部著作是由山田庆儿先生的相关论文汇编而成的，而这些论文又大都翻译成了中文，预估翻译的工作量应该不会太大。而且，二十余年前我还参与了其中部分论文的翻译，因此，我设想该书应该很快就能译完。但即便如此，面对这样一部大部头著作，加之教学工作繁忙，我还是备感压力。为此，我特意邀请了有中医学和医史文献学背景的上海中医药大学周敏老师与我合作，希望能发挥我们各自的特长，在提升该书翻译质量的同时，尽快完成该项工作。我们的分工是，我负责翻译书中的前言、后记和前半部分，即第一章至第三章，周敏老师则负责后半部分的翻译，即第四章至第九章。最后，由我来统一修订译文中的问题，周敏老师则负责全书史料的核对等。

然而，当我们拿到实体书开始翻译之后，才发现事情远非重译那么简单。正如山田庆儿先生在后记中指出的那样，该书可以看作是一部全新的著作。其中除一篇呈现其研究的历史起点的论文特意未做修订外，其他论文都或多或少在论旨上做了修正。有的章节文字的修订增删甚至高达原论文的50%。另外，还有两篇新撰写的论文。此外，该书作为一部学术著作，涉及早期医史文献中很多艰深的内容需要译者有一个深度的理解。这一切都导致我们的工作速度大大减慢了。从2019年4月着手该工作，一干就是五年多。其间的寒暑假和节假日，我们的时间几乎都交给了本书。

在翻译过程中，我们进行了一些特殊的技术处理。为了提升阅读体验，我们将原书的书后注，一律改成了脚注。原书在引用汉籍史料时，将其中一部分译成了日文，而将汉籍史料以注的形式给出。考虑到我们已经将译成日文的汉籍史料复原成了中文，没有必要重复出现在注中，故删除了这类注释。

另外，原著中有些图表是有标题的，有的则没有。为了体例一致，我们针对后者拟定了标题。

原书使用双引号『 』来表示公开出版物，包括传世的古代刊刻文献等，而用单引号「 」来表示一些更复杂情况中的文献。例如，很多出土文献都没有篇题。整理人员会根据自己的理解拟定篇题。针对这类文献，山田庆儿先生就用单引号「 」来表示。具体到马王堆出土医书来说，「五十二病方」指称的是出土文献中的一种，而《五十二病方》则指称的是文物出版社出版的文献，它还包括「五十二病方」之外的其他几种出土文献。一些散佚的文献也用单引号表示，如「李当之药录」等。另外，山田先生将推断存在的文本也用「 」表示。西汉元始五年曾召集全国学者齐聚首都论学，其中也包括本草家。山田先生认为，在这次会议上，本草家将它们的学说形诸文字，这就是最初的「神农」文本。但是，根据出版的规范要求，我们将『 』「 」两种符号都转换为中文书名号《 》。这种调整无疑会损失掉原著中的一些意义，有时也造成了一些混乱，请读者根据上下文脉做出适当的区分。

原书存在的一些明显讹误，如史料引用上的不准确等，我们直接予以修订。对于有些我们认为有误但又不十分肯定的内容，则以译者注的形式予以说明。

此书能顺利出版，首先要感谢广西科学技术出版社黄敏娴副总编辑的热心积极推动，以及对我们一再拖稿所给予的理解。同时，我们也要感谢吴雅妮、阁世景编辑在图书出版中付出的诸多辛勤劳动。廖育群先生在译介山田先生的研究工作方面，做出了大量的贡献，我们在翻译时多有参考，特此致以深深的谢意。同时也要感谢在书稿的翻译过程中，上海市中医文献馆的胡颖翀君提供的校阅及许多文献资料利用方面的支持。最后，特别感谢周敏老师接受我的合作邀约，与我一同来啃这块硬骨头。我想，我们都从这部给人以思想启迪的学术著作的翻译中获益匪浅。

韩健平
2022 年 12 月 24 日初稿
2023 年 8 月 19 日修订
2024 年 5 月 7 日再修订